日常診療における

子どもの睡眠障害
Sleep problems in children and adolescents

編集
谷池雅子
大阪大学大学院
連合小児発達学研究科教授
附属子どものこころの分子統御機構研究センター長

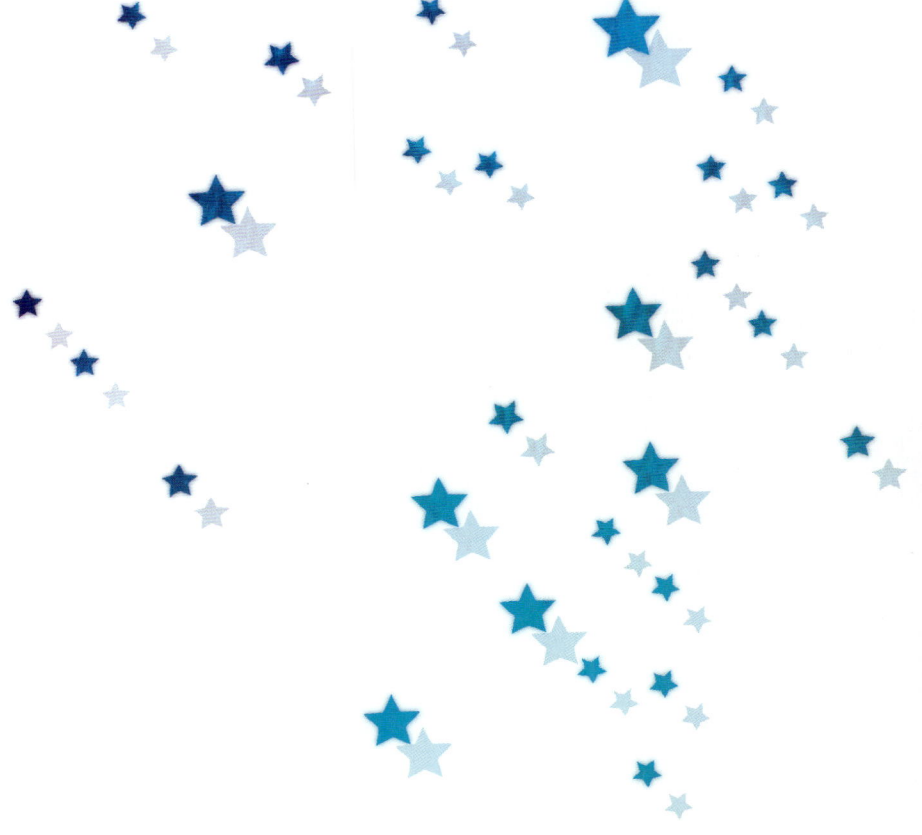

診断と治療社

口 絵

- 本項「口絵」は，本書本文中にモノクロ掲載した写真のうち，カラーで掲示すべきものを本文出現順に並べたものである．
- 本項「口絵」タイトルに示したページは，当該図の本文掲載ページを表す．

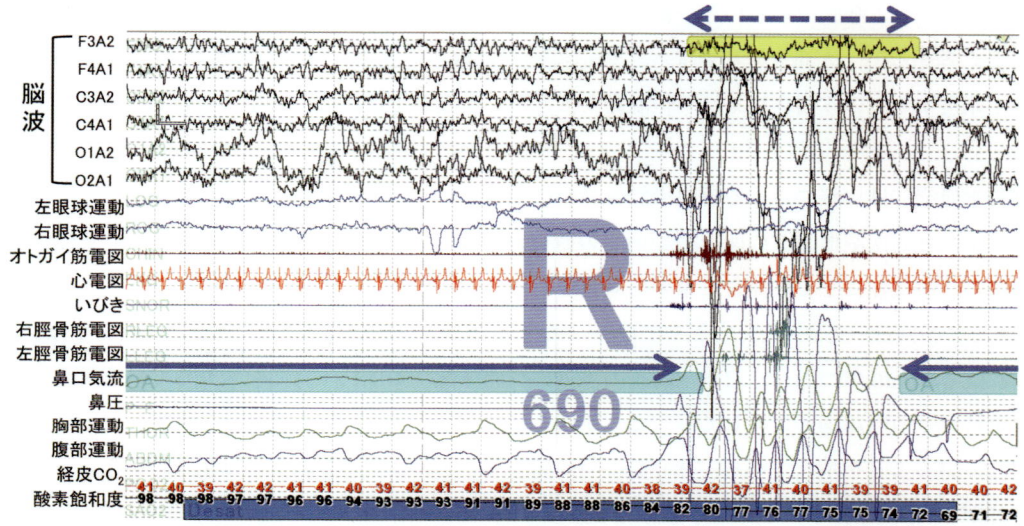

口絵1 OSAの10歳児のPSG所見（30秒表示）（➡p 34，図7）

実線矢印は閉塞性無呼吸：胸腹の呼吸努力があるが，鼻口気流，鼻圧が平坦化している．点線矢印は覚醒反応．

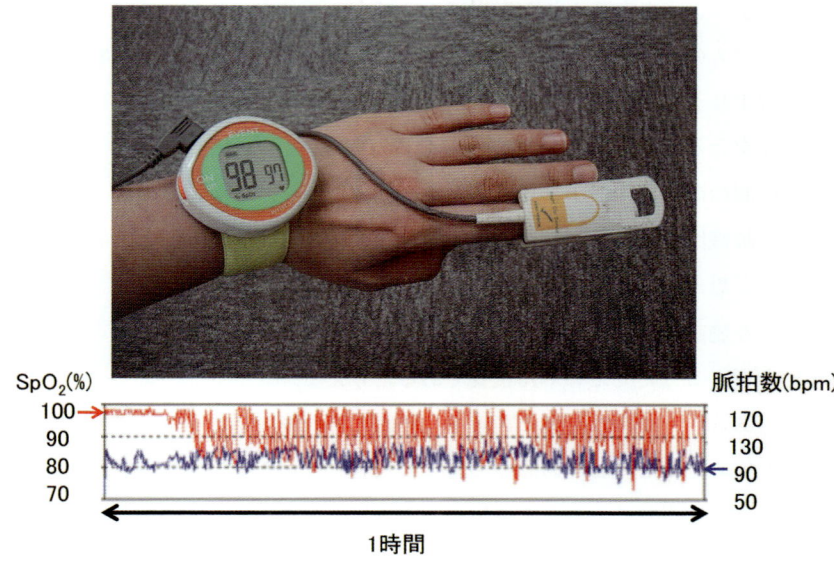

口絵2 睡眠時無呼吸スクリーニング用の終夜パルスオキシメトリ機器と記録データ（➡p 179，図1）

写真はクリップタイプのプローブを使用．
重症閉塞性睡眠時無呼吸患児の酸素飽和度（SpO$_2$）と脈拍データの詳細表示（1時間1行）．
脈拍の増加を伴う酸素飽和度の低下が繰り返し出現している．

序　文

　草木も眠る丑三つ時，わが家の廊下でヒクヒクという音が聞こえる．何ごとかと見に行くと，愛犬が手足をときどきピクッとさせながら，眠っている．よくみると閉じた瞼の下で，眼球が横や縦に忙しく動いている．彼は，レム睡眠中らしい．一体どんな夢を見ているのやら…．

　よくよく考えると，人間を含めたすべての恒温動物は眠る．完全に睡眠を奪うとすべてのラットが19日前後で死亡するという実験結果は，恒温動物にとって睡眠が生存に欠かせないものであることを示唆している．

　神経科学研究では，脳における睡眠や覚醒の開始・終了のメカニズムが少しずつわかってきており，昨今では，睡眠と高次脳機能との関連についての研究がトピックである．一言でいうと，「睡眠は脳によって司られる，脳機能にとって非常に重要な事象である」といえる．

　ところが，睡眠は，文化，風習によって容易に犠牲にされやすく，実際に，1960年（昭和35年）から2010年（平成22年）の50年の間に，日本人成人の平日の夜間睡眠時間は約1時間短くなっている．また，日本人の睡眠時間は西欧諸国と比較して短いことが知られており，多くの調査研究は日本の子どもの睡眠時間が不足していることを示している．熱心な啓発活動も子どもの睡眠不足解消には至っていない．子どもの睡眠不足が20年後の日本にどのような影響を及ぼすかについて，私たちは確かな答えをもっていないが，おそらくネガティブな影響があるだろうということを示唆する研究が蓄積されている．

　また，子どもの睡眠関連疾患*についての研究は世界的にも遅れている．たとえば，閉塞性睡眠時無呼吸症候群や乳幼児の不眠のようなありふれた疾患についても，子どもの治療ガイドラインはない．遅れの理由の一つとして，子どもの睡眠の評価が取っ付きにくいことがあげられる．とりわけ，睡眠の精密検査として有名な終夜睡眠ポリグラフィは子どもには施行すること自体が難しく，さらに，子どもの睡眠脳波に習熟して正確に所見をとることも難しい．おそらくこの取っ付きの悪さこそが，一見，"直接命に関わらない"と思われる睡眠の問題が「様子を見ましょう」で片付けられてしまう一因ではないかと思う．さらに日本においては，睡眠医学が，医学教育に体系的に組み込まれていないことも睡眠の問題に取り組みにくい一因ではないかと思う．

　しかしながら，特別な施設や機器がなくても，ある程度，睡眠の問題のスクリーニングは可能であり，これは子どもの健康を考えるうえでたいへん重要であると考える．

　この本の特徴は二つある．一つめは対象の読者を，睡眠の専門家ではなくて，子どもの診療を第一線で担う一般の小児科医と定めたこと．日々の診療の合間に通読していただけるように，診療に役立つ知識を優先し，できるだけ平易な文章で，カットを多用するように努めた．もう一つの特徴は，小児科のサブスペシャルティごとに睡眠の問題を取り上げたこと．この目的に沿って，小児睡眠の専門家はもとより，睡眠に造詣が深い臨床神経学，循環器，新生児，臨床遺伝の専門家に執筆をお願いすることにした．

　多方面での専門家に寄稿いただいた結果，教育的であるのみならず，予想以上に"面白い"本になったとうれしく思っている．睡眠研究は日進月歩であり，定期的な改訂が必要にせよ，おそらく日本で最初の

実地臨床に沿った「子どもの睡眠」本が世に出たことを言祝ぎたい．

この本により，多くの小児科学を専門とする先生方に，子どもの睡眠に興味をもっていただき，ひいては，日本の子どもの睡眠の質と量の改善につながれば，これに勝る喜びはない．

最後に，大阪大学の「小児睡眠医療」を実質的に支えているのは，乳幼児をはじめとして，難しい子どもの睡眠検査を泊まり込みで遂行してくださっている医学部附属病院臨床検査部神経生理部門の技師（寺岡，寒川，麦居，頴原，宮本，湯田さん）である．彼女たちに心からの謝意を伝えたい．

平成 27 年 3 月

大阪大学大学院
　大阪大学・金沢大学・浜松医科大学・千葉大学・福井大学
　連合小児発達学研究科　教授
　附属子どものこころの分子統御機構研究センター　センター長
谷池雅子

＊「睡眠障害」という用語が市民権を得ているが，症状か疾患か紛らわしいので，疾患を意味するときには，「睡眠関連疾患」で統一する．

Contents

口絵 ……………………………………………………………………………………………………… iii
序文 ………………………………………………………………………………………… 谷池雅子 iv
執筆者一覧 ……………………………………………………………………………………………… viii

第1章　概　論

1　子どもの睡眠の特徴 ………………………………………………………… 谷池雅子　2
2　ICSD-3の中の小児睡眠関連疾患 ………………………………………… 立花直子　7
Column　スリープリテラシーとスリープヘルスを考える
　　　～眠らない・眠らせない・眠れない・眠れていない～ ………… 三上章良　15

第2章　子どもの睡眠関連疾患各論とその治療

1　乳幼児期の不眠 ……………………………………………………………… 平田郁子　18
2　パラソムニア（睡眠時随伴症）……………………………………………… 岩谷祥子　22
3　睡眠呼吸障害 ………………………………………………………………… 加藤久美　29
4　レストレス・レッグズ症候群 ……………………………………………… 毛利育子　36
5　思春期の不眠・過眠～小児神経科医の立場から～ ……… 友田明美，野路恵里佳，三池輝久　42
6　思春期の不眠・過眠～精神科の立場から～ ……………………………… 谷口充孝　52
7　睡眠不足症候群（Insufficient sleep syndrome：ISS）………………… 松澤重行　58
8　概日リズム睡眠覚醒障害 …………………………………………………… 粂　和彦　65
9　ナルコレプシー ……………………………………………………………… 本多　真　72
10　歯ぎしり ……………………………………………………………………… 加藤隆史　78
11　稀だが知っておくべき睡眠関連疾患 …………………………… 谷池雅子，岩谷祥子　84
Column　夜泣き ………………………………………………………………… 福水道郎　89

第3章　身体・精神疾患に合併する睡眠障害

1　先天異常症候群・染色体異常症 …………………………………………… 岡本伸彦　94
2　骨系統疾患・内分泌疾患 …………………………………………………… 北岡太一　99
3　心疾患 ………………………………………………… 澤田博文，大橋啓之，三谷義英　103
4　アレルギー疾患 ……………………………………………………………… 谷河純平　108
5　神経筋疾患 …………………………………………………………………… 富永康仁　113
6　脳性麻痺，重症心身障害児 ………………………………………………… 北井征宏　118
7　新生児フォローアップ ……………………………………………………… 安積陽子　124
8　てんかんと中枢神経疾患 …………………………………………………… 下野九理子　128
9　発達障害 ……………………………………………………………………… 中西真理子　135

| 10 | 精神疾患 | 宮川広実 | 140 |

Special Lecture 小児睡眠関連疾患診療のために必要な睡眠の神経生理・神経解剖の基礎知識
………西野精治 144

第4章　訴えからのアプローチ

1	いびき・無呼吸	加藤久美	161
2	昼間の眠気	松澤重行	163
3	乳幼児の不眠	谷池雅子	165
4	思春期の不眠	松澤重行	167
5	寝ぐずり	毛利育子	169

第5章　一般外来での検査

1	問診	松澤重行	171
2	ホームモニタリング①パルスオキシメトリの使い方・見方	加藤久美	178
3	ホームモニタリング②ホームビデオの使い方・見方	加藤久美	184
4	子どもの眠りの質問票（日本版幼児睡眠質問票）の見方・使い方	毛利育子	188
5	睡眠・覚醒リズム表の使い方	松澤重行	196
6	睡眠・覚醒リズム表の見方・考え方①	三池輝久	201
7	睡眠・覚醒リズム表の見方・考え方②	立花直子	204
8	睡眠・覚醒リズム表の見方・考え方③	谷池雅子	208

Column PSGと簡易モニター …… 中内 緑 211

第6章　一般外来での治療

| 1 | 睡眠教育　今昔〜明治から平成へ〜 | 星野恭子 | 214 |
| 2 | 薬物療法 | 谷池雅子 | 220 |

Column 不眠に対するCBT（認知行動療法）：これからの不眠症治療〜"CBT-I"の広まり〜 …吉崎亜里香 224

第7章　提言

日本の子どもの睡眠の現状について―早寝早起き運動が教えてくれたもの……神山 潤 229

付　録

| 睡眠・覚醒リズム表 | 谷池雅子 | 236 |
| 子どもの眠りの質問票 | 谷池雅子 | 237 |

索引 …… 241

執筆者一覧(五十音順/敬称略)

編 集
谷池雅子　大阪大学大学院連合小児発達学研究科

執筆者
(五十音順)

安積陽子　北海道大学大学院保健科学研究院創成看護学
岩谷祥子　大阪大学大学院連合小児発達学研究科
大橋啓之　三重大学大学院医学研究科小児科学
岡本伸彦　大阪府立母子保健総合医療センター遺伝診療科
加藤久美　太田総合病院記念研究所附属診療所太田睡眠科学センター
加藤隆史　大阪大学大学院歯学研究科高次脳口腔機能学講座口腔解剖学第二教室，大阪大学医学部附属病院睡眠医療センター
北井征宏　森之宮病院小児神経科
北岡太一　大阪大学大学院医学系研究科小児科学
粂　和彦　名古屋市立大学大学院薬学研究科・薬学部神経薬理学
神山　潤　公益財団法人地域医療振興協会東京ベイ・浦安市川医療センター
澤田博文　三重大学大学院医学研究科小児科学，臨床医学系講座麻酔集中治療学
下野九理子　大阪大学大学院連合小児発達学研究科
立花直子　関西電力病院神経内科・睡眠関連疾患センター
谷池雅子　大阪大学大学院連合小児発達学研究科
谷河純平　大阪大学大学院医学系研究科小児科学
谷口充孝　大阪回生病院睡眠医療センター
富永康仁　大阪大学大学院連合小児発達学研究科
友田明美　福井大学子どものこころの発達研究センター
中内　緑　大阪大学医学部附属病院睡眠医療センター
中西真理子　大阪大学大学院連合小児発達学研究科
西野精治　スタンフォード大学睡眠・生体リズム研究所
平田郁子　大阪大学大学院連合小児発達学研究科
野路恵里佳　福井大学子どものこころの発達研究センター
福水道郎　東京都立府中療育センター小児科
星野恭子　小児神経学クリニック
本多　真　公益財団法人東京都医学総合研究所睡眠障害プロジェクト
松澤重行　大阪大学大学院連合小児発達学研究科
三池輝久　熊本大学名誉教授
三上章良　大阪大学キャンパスライフ支援センター
三谷義英　三重大学大学院医学研究科小児科学
宮川広実　大阪府立精神医療センター児童・思春期科
毛利育子　大阪大学大学院連合小児発達学研究科
吉崎亜里香　大阪大学大学院連合小児発達学研究科

日常診療における子どもの睡眠障害

第1章　概　論
第2章　子どもの睡眠関連疾患各論とその治療
第3章　身体・精神疾患に合併する睡眠障害
第4章　訴えからのアプローチ
第5章　一般外来での検査
第6章　一般外来での治療
第7章　提　言

第1章 概論

1 子どもの睡眠の特徴

大阪大学大学院連合小児発達学研究科
谷池雅子

　新生児期から就学前後は，子どもの睡眠がダイナミックに変わる時期である．
　本項では，一日単位での睡眠の変化，概日リズムの変化，一日総睡眠時間の変化に分けて記載する．特に臨床上重要なのは概日リズムと総睡眠時間の変化である．

❶ 一日単位の睡眠の変化

　睡眠ステージは，脳波，急速眼球運動とオトガイ筋電図のパターンにより判定されている（図1，2）．成人の睡眠は大きくレム（rapid eye movement：REM）睡眠（Stage R）とノンレム（non-REM：NREM）睡眠に2別される．レム睡眠は，名前の由来となった急速眼球運動に加えて，筋トーヌスの低下，低振幅速波からなる脳波を特徴とし，睡眠中にも関わらず活発な脳活動が認められる（図1-B）．浅深によりStage N1，N2，N3の3段階に分類されるノンレム睡眠では[1)注1)]，脳の活動は低下しており，特に75μV以上の高振幅δ波（1〜4 Hz）が20％以上を占めるstage N3は，脳と身体を休息させる役割を持つと言われている（図1-C）．
　子どもの睡眠脳波は，生後1年の間にドラマティックな変化をとげる．
　新生児期の睡眠脳波では，低振幅不規則脳波からなる「連続性パターン」と，高振幅（50〜150μV）の1〜3 Hzの徐波と低振幅部分が交代して出現する「交代性脳波（trace alternant）」が認められ，成人期の睡眠脳波とはかなり様相が異なる．新生児の睡眠は，連続性パターンを示しかつ急速眼球運動が認められる「動睡眠」と，不連続パターンを呈す「静睡眠」と，それ以外の「不定睡眠」に3分され，動睡眠は後のレム睡眠に相当し，静睡眠は後のノンレム睡眠に相当する．交代性脳波は生後1か月で消失し，半年で，Stage R，N1，N2，N3に区別できるようになるなど，急速に成人の睡眠脳波に近づいていくStage N2の特徴となる紡錘波（sleep spindle：図1-Aの＊，強拡大）は，満期産児では生後2か月以降に出現する．紡錘波は視床網様核と視床皮質核間の視床内ネットワークの神経活動から産生され，記憶の強化に関連していると言われているため，紡錘波の出現はこれらの神経回路の成熟と関連していると考えられる．
　Stage N3に認められる75μV以上の高振幅δ波は，生後2〜4か月頃から認められるようになるが，成人，特に高齢者に比べて振幅が大きく，150μVを超える高振幅δ波が乳幼児において認められる（図1-C）．
　小児にのみに特徴的な睡眠脳波がある．たとえば，乳児期から，Stage N1に全領域に持続性の高振幅徐波（hypnagogic hypersynchrony）が認められ，6歳頃でも群発するが，これは成人期にはみられない．また，小児期では，成人とは異なって，

注1) 1968年にRechtschaffenとKalesを中心としていわゆるR＆Kマニュアルが作成され，ノンレム睡眠（Stage 1〜4），レム睡眠に分けた睡眠段階のスコアリングが行われるようになった．2007年にアメリカ睡眠医学会（AASM）が，Stage N1，N2（それぞれR＆Kのノンレム睡眠stage 1，2に相当），Stage N3（R＆Kのノンレム睡眠stage 3と4を合わせたものに相当），Stage Rに分類する新たなスコアリング法を発表した．臨床，研究においてAASMマニュアル，またはR&K法を用いたスコアリングが行われる．

1 子どもの睡眠の特徴 3

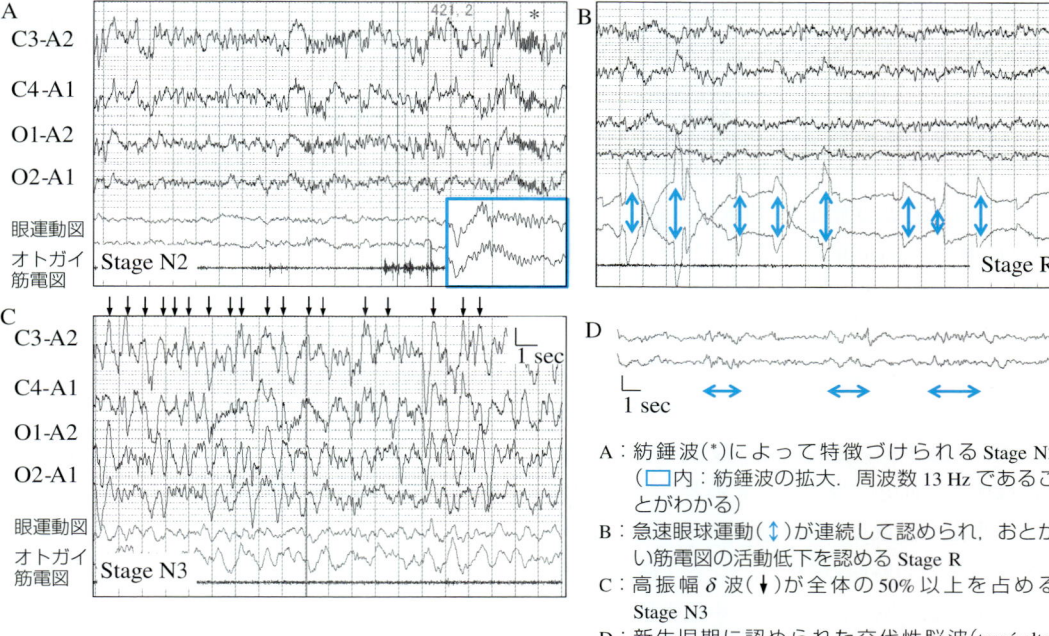

A：紡錘波(*)によって特徴づけられる Stage N2（□内：紡錘波の拡大．周波数 13 Hz であることがわかる）
B：急速眼球運動(↕)が連続して認められ，おとがい筋電図の活動低下を認める Stage R
C：高振幅δ波(↓)が全体の50％以上を占める Stage N3
D：新生児期に認められた交代性脳波（tracé alternant）．↔は高振幅の部位

図1 1日単位の睡眠の変化（睡眠ステージ）

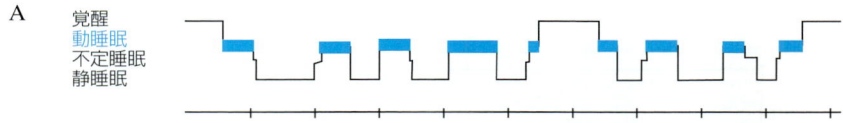

生後1か月：この時期の睡眠は，動睡眠（レム睡眠に相当）・静睡眠（ノンレム睡眠に相当）と不定睡眠からなる．睡眠開始時に動睡眠を認める．

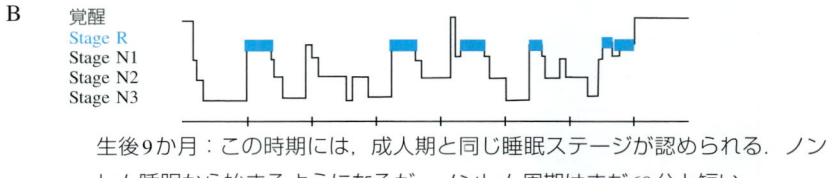

生後9か月：この時期には，成人期と同じ睡眠ステージが認められる．ノンレム睡眠から始まるようになるが，ノンレム周期はまだ60分と短い．

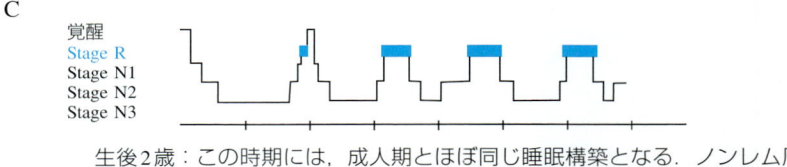

生後2歳：この時期には，成人期とほぼ同じ睡眠構築となる．ノンレム周期は90分．

図2 加齢に伴う睡眠構築の変化

睡眠途中に生じる短い覚醒反応（arousal）の時にα波がみられないことが多い．

睡眠ステージを縦軸，時間軸を横軸としてプロットした図を睡眠経過図（hypnogram）と呼ぶ（図2）．2歳以上の子どもの睡眠経過図では，ノンレム睡眠から睡眠が始まり，睡眠深度が深まり，約90分周期で，Stage Rが出現するという睡眠構築である（図2-C）．ところが，新生児期では，睡眠は通常動睡眠（≒Stage R）から始まり（図2-A），3〜4か月以降には，睡眠はノンレム睡眠から始まるようになるが，ノンレム−レム周期は，未だ60分と短い（図2-B）．2歳以降になると，睡眠構築はほぼ成人と同じになるが，高齢者の睡眠と比べると，小児の睡眠は，①入眠潜時（就床してから入眠するまでの時間）が短い，つまり寝付きが良い，②深睡眠の割合が高い，③中途覚醒が少ないなどの特徴があり，これらは質の良い睡眠の指標と考えられている．

❷ 概日リズム（circadian rhythm）の発達

circadianとはラテン語に語源を持ち，circā＝about，dies＝a day，すなわち地球の自転に対応した約1日の周期のことである．ヒトの視床下部視交叉上核には，生体時計があるが，固有の周期は24時間よりも少し長く，ヒトは，強い光などの同調因子により，生体時計を24時間に合わせている．生体時計は出生前から機能しているが，同調機構が生下時には未熟であると考えられている[2]．新生児期からの睡眠覚醒リズムの連続記録からは，概日リズムが数か月かけて発達していく様子が見て取れる（図3）．つまり，新生児期から生後1か月までは，昼夜の区別なく，最長で3〜4時間眠って数時間覚醒してのリズムであり，このリズムは哺乳スケジュールに密接に関連すると考えられている．生後1か月を過ぎると，夜に長く眠るという傾向が出現するが，生体時計通りに覚醒・入眠時刻が少しずつ後ろにずれる乳児が約

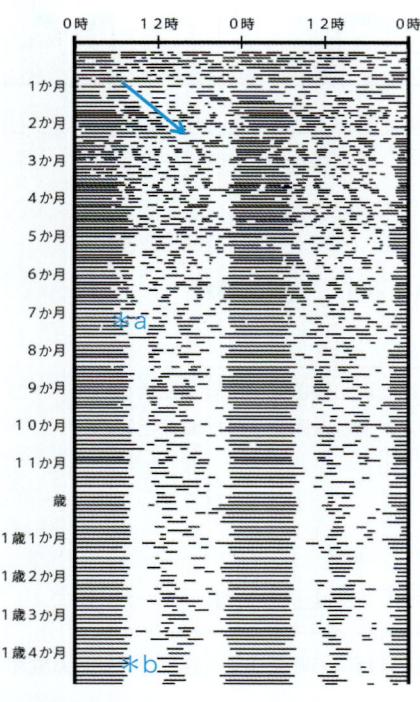

- 生後4〜6週間は，昼夜の区別なく，数時間眠っては，授乳に合わせて数時間覚醒するという睡眠覚醒パターンを示す．
- 生後4〜6週間後から夜間に固まった睡眠を取る傾向が明らかになるが，生体時計が外界に同調するまでの間，一過性に24時間よりも長い睡眠覚醒周期が見られることがある（→）．
- 生後3〜4か月頃から，生体時計が外界に同調して24時間の睡眠覚醒リズムが確立し，起床時刻と就寝時刻が一定するようになる．
- 昼間の付加的な睡眠である昼寝は，生後6か月からは午前午後の2回（＊a），1歳頃から，午後1回となっている（＊b）．午後の昼寝は日中で最も眠気の強い時間帯に出現するようになる．しかし，昼寝の回数には個人差が多い．

図3 睡眠覚醒リズムの発達
〔瀬川昌也：小児医学 1987〕

7％いるとされている．起床時刻と就寝時刻がほぼ一定して，24時間のリズムを刻むようになるのは生後3〜4か月になってからである．習慣的就寝時刻から15時間後に日中の生理的眠気のピークが来ることが知られているが，その時間帯に一日1回のみ午睡するようになるのが，大体1歳前後である．

新生児期に養育者が睡眠の問題を訴える場合，その多くは，新生児の睡眠についての誤った理解にあると言われており（たとえば"生後1か月の赤ちゃんが夜数時間間隔で目覚める"という訴えなど），睡眠覚醒リズムの発達について妊婦に予め伝えておくことの重要性が報告されている．その一方で，1歳以降も"夜数時間間隔で目覚める"ことが続けば，介入する必要があるだろう．

❸ 子どもにとって必要な睡眠時間は？

1966年のRoffwargの論文[3]は，夜間の睡眠時間は年齢とともに減少していくことを示した（図4）．すなわち，夜間の睡眠時間は新生児期には16時間弱にも及ぶが（一日の3分の2を眠っている），70〜85歳になると6時間代に減少する．小児期の睡眠時間が長いことは，小児の発達に睡眠が重要であることを示唆している．また，幼少児ほどレム睡眠の占める割合が高く，新生児期には，（動睡眠として）総睡眠時間の50％に及ぶが，成人期になるとほぼ20％で一定となる．

カナダでのコホート研究では3歳までの睡眠時間が9時間に満たなかった子どもでは6歳時の多動，認知機能の問題のリスクが高まるとしており[4]，十分な睡眠は脳の発達をサポートすると考えられる（図4）．

では，子どもは一体，何時間睡眠をとればよいのだろうか？　年齢別の平均睡眠時間をメタアナリシスで解析した最近のレビューでは，1歳で12.9時間，4〜5歳で11.5時間，〜10歳で9.1時間となっている．また，アジア人の子どもの睡眠時間は米国よりも1時間程度短いことが指摘されており[4]，2008年に就学前児を対象に行ったわれわれの調査でも就学前児の夜間睡眠時間は平均9.7時間であり，欧米の報告と比べてかなり短かった．また40.2％が22時以降に就寝するなど，遅寝傾向が認められた．さらに，遅寝であることと，テレビ視聴時間が2時間を超えること，20時以降の外出があること，が関連することがわかった[5]．就寝時刻前のテレビ視聴，外出は，強い光を浴びることにより，また，興奮性の刺激を脳に与えることにより，概日リズムの乱れや不眠につながると言われている．また，養育者が0時以降に就寝する場合には，子どもが22時以降に就寝

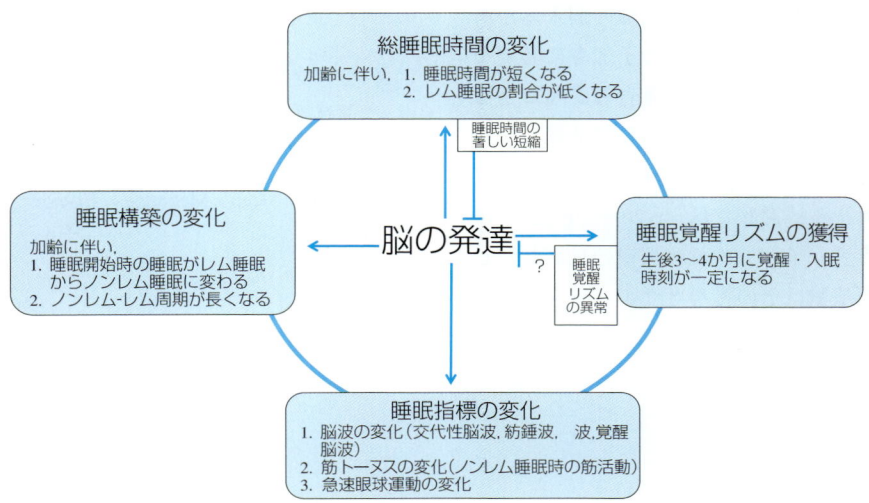

図4　脳の発達と睡眠の変化の相互作用

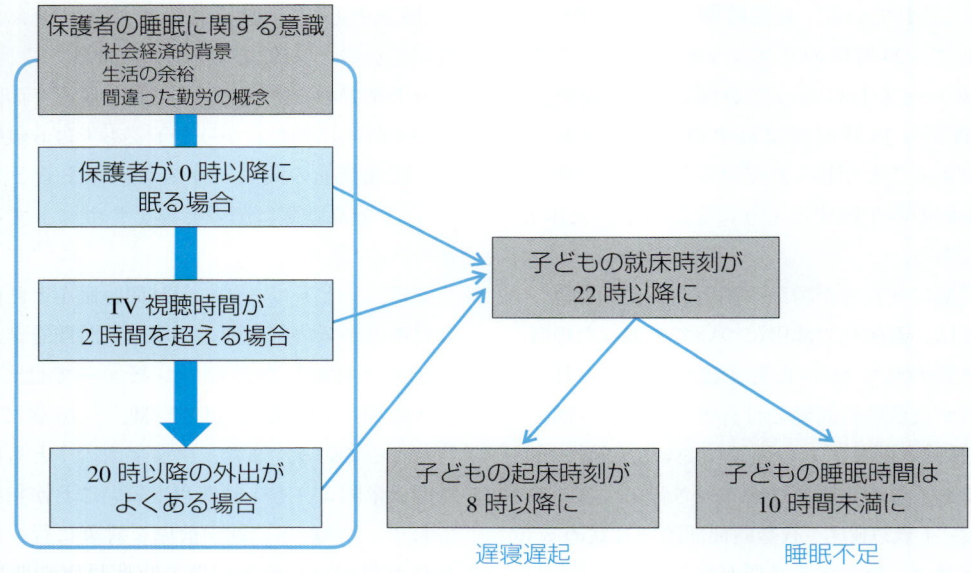

図5 日本の子どもの遅寝・睡眠時間短縮と関連する要因
〔三星喬史, 他：小児保健研究 2012;71:808-816.〕

する傾向があるなど，養育者の睡眠・覚醒リズムが子どものそれに影響を与えることが示唆された（図5）．さらに夜間の睡眠時間が8時間に満たない子どもの養育者の56.7%が，子どもの睡眠を「良い」ととらえていた．

Hobsonらによると，睡眠時間には個人差があり，成人では7.5時間を平均とした正規分布をとると言うが，子どもにおいても同様の個人差があると考えられる．養育者が自分の子どもに必要な睡眠時間を知ることが必要で，養育者が起こさなくても自分で起きてくる，昼間活発に活動し，生活・発達面で問題がない，ということが一つの目安になると考える．詳しくは，p20～，p229～に譲るが，養育者が子どもの就寝環境の見直しとしつけをし，医療職はその指導とサポートをすることが重要であろう．

引用文献

1) Iber C, et al: Rules, Terminology and Technical Specifications, 1st ed. Westchester, Illinois: American Academy of Sleep Medicine, 2007.
2) McGraw K, et al: Sleep 1999;22:303-310.
3) Roffwarg HP, et al: Science 1966;152:604-619.
4) Touchette E, et al: Sleep 2007;30:1213-1219.
5) Galland BC, et al: Sleep Med Rev 2012;16:213-222.
6) 三星喬史, 他：小児保健研究 2012;71:808-816.

参考文献

・大熊輝雄：臨床脳波学, 第5版. 医学書院, 1999.
・神山 潤：睡眠の生理と臨床. 診断と治療社, 2003.
・Sheldon SH, et al (eds): Principles and Practices of Pediatric Sleep Medicine. Elsevier, Philadelphia, 2005.

第1章 概論

2　ICSD-3の中の小児睡眠関連疾患

関西電力病院神経内科・睡眠関連疾患センター
立花直子

❶ ICSDとは何か？

1）ICSD成立までの流れ

　睡眠医学はまだ歴史の浅い専門分野であり，北米を除くと未だ臨床医学の一分野としては十分に認識されていない．歴史的な流れをふりかえると，1953年のレム睡眠の発見をきっかけとして，1960年代から，神経生理学，心理学，精神医学の領域の中で睡眠研究が行われてきたが，そこで得られた知見を臨床につなげるには長い年月を要した．

　米国においては，1970年代からスタンフォード大学が中心となってナルコレプシーや睡眠時無呼吸症候群（sleep apnea syndrome：SAS）への臨床的な取り組みが始まり，毎晩多数の患者を対象に終夜睡眠ポリグラフィ（polysomnography：PSG）が可能である睡眠ラボがつくられていったが，新たな医療分野としての存在理由を確立するためには，どういう疾患を扱っていくのかというidentityをつくっていくことが必要であった．その目的で1979年に睡眠および覚醒疾患の診断分類（Diagnostic Classification of Sleep and Arousal Disorders：DCSAD）がつくられ，初めて既知の睡眠関連疾患がリスト化された．DCSADはその後，国際睡眠関連疾患分類（International Classification of Sleep Disorders：ICSD）へと発展し，その第1版が1990年にASDA（American Sleep Disorders Association，1999年にAmerican Academy of Sleep Medicine：AASMに改名）によって出版された．

2）ICSDの変遷

　前項で述べたDCSADは，米国において睡眠を臨床の分野として認知させることが大きな目的であったため，睡眠関連疾患の鑑別診断や臨床家に役立つ知識を盛り込むまでには至っていなかった．第1版のICSDも正式な名称はThe International Classification of Sleep Disorders, Diagnostic and Coding Manualとなっており，全貌が把握できていない睡眠関連疾患をコードにより分類し，有病率や死亡率といった疫学調査にも使えるようにし，すでに米国で保険会社に請求するときには必須であったICD-9との整合性をつくることも盛り込まれていた[1]．

　また，第1版の分類では，①内在因性（原因が個人の脳や臓器に帰するもの－狭義の疾患），②外在因性（原因が環境や摂取する物質や薬剤によるもの），③概日リズムの障害によるもの，④睡眠時随伴症（パラソムニア），⑤内科疾患や精神科疾患が基盤にあってその結果として睡眠の問題が出現しているものという5項目に分けていたが，臨床では内在因性と外在因性は重なりあうことが多く，基盤となる内科疾患や精神科疾患が未知である場合に睡眠側からは⑤と診断することができないといった問題があった．したがって，2005年にAASMによってつくられた第2版では，内在因性と外在因性の分類は廃止され，不眠症，睡眠関連呼吸障害，呼吸の問題に因らない眠気（中枢性過眠症に相当）という分類となり，基盤となる疾患を使用する分類は廃止された[2]．2014年に

は第3版が出版されたが，不眠の下位分類を廃止したこと，小児の睡眠関連疾患という項目建てを廃止し，それぞれの疾患の中で該当する場合は小児に関する内容が述べられていることが主たる違いである[3]．

3）ICSDの構造

そもそも疾患を定義し，分類するための拠りどころは，理想的には病理学的特徴（臓器や組織に何らかの病巣がある場合）や病態生理学的特徴（器質的な病巣は認められないが，機能的に障害が証明される場合）であり，さらには細胞レベル，分子レベルでの異常まで解明されれば，治療や予防に大きな進展が期待できる．しかし，睡眠関連疾患については，睡眠・覚醒機構の全貌に未知なことが多いこともあって大部分はこの方策が不可能であり，次善の策として混成アプローチの方法が取られている．すなわち，ICSDでは，可能な限り各項目で病理的異常，病態生理的異常について記し，かつ分類するという努力がなされてきたが，基本的には現象・症候論に依存している．ICSD-3を例にとると，各疾患に対して記述される内容は，表1のように体系化された構造になってはいるものの，これらのすべてが記載されているわけではなく，診断基準，必須とされる症状，随伴する症状が中心となっている．

4）ICSDを使用する場合の注意点

ICSDには睡眠関連疾患と考えるべき疾患がすべて網羅されているため，米国以外の地においても，睡眠医学を学ぶ人にとってのエンサイクロペディアとしての役割を果たしうるという利点がある．日本においては，すべての睡眠関連疾患を総合的に診療する場が確立していないため，各人が日常の臨床で遭遇する睡眠関連疾患は限られた範囲であることが多く（例：呼吸器科医であれば，睡眠時無呼吸症候群，精神科医であれば，不眠），ICSDを日常的に使用する必要性は感じないかもしれないが，睡眠関連疾患の全貌を知り，知識を体系的に積み上げていくための教材としては非常に役にたつ．ただし，現実の臨床においては，二つ以上の疾患を合併している場合，確定診断をつけようとしたときに，主たる症状を説明する疾患や病態が唯一に決められないために暫定診断で経過を追う必要がある場合（例：過度の眠気が主訴であるが，睡眠時間が短いのみならず，睡眠時間帯が後退しており，さらにPSGを実施すると閉塞性睡眠時無呼吸症候群の診断基準を満たす）も数多くあり，果たして診断は一義的に決まるのかどうかを常に問いかけなければならない．

さらに注意すべきことは，ICSDの分類や診断基準，またその内容は睡眠・覚醒機構についての新たな知見が出ることによって常に流動することである．睡眠医学は未だ発展途上の医学分野であるため，不断の情報収集と学習とが必要とされる．

❷ ICSD-3で取り上げられている小児睡眠関連疾患

1）ICSD-3における小児睡眠関連疾患の位置づけ

a．米国における睡眠診療が背景にある

ICSD-3では，睡眠関連疾患を成人と小児とで別個に取り上げておらず，小児にも認められる疾患の場合や，発達の過程でどういった症候の特徴があるのかを押さえてくべき場合は，各項目の中に記載されている．こういった形で入れ込んでいる最大の理由は，ICSD-3が米国の睡眠診療の形式に合わせてつくられているからである．前述のように米国においては，睡眠医学は一つのsubspecialtyとして機能しており，睡眠診療はPSGをルーチンで多数行うことのできる睡眠センターを核にして行われ，そこに勤務する睡眠専門医は，小児から高齢者に至るまですべての睡眠関連疾患の知識をもち，発達という軸から睡眠をとらえるスタンスをもつことが要求される．もちろん施設によって，小児をより専門とするか，成人を中心として扱うかは濃淡があるものの，例えば，OSASの成人患者が来院したときに，顔面骨格が遺伝することを頭におき，その患者のこども，あるいは

表1 ICSD-3 で各疾患の項目で記載されている内容

```
Alternate Names    代替として使われている疾患名
Diagnostic Criteria    診断基準
Essential Features    必須とされる症状
Associated Features    随伴する症状
Clinical and Pathophysiological Subtypes    臨床，および病態生理学面からのサブタイプ
Demographics    人口動態的特徴
    ・Prevalence    有病率
    ・Gender bias    性差
    ・Racial / ethnic bias    人種的・民族的差異
    ・Cultural issues    文化的問題
Predisposing and Precipitating Factors    素因および憎悪因子
    ・Risk factors    危険因子
Familial Pattern    家族発症パターン
    ・Genetics    遺伝学
    ・Familial clusters    家族内集団発症
Onset, Course and Complications    発症，経過および合併症
    ・Medical    身体全般に関するもの
    ・Neurological    神経に関するもの
    ・Psychiatric / social    精神・社会に関するもの
Developmental Issues    発達に関する問題
    ・Pediatric    小児に関するもの
    ・Geriatric    高齢者に関するもの
Pathology and Pathophysiology    病理および神経生理学
Objective Findings    客観的所見
    ・Sleep logs    睡眠日誌
    ・Actigraphy    アクチグラフ
    ・Questionnaires    質問票
    ・Polysomnography    終夜睡眠ポリグラフィ
    ・Multiple sleep latency test    睡眠潜時反復測定検査
    ・Neurological    神経学的検査
        ✓ Electroencephalogram    脳波検査
        ✓ Cerebrospinal fluid    脳脊髄液
        ✓ Neuroimaging    神経画像
        ✓ Electromyogram    筋電図
        ✓ Autonomic    自律神経検査
    ・Endocrine    内分泌検査
    ・Genetic testing    遺伝学的検査
    ・Physical findings    身体所見
    ・Respiratory    呼吸関連の検査
        ✓ Arterial blood gas    動脈血液ガス
        ✓ Pulmonary function    呼吸機能検査
        ✓ Ventilatory response    換気応答
    ・Cardiac    循環器関連の検査
        ✓ Electrocardiogram    心電図
        ✓ Echocardiogram    心エコー
        ✓ Cardiac catheterization    心臓カテーテル検査
    ・Serum chemistry    血液化学
```

孫について，いびきや発達の問題がないかを必ず聞くことにより，見過ごされやすい小児のOSASを見つけることは米国では広く行われている．あるいは，別の例として，下肢静止不能症候群（restless legs syndrome：RLS）の患児を見つけたときには，その両親，特に母親に成人のRLSとしての症状はないか，母親が妊娠中に一時的にそういった症状を示していなかったかを小児科出身の睡眠専門医なら必ず意識して診療している．

b. 日本にICSD-3は根付くだろうか

一方，日本ではこういった総合的にすべての睡眠関連疾患に対応できる分野を開拓し，確立させようという志向性がないため，日本の小児科医にとっては，ICSD-3は利用しにくいエンサイクロペディアということになるかもしれない．しかし，今後，日本でも小児から高齢者まで家族全員にかかわって診療する真のプライマリケア医が増えてくる可能性はあり，全人的な医療のためには，睡眠は避けて通れない分野であることを考えると，ICSD-3の利用価値はあるものと思われる．

2) ICSD-3のどこに小児睡眠関連疾患が取り上げられているか

個々の疾患を記述することは本稿の目的ではないので，ここでは，小児睡眠関連疾患が取り上げられているICSD-3の主要な項目を挙げ（表2），米国における睡眠ラボを主体とした睡眠診療のシステムが存在していることを意識する必要性を指摘したい．日本は米国と異なる独自の国民皆保険のシステムをもち，小児に関する問題は小児科医が扱うという背景があるので，これらの疾患の多くは睡眠のみからのアプローチで考えていくより，発達面を総合的に考えられる小児科医が睡眠についての知識を加味して扱っていく方が現実的であろう．なお，以下で述べる診断基準の中にPSGの所見や導き出される数値が入っている場合，AASMのscoring criteriaに基づいて行われることが必須条件となっている[4]．

a. Chronic insomnia disorder（慢性不眠症）

下位項目の中に，小児の行動性不眠（behavioral insomnia of childhood）が入っている．また，それ以外の箇所でも小児関連の記載が多々見られる．一つの例として，ベビーベッドの柵を乗り越えることができるようになった時期にlimit-settingの問題（就床時刻のリミットがきちんとしておらず，子どもが眠ろうとしないで，様々な訴えでもって親の注意をひこうとする状態を指す）が挙げられているが，この背景には発達の過程で起こってくる分離不安や発達課題の克服がかかわっていることも多く，不眠症の一型として取り上げるべきものかどうか，疑問が残る．また，あくまでも欧米の睡眠習慣に基づいての概念であるため，「こどもはある年齢に達したら，自分の部屋で一人でベッドで眠れるのが正しい」という文化的価値判断が混じっており，親と子が同室で眠る習慣がある日本にそのまま当てはめにくいと思われる．

b. 閉塞性睡眠時無呼吸症候群（obstructive sleep apnea syndrome）

章立ての中に小児期の閉塞性無呼吸という大項目（obstructive sleep apnea, pediatric）がつくられており，成人とは別個の診断基準になっている．小児の場合，PSGが必須であり，その場合，成人と違って無呼吸低呼吸指数のみで定義されていないことに注意が必要である．米国においては，PSGの実施やスコアリングを行い，種々のパラメータを算出するだけではなく，raw dataをきちんと読み取れる小児専門の睡眠技士と睡眠専門医が従事するという前提のもとでの診断基準であることも知っておかねばならない．

c. 中枢性睡眠時無呼吸症候群（central sleep apnea syndrome）

章立ての中に乳児の原発性睡眠時無呼吸（primary sleep apnea of infancy）および未熟児の原発性睡眠時無呼吸（primary sleep apnea of infancy）という大項目がつくられている．どちらにおいても，診断基準の中にはPSGもしくはその代替となるモニタリングによって中枢性無呼吸や周期性呼吸を病院や自宅で記録するという検査が必須となっている．これも米国における小児専門の睡眠技士と医師の存在が不可欠である．

表2 **ICSD-3 で取り上げられている睡眠関連疾患*①**

Insomnia　不眠
　　　Chronic insomnia disorder　慢性不眠症
　　　Short-term insomnia disorder　短期不眠症
　　　Other insomnia disorder　その他の不眠症

　　　Isolated symptoms and normal variants　独立した症状および正常亜型
　　　Excessive time in bed　過剰な臥褥状態
　　　Short sleeper　短時間睡眠者

Sleep related breathing disorder　睡眠関連呼吸障害
　　　Obstructive sleep apnea disorders　閉塞性睡眠時無呼吸疾患
　　　　Obstructive sleep apnea（adult）　閉塞性睡眠時無呼吸（成人）
　　　　Obstructive sleep apnea（pediatric）　閉塞性睡眠時無呼吸（小児）
　　　Central sleep apnea syndromes　中枢性睡眠時無呼吸症候群
　　　　Central sleep apnea with Cheyne-Stokes breathing
　　　　　チェーンストークス呼吸を伴った中枢性無呼吸
　　　　Central sleep apnea due to a medical disorder without Cheyne-Stokes breathing
　　　　　内科疾患に起因するチェーンストークス呼吸を伴わない中枢性無呼吸
　　　　Central sleep apnea due to high altitude periodic breathing
　　　　　高地滞在時の周期性呼吸に起因する中枢性無呼吸
　　　　Central sleep apnea due to medication or substance
　　　　　治療薬や物質に起因する中枢性無呼吸
　　　　Primary central sleep apnea　一次性中枢性無呼吸
　　　　Primary central sleep apnea of infancy　乳児期の一次性中枢性無呼吸
　　　　Primary central sleep apnea of prematurity　未熟児の一次性中枢性無呼吸
　　　　Treatment-emergent central sleep apnea　治療により起こる中枢性無呼吸
　　　Sleep related hypoventilation disorders　睡眠関連低換気疾患
　　　　Obesity hypoventilation syndrome　肥満低換気症候群
　　　　Congenital central alveolar hypoventilation syndrome　先天性中枢性肺胞低換気症候群
　　　　Late-onset central hypoventilation with hypothalamic dysfunction
　　　　　視床の機能障害を伴う遅発性中枢性肺胞低換気
　　　　Idiopathic central alveolar hypoventilation
　　　　　特発性中枢性肺胞低換気
　　　　Sleep related hypoventilation due to a medication or substance
　　　　　薬物や物質によって起こる睡眠関連肺胞低換気
　　　　Sleep related hypoventilation due to a medical disorder
　　　　　内科的疾患によって起こる睡眠関連肺胞低換気

　　　Sleep related hypoxemia disorder　睡眠関連低酸素疾患
　　　　Sleep related hypoxemia　睡眠関連低酸素

　　　Isolated symptoms and normal variants　独立した症状や正常亜型
　　　　Snoring　いびき
　　　　Catathrenia　カタスレニア（睡眠時うなり）

Central disorders of hypersomnolence　中枢性に過眠を引き起こす疾患
　　　Narcolepsy type 1　1型ナルコレプシー
　　　Narcolepsy type 2　2型ナルコレプシー
　　　Idiopathic hypersomnia　特発性過眠症
　　　Kleine-Levin syndrome　クライン・レビン症候群
　　　Hypersomnia due to a medical disorder　内科的疾患によって起こる過眠
　　　Hypersomnia due to a medication or substance　薬物や物質によって起こる過眠
　　　Hypersomnia associated with a psychiatric disorder　精神疾患に伴う過眠
　　　Insufficient sleep syndrome　睡眠不足症候群

表2 ICSD-3で取り上げられている睡眠関連疾患②

```
        Isolated symptoms and normal variants    独立した症状や正常亜型
            Long sleeper    長時間睡眠者

Circadian rhythm sleep-wake disorders    概日リズム睡眠覚醒障害
        Delayed sleep-wake phase disorder    睡眠相後退障害
        Advanced sleep-wake phase disorder    睡眠相前進障害
        Irregular sleep-wake phase disorder    不規則睡眠覚醒相障害
        Non-24 hour sleep-wake rhythm disorder    非24時間睡眠覚醒リズム障害
        Shift work disorder    交代勤務性障害
        Jet lag disorder    時差ボケ障害
        Circadian sleep-wake disorder not otherwise specified
            特定不能の概日リズム睡眠覚醒障害

Parasomnia    パラソムニア(睡眠随伴症)
        NREM-related parasominias    ノンレム睡眠に関連するパラソムニア
            Disorders of arousal（from NREM sleep）（ノンレム睡眠からの）覚醒障害
            Confusional arousals    錯乱性覚醒
            Sleepwalking    睡眠時遊行症
            Sleep terrors    夜驚
            Sleep related eating disorder    睡眠関連摂食異常症

        REM-related parasominias    レム睡眠に関連するパラソムニア
            REM sleep behavior disorder    レム睡眠行動異常症
            Recurrent isolated sleep paralysis    反復性孤発性睡眠麻痺
            Nightmare disorders    悪夢症

        Other parasomnias    他のパラソムニア
            Exploding head syndrome    頭内爆発音症候群
            Sleep related hallucinations    睡眠関連幻覚
            Sleep enuresis    夜尿症
            Parasominia due to a medical disorder    内科的疾患によって起こるパラソムニア
            Parasominia due to a medication or substance    薬物や物質によって起こるパラソムニア
            Parasomnia, unspecified    分類不能のパラソムニア

        Isolated symptoms and normal variants 独立した症状や正常亜型
            Sleep talking    寝言

Sleep related movement disorders    睡眠関連運動異常症
        Restless legs syndrome    下肢静止不能症候群(レストレス・レッグス症候群)
        Periodic limb movement disorder    周期性四肢運動異常症
        Sleep related leg cramps    睡眠関連下肢けいれん
        Sleep related bruxism    睡眠関連歯ぎしり
        Sleep related rhythmic movement disorder    睡眠関連律動性運動異常症
        Benign sleep myoclonus of infancy    乳児期良性睡眠時ミオクローヌス
        Propriospinal myoclonus at sleep onset    入眠期脊髄固有性ミオクローヌス
        Sleep related movement disorder due to a medical disorder
            内科的疾患によって起こる睡眠関連運動異常症
        Sleep related movement disorder due to a medication or substance
            薬物や物質によって起こる睡眠関連運動異常症
        Sleep related movement disorder, unspecified    詳細不明の睡眠関連運動異常症
```

表2 ICSD-3で取り上げられている睡眠関連疾患③

```
        Isolated symptoms and normal variants  独立した症状や正常亜型
            Excessive fragmentary myoclonus  過度の断片型ミオクローヌス
            Hypnagogic foot tremor and alternating leg muscle activation
                    入眠時足振戦および交替性下肢筋活動
            Sleep stars(hypnic jerks)  入眠時ひきつけ

Other sleep disorder  他の睡眠関連疾患
Appendix A  付録A
Sleep related medical and neurological disorders  睡眠関連内科および神経疾患
        Fatal familial insomnia  致死性家族性不眠症
        Sleep related epilepsy  睡眠関連てんかん
        Sleep related headaches  睡眠関連頭痛
        Sleep related laryngospasm  睡眠関連喉頭けいれん
        Sleep related gastroesophageal reflux  睡眠関連胃食道逆流
        Sleep related myocardial ischemia  睡眠関連心虚血

Appendix B  付録A
ICD-10-CM coding for substance-induced sleep disorders
        ICD-10-CM コード化用の物質惹起睡眠関連疾患
```

*小児疾患について言及されているものを下線で示した．どの疾患や病態においても developmental issue の項目があるため，小児についての言及は多いが，ここでは小児科医として知っておくべき内容が述べられているものに限った．

d．1型および2型ナルコレプシー（narcolepsy type 1 & 2）

Narcolepsy with/without cataplexy という用語がよく使われてきたが，この2者に生物学的な差異が存在するという言外の意味を含む使われ方をされていて混乱を生じていることから，narcolepsy type 1 & 2 という分類名にとって代わられた．小児期から思春期にかけての発症が多いことから，眠気やカタプレキシーが小児においてどういった表現型を取るかについて，詳しく記述されている．

e．特発性過眠症（Idiopathic hypersomnia）

思春期発症が多いとされており，睡眠相後退障害，OSA，睡眠不足症候群といった他の眠気を引き起こす病態の鑑別が必須であるが，完全に鑑別しきることが困難な場合や，実際に複数個の病態を併せ持つ場合もあり，経過を追わないとこの診断を確定できないことも多い．この意味では単発で検査をする睡眠ラボよりも長期間にわたってつきあえる小児科医からの知見が必要である．

f．睡眠相後退障害（delayed sleep-wake phase disorder）

どの年齢層に起こってもよいが，思春期から若年成人に多いことがわかっている．ICSD-3 においては，概日リズム睡眠覚醒障害全般において，できる限り客観的評価を併用して診断していくことが診断基準の中に追記されており，具体的にはアクチグラフを使う，メラトニンを測定するといった方法であるが，メラトニン測定は日本では保険収載されておらず高額であるので，困難なことが多い．sleep-wake log を長期間記載する，クロノタイプ（朝型か夜型か）を知るための様々な小児用の質問紙を使用するといった一般の小児科診療でも使えるやり方も記載されており，日本の小児科医療にあったものの開発が今後望まれる．

g．不規則睡眠覚醒相障害（irregular sleep-wake phase disorder）および非24時間睡眠覚醒リズム障害（non-24 hour sleep-wake rhythm disorder）

前者は発達の過程で養育者がきちんとした睡眠習慣を無視した環境で育てた場合に出てきやすいことは自明であるが，障害児において睡眠覚醒リズム障害を併存しやすいことも小児科では常識で

あるものと思われる．ICSD-3は，その常識的な知識を整理してまとめている点では優れているが，他の障害とどのような関連にあるか，周囲はどういった働きかけをしていくことが重要であるかといった現場での疑問へは答えておらず，今後の小児科と睡眠医学との境界領域として研究が進んでいく必要がある．

h. 下肢静止不能症候群（レストレス・レッグズ症候群；restless legs syndrome：RLS）

RLSは家族内発症が多く遺伝的研究が進んでいること，RLSとADHDとの合併例が多いことから小児についての記述が混ぜ込まれており，成人のRLS診療をする者も小児のRLS診療をする者もお互いが全体像を把握できるような構成になっている．その反面，小児科医が小児のRLSを知りたいと思って読むと，とっつきにくいという欠点はあると思われ，International RLS Study Groupの診断基準の方が使いやすいかもしれない[5]．これまで単純に診断基準の4項目（主観的な内容）を当てはめれば診断できる簡単な病気と喧伝されていた反省から，RLS-mimicsと呼ばれるRLSと類似の症状を呈するがRLSではない状態の鑑別にページが割かれている．また，ICSD-3から初めてこれまでの診断基準とされてきた4徴候に加えて，症状のために生活上問題を来していることが診断項目に加わっている．

ICSD-3全体を通じて感じられることは，睡眠医学としてのidentityを確実なものにするために，年齢を問わず，睡眠に関係する疾患や病態をすべて網羅することに力がそそがれており，小児科臨床とのすり合わせについてはあまり考えられていないことである．したがって，睡眠医学側の事情を知ってICSD-3を手にすることが活用の条件であり，この稿がその意味で役立つことを願っている．

文献

1) American Sleep Disorders Association：International classification of sleep disorders：Diagnostic and coding manual. American Sleep Disorders Association, Rochester, Minnesota, 1990.
2) American Academy of Sleep Medicine：International classification of sleep disorders, 2 nd ed：Diagnostic and coding manual. American Academy of Sleep Medicine, Westchester, Illinois, 2005.
3) American Academy of Sleep Medicine：International classification of sleep disorders, 3 rd ed. Darien, Illinois, American Academy of Sleep Medicine, 2014.
4) American Academy of Sleep Medicine：The AASM manual for the scoring of sleep and associated events: Rules, terminology and technical specifications. Darien, Illinois, American Academy of Sleep Medicine, 2007.
5) Picchietti DL, et al. Pediatric restless legs syndrome diagnostic criteria: an update by the International Restless Legs Syndrome Study Group. Sleep Med 2013; 14: 1253-1259.

スリープリテラシーとスリープヘルスを考える
〜眠らない・眠らせない・眠れない・眠れていない〜

大阪大学キャンパスライフ支援センター　三上章良

はじめに

本書のタイトルは「日常診療における"子どもの"睡眠障害」であるが，筆者は主として成人の睡眠関連疾患の臨床に携わってきたため，必ずしも子どもに限らない話題提供になることをお許し願いたい．

平成19年国民健康・栄養調査では，「睡眠による休養がとれていない」と回答した人は，15歳〜19歳で最も高く（男34.2%，女40.8%），20歳代〜40歳代でも約3割を占める[1]．

2014年大阪大学学生生活調査報告書[2]では，学部生の19.9%，大学院生の28.6%が「健康に不安があり」，そのうちの学部生35.3%，大学院生34.9%が，「睡眠不足」が理由と答えている．また，1日あたりの睡眠時間が5時間未満の割合は，学部生9.5%，大学院生11.5%であった．

2013年に大阪大学保健センターで健診を受けた学生の1.1%が，「眠れないため日常生活に支障をきたしている」と回答した．また，午前0時以前に就寝する割合は，学部2年24.7%，学部3・4年20.2%，大学院生18.5%と，学年が進むにつれて就床時刻が後退し，インターネット・ゲームに費やす時間と相関していた．

大阪府こころの健康総合センターストレスドックを受検した勤労者725人に，「現在の睡眠時間は，あなたにとって十分ですか？」と問うと，64%が「十分ではない」と答え，重複回答を除いた主な理由として，「悩みやストレスで眠れない（15.3%）」「体の具合が悪いから眠れない（8.8%）」「趣味などで夜ふかしする（18.8%）」「仕事・通勤で睡眠時間がとれない（43.3%）」があり，「仕事・通勤で睡眠時間がとれない」群の休日と平日の睡眠時間の差は有意に高かった[3]．

下線を引いた状態はすべて睡眠に問題があるが，日常の臨床でその違いを区別しているだろうか？　ぜひ"スリープリテラシー"を高めて，睡眠に関する問題を正確に把握してほしい．

1　夜の睡眠と昼の覚醒は表裏である

「睡眠の量の不足 and/or 睡眠の質の低下」（および睡眠覚醒リズムの乱れ）による脳・心・身体・行動への影響を表1に示す．夜の睡眠に問題があると昼の覚醒に問題が生じる．逆に昼の症状の原因が夜の睡眠や睡眠覚醒リズムの問題である場合が少なくないことに注意が必要である．

不眠や短時間睡眠が高血圧・心疾患・糖尿病やうつ病などのリスクを高め，生命予後を悪化させるという疫学研究は多い．しかし，必要な睡眠時間には個人差があるため，睡眠時間の短さは，（その人には）正常・（睡眠の量が足りない）睡眠不足・（質が低下して短くなる）不眠の3つに分けられる[4]．当然，正常と睡眠不足と不眠とは対処法がまったく異なる．

「睡眠の量の不足」には，「趣味や多忙で睡眠時間を削る"眠らない"」と「大人が子どもを"眠らせない"」社会的問題がある．「睡眠の質の低下」

表1　「睡眠の量の不足 and/or 睡眠の質の低下」による脳・心・身体・行動への影響

1．脳機能への影響
　集中力の低下，注意維持の困難化，記憶・学習能力の低下
2．心の健康への影響
　感情制御機能の低下，創造性・意欲の低下，モラルの低下
3．身体の健康への影響
　免疫力の低下，循環器系機能の低下，身体回復機能の低下，運動能力の低下，生活習慣病（肥満・糖尿病・高血圧）の増加
4．行動への影響
　朝食欠食，遅刻・欠席の増加，居眠り，事故・けが

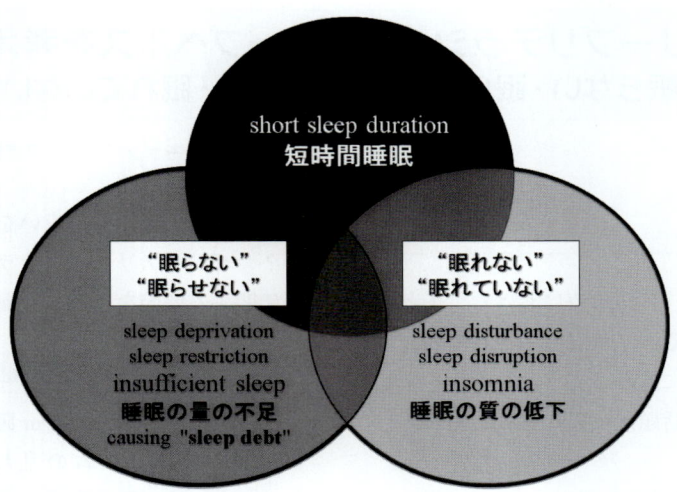

図1 睡眠の量と質の関係

「睡眠の量の不足」と「睡眠の質の低下」は重なることはあるが同じではなく，短時間睡眠（例えば6時間未満）の場合と，そうでない場合がある．
〔Mikami A. et al.: The Open Sleep Journal 5: 25-32, 2012. を改変〕

には，「主観的に不眠を訴える場合："眠れない"」と「（自覚がなくても）客観的に睡眠が障害されている場合："眠れていない"」がある．これらの関連を図1に示すとともに，区別して検討してみる．

2 眠らない

日本人の平均睡眠時間は年々短くなっている．平日の睡眠不足を休日の長時間睡眠で返済している人は多い．慢性の睡眠不足は，日中の眠気や表に示した種々の影響を引き起こし，過覚醒状態から不眠の原因ともなる．平日と休日の睡眠時間差が客観的な睡眠不足（睡眠負債，sleep debt）の指標となる可能性があり，あらゆる診療場面で注意する必要がある．

3 眠らせない

眠いのに眠らずに睡眠時間を削る小さい子どもはまずいないであろう．その子どもたちを眠らせずに，夜型化を進めて不健康にしているのは，大人である．大人の"スリープヘルス"も大事であるが，子どもの"スリープヘルス"の重要性を社会全体で考えてほしい．「はじめに」で取り上げた睡眠の問題は，高校生・大学生・勤労者に関するデータであるが，乳幼児・小学生・中学生の"スリープヘルス"の問題は深刻な社会問題と考える．"眠れない"子どもへの対処・"眠れていない"子どもへの気づきに加えて，大人が"眠らせない"子どもの問題を真剣に考えてほしい．睡眠の量の不足に加えて，生体時計の夜型化および同調機構の障害は，子どもをどんな大人にするだろうか？現在，筆者は大学生の生活支援を本業としているが，大学という社会に適応できず夜型で不規則な生活習慣を変えられない大学生は決して少なくない．彼らは子ども時代に十分眠らせてもらっていたのだろうか？と考えてしまう．

4 眠れない

患者が"眠れない"と訴えたらどうするだろうか？「あっ，それは不眠症ですね」と言って睡眠導入薬を処方するだろうか？　不眠は主観的症状であり，持続する結果として何らかの昼間の機能障害が生じる．慢性化する不眠の原因は多様かつ多因子であり，その対策として原因を探ることが重要である．

夜眠れないことは，誰でも経験する．「暑くて眠れない」「うるさくて眠れない」「痛くて眠れな

い」「明日は大事な運動会があるからと興奮すると眠れない」など，種々の原因で一過性の不眠が生じる．一過性の不眠を慢性化させる因子として，不眠を恐れて眠ろうと努力するために神経が高ぶってさらに眠れなくなるという悪循環がある．不眠を発症あるいは慢性化させる原因として医原性のものがあり，不眠を治す診療に加えて，不眠を生じさせない診療や不眠をこじらせない診療が求められる．適切な薬物療法のためには睡眠保健"スリープヘルス"指導を含めた非薬物療法の併用が不可欠である．

5 眠れていない

小さな子どもは"眠れない"とは訴えないかもしれない．大きくなった子どもや成人でも，"眠れていない"ことに気づかない場合がある．たとえば閉塞性睡眠時無呼吸症候群（OSAS）の本質は夜間睡眠の分断であるが，気がつく症状は，不眠よりも日中の眠気や表に示した二次的症状（たとえば集中力の低下）である場合も少なくない．子どもの場合は特に"眠れていない"ことに周囲が気づくことが重要である．OSAS以外にも，不規則な睡眠習慣や夜間睡眠の質を低下させる要因に注意し，昼の症状の原因が夜にあるかもしれないという24時間の視点が重要である．

おわりに

臨床医は，「睡眠に問題がある」患者に必ず遭遇する．訴えがなくても，睡眠の量や質やリズム（睡眠習慣）を問うことは，体温や血圧を測定するのと同様に，全ての診療において必須である．「睡眠医学」は脳とこころの科学であるとともに学際的領域であり，医療に携わるすべての人が"スリープヘルス"に関する正しい知識（スリープリテラシー）を持つべきである．

本コラムでは，睡眠の量の不足（眠らない，眠らせない）と睡眠の質の低下（眠れない，眠れていない）という視点から，"スリープリテラシー"と"スリープヘルス"の重要性の強調を試みた．そうした視点で本書の他稿を読むとまた違ったものが見えてくることを期待している．

文献

1) 厚生労働省：平成19年国民健康・栄養調査報告，p 245, 2010.
2) 大阪大学学生生活委員会：「大阪大学学生の意識と生活」第23回学生生活調査報告書，pp 54-55, 66, 2014.
3) Mikami A, et al.: The Open Sleep Journal 2012;5: 25-32.
4) Léger D, et al.: Sleep Med 2011;12: 454-462.

第2章　子どもの睡眠関連疾患各論とその治療

1　乳幼児期の不眠

大阪大学大学院連合小児発達学研究科
平田郁子

❶ 乳幼児の正常な睡眠

人間は，生後数年をかけて，成人の睡眠覚醒リズムへと近づいていく[1]（表1）．

❷ 乳幼児の不眠

5〜6か月までの乳児は，夜間の授乳の必要性などから，夜間の覚醒は正常なことである．しかし，夜間覚醒する年齢を明確に定義することは難しい．睡眠関連性疾患国際分類第3版（international classification of sleep disorders 3rd edition：ICSD-3）には，子どもの不眠は，「しばしば，養育者により，寝つけない，頻回に夜間覚醒する，一人で眠れないと訴えられる」と記載されている．

ICSD-3の中で，乳幼児に関連する不眠症としては，「小児の行動性不眠（behavioral insomnia）」が挙げられる．この診断の中には，①入眠関連障害（sleep-onset association type），②しつけ不足症候群（limit-setting type）および，両方の特徴を持つ③混合型（combined type）がある．

1）入眠関連障害

「特別な寝かしつけを必要とする状態のこと」と定義される．日本では，添い寝，子守唄を歌う，絵本を読む，などは通常行われている寝かしつけであり，ここでいう特別な寝かしつけとは，車に乗せないと眠れないといった，非常に手がかかるものを指すと考える．

養育者が，子どもをよく寝かしつけようと，子どもの要求を許容してしまい，結果としてその条件がなければ寝入ることができなくなってしま

表1　乳幼児の睡眠の変化

子どもの年齢	睡眠時間	睡眠・覚醒リズム	睡眠周期
新生児	16〜18時間	昼夜なく3〜4時間ごとに覚醒	40〜50分
1, 2か月		昼夜サイクルへの適応が始まる	
3か月			50〜60分
6か月ごろ	約14時間	夜間6時間ほどまとめて眠る	
1〜2歳	13〜14時間	午後1回午睡	75分
5歳ごろ	約11時間	午睡をしなくなる	84分

う．入眠関連障害には，夜間覚醒もよく伴う．乳幼児は，生理的に，夜間も何度かごく短時間覚醒している．しかし，入眠関連障害の子どもは，夜間覚醒したあと，自ら寝入ることができず，決まった条件を与えて欲しいと，泣いて親にシグナルを発するようになり，結果，夜間における頻回・長時間覚醒が顕在化する．

2）しつけ不足症候群

眠りたくないとぐずる，消灯後に色々と要求する，いったん寝入った後も眠れないと起きてくる，などの症状として現れる．夜間覚醒とまったく独立して起こることもあるが，関係していることが多い．1歳から3歳の20％にこういった問題がみられるという報告もある[2]．子どもは，親が許容するまで，寝室を離れたり，遅くまで起きていようとすることを繰り返す．子どもの要求通りにさせたり，養育者の対応が一定しなかったりする

ことで，なかなか寝入ることができなくなってしまう．

養育者が，本来寝るべき時刻に寝かせるというしつけができていない場合もあるが，生活自体が夜型にならざるを得ない社会的要因も関係している．

3）混合型

しつけ不足症候群と入眠時関連障害の両方の特徴をもったものを指す．

❸ 乳幼児の夜間覚醒に影響する因子

乳幼児の夜間覚醒に影響するものとして，下記のようなものがあげられる[2]．

1）夜間の授乳

6か月以上の乳児であれば，夜間の睡眠の質及び持続を著しく妨げている場合には，夜間の授乳量及び回数を段階的に減らしていく方法が効果的とされる．

2）添い寝

添い寝は夜間覚醒の回数を増加させるという欧米からの報告が複数ある．しかし，添い寝は，日本などでは一般的な習慣であり，睡眠の文化的な背景が大きく関係しているため，添い寝が問題であるとは言いがたい．

3）入眠時の習慣と環境

日中は活動的に，夜にかけて徐々に，静かでリラックスした状態へと変えていく，規則正しい生活が必要である．逆に，不規則な生活や，就寝前の刺激的な活動は，入眠を妨げる．真っ暗，あるいは薄暗い照明の方が，寝入りやすい．

4）分離不安

9か月ごろまでの乳児にとって，養育者と分離されることはストレスである．分離不安は子どもの発達過程において正常のことで，就寝時間および夜間覚醒時に感じられるストレスは想像しうる

ことである．これも一般的には，年齢とともに軽減されていく．ブランケットやぬいぐるみなどを使用することも，一つの手段である．

5）恐怖や不安

就床時は，子どもが不安や恐怖を感じやすい時間であるが，優しくなだめたり，真っ暗にせず夜間照明を用いることで大抵は対処できる．

6）身体疾患，服薬

脳性麻痺や発達障害などの神経疾患も睡眠に大きく関係する．喘息，アトピー性皮膚炎の搔痒感なども，睡眠に関係すると報告されている．また，中枢神経刺激薬，抗てんかん薬は不眠の原因となりうる．急性中耳炎のような発熱性疾患も，短時間の覚醒を起こしやすい．

❹ アセスメント

乳幼児の不眠のアセスメントは，養育者からの聞き取りが主体になる．乳幼児の不眠のアセスメントポイントを示す（表2）．聞き取りに加えて，睡眠日記を1～2週間つけることも有意義である．場合によって，アクチグラフを用いることもある．

1）睡眠の主要な問題

主要な問題の内容と期間，これまでに試みた治療，最近の養育者の対応を聞き取る．また，閉塞性睡眠時無呼吸症候群（Obstructive sleep apnea syndrome：OSAS），レストレス・レッグズ症候群（Restless legs syndrome：RLS），パラソムニア，ナルコレプシーなど，他の睡眠関連疾患の有無を確認する．

2）一日のリズム

典型的な24時間の流れを，起床時間，午睡，就寝時間，夜間覚醒，日中の眠気，日中の様子，就寝前の行動，夜間の症状（いびきなど）などを含めて説明してもらう．とくに，子どもたちの眠気は，イライラや，集中できない，過活動，あるいは他の問題行動として現れることがあることに留

意する．また，平日と，週末あるいは，幼稚園・保育園などのない日との違いを述べてもらうことも重要である．

3) 睡眠環境

就寝前にカフェインや糖分を摂取していないか，寝室にテレビがあるか，就寝時に照明を使用しているか，寝入る前に何らかの条件が必要か，などを聞き取る．最近では，養育者がスマートフォンやタブレットを使用しながら寝かしつけていることもあり，これらも注意を要する．また，家族の離婚や死去，兄弟の誕生や転居といった生活環境も，影響を及ぼすことがある．

4) 病歴，内服歴

気管支喘息，鼻炎，アトピー性皮膚疾患などのコントロール状況や，内服歴などを，養育者から意識的に聴取することが必要である．

❺ 治 療

最も重要なことは，睡眠衛生を整えることである．それでも効果が認められない場合，海外では様々な行動療法が試みられている．乳幼児の不眠に対する投薬は，エビデンスが乏しい[2)3)5)]．

1) 睡眠衛生

規則正しい睡眠のスケジュールを確立し，適切な睡眠環境を整え，就床時の子どもの要求に適切に対処することが重要である．

a. 寝かしつけの習慣

人間の体温は，夕方から夜間にかけて上昇し，その後低下するが，体温が低下するときに眠気を感じる．このため，就寝前に入浴で体温を上げておくことが効果的である．湯温が高すぎると逆に覚醒してしまうため，適温であることが重要である．

就寝前に，決まった睡眠儀式を行うことも効果的である．パジャマに着替える，歯を磨く，絵本を読むなど，同じことを習慣的に行うことで，これから眠るということを子どもにわかりやすくすることができる．興奮する遊びや，テレビを見る，パソコンや携帯に触れることは避けるべきである．静かでリラックスした状態にすることが必要である．

b. 睡眠スケジュール

毎日，同じ時間に眠り，同じ時間に起きることが重要である．夜ふかしや，年齢に不適切な昼寝を避けることで，決まった時間に眠気が高まるようにする．さらに，規則正しい睡眠は，サーカディ

表2 乳幼児の不眠のアセスメントポイント

睡眠の主要な問題	・いつから，どのくらい続いているか ・これまで試みた治療 ・現在どのように養育者が対応しているか ・OSAS，レストレス・レッグズ症候群，パラソムニア，ナルコレプシーなどの症状の有無
一日のリズム	・起床時刻，就床時刻，午睡，夜間覚醒 ・日中の眠気，活動の様子 ・夕方以降の活動 ・就床前の行動 ・平日と週末のリズムの違い
睡眠環境	・寝室の照明・テレビの有無などの環境 ・就寝前のカフェイン，糖分の摂取 ・寝入る時の条件 ・家族の離婚，死去，兄弟の誕生，転居などの変化
病歴，内服歴	・基礎疾患（神経疾患，アレルギー性疾患など） ・中枢神経刺激薬，抗てんかん薬など．

アンリズムを安定させ，決まった時間に，より速やかに眠れるようになる．

c. 睡眠環境

大抵の場合，騒々しいよりは静かな環境がよい．照明は，明るいよりは，暗い，あるいは薄暗い方がよいが，暗闇を怖がる子どもには，夜間照明を用いるとよい．泣いている子どもの様子をみる時にも，ベッドから出したり，明るくしたりしないほうがよい．

2）行動療法

睡眠衛生を整えた上でも，不眠が持続する場合，欧米では様々な行動療法が試みられている．日本では，家族が同じ部屋で眠ることが一般的であることなど，睡眠の文化的背景が異なるため，これらをそのまま適用することには，慎重な意見が多く，小児の睡眠に関する介入研究も少数である．しかし，近年では，日本でも，"ねんねトレーニング（ネントレ）" などの名前で，これらの行動療法を紹介する書籍を多く目にするようになった．子どもが一人で眠りにつけるよう，眠り方のトレーニングをしていると考え，不適切な行動・反応を強化しないよう，適切に無視をすること，制限をすること，毎日，養育者全員が同じ対応をすることは有意義であると考えられる．

代表的な方法を示す[2)3)5)]．

a. 消去法

子どもの病気や怪我に関係しない限り，翌朝の決めた時刻までは小児の行動性不眠症の症状（泣いたり，かんしゃくを起こしたり，親を呼ぶこと）を無視する方法である．養育者の行動が子どもの不眠を強化しているため，強化子を消去してしまうことで改善をはかるものである．ベッドからの転落など，危険への事前対処が必要である．

b. 段階的消去法

消去法は，子どもを泣かせたままにしておくことが養育者にとっても激しい苦痛となることがあるため，段階的な方法として考えられた．就寝時刻になったら，眠る前にベッドにねかせ，親は部屋を出る．子どもが泣いていても一定時間はそのままにする．それでも泣いているようならば，様子を見に行く．一人にする時間を徐々に長くしてならしていく方法である．

c. 保護者同伴の消去法

子どもと同室で眠るが，対応はせず見守る方法である．

d. 積極的睡眠儀式と睡眠制限法

通常の入眠時刻より遅い時刻に，子どもが興奮せずに楽しむことのできる絵本を読むなど睡眠儀式を取り入れ，徐々に時刻を早めていく方法である．

e. 計画的覚醒

あらかじめ子どもが覚醒する時刻と回数を調べておき，覚醒する可能性が高い時刻の15〜20分前に児を起こしてなだめたり，あやしたりする方法である．

文献

1) Davis KF, et al: J Pediatr Health Care 2004;18(2): 65-71.
2) Davis KF, et al: J Pediatr Health Care 2004;18(3): 130-137.
3) Moore M: Journal of Clinical Psychology 2010;66(11):1195-1204.
4) 神山 潤：日本臨牀 67(8)2009:1543-1547.
5) Mindell JA, et al: Sleep 29 2006:1263-1276.

2　パラソムニア（睡眠時随伴症）

大阪大学大学院連合小児発達学研究科
岩谷祥子

パラソムニア（睡眠時随伴症）は，睡眠に関連してみられる好ましくない身体現象のことである．ICSD-3[1)]によると，ノンレム睡眠関連パラソムニア，レム関連パラソムニア，その他のパラソムニア等の4つに分類される（表1）．この項では，最も小児で頻繁にみられるノンレム睡眠からの覚醒障害と睡眠時遺尿症（夜尿症）について述べる．

1　ノンレム睡眠からの覚醒障害

ノンレム睡眠からの覚醒障害は，深睡眠から不完全な覚醒が起こるために，錯乱状態や混迷状態を呈するものをいう．この中には，錯乱性覚醒，睡眠時遊行症，夜驚症が含まれ，この3つすべてに共通する診断基準がある（表2）．

1）臨床症状

a. 錯乱性覚醒

通常ベッド上に留まっており，ベッドに座り，混乱した状態で辺りを見回したりする．ベッドから離れると，睡眠時遊行症に移行したことになる．

b. 睡眠時遊行症

通常錯乱性覚醒として始まり，ベッドからすぐに離れ，歩き始めたり，ベッドから飛び出して走り回ったりする．行動は，単純で目的のないもの

表1 睡眠関連疾患国際分類第3版（ICSD-3）におけるパラソムニア（parasomnias）の分類

1. ノンレム睡眠関連パラソムニア　NREM-related parasomnias
   - 1-1.（ノンレム睡眠からの）覚醒障害　Disorders of arousal (From NREM sleep)
     - 錯乱性覚醒　Confusional arousals
     - 睡眠時遊行症　Sleepwalking
     - 夜驚症　Sleep terrors
   - 1-2. 睡眠関連摂食障害　Sleep Related Eating Disorder

2. レム関連パラソムニア　REM-related parasomnias
   - 2-1. レム睡眠行動異常症　REM sleep behavior disorder
   - 2-2. 反復孤発性睡眠麻痺　Recurrent isolated sleep paralysis
   - 2-3. 悪夢障害　Nightmare disorder

3. その他のパラソムニア　Other parasomnias
   - 3-1. 頭内爆発音症候群　Exploding head syndrome
   - 3-2. 睡眠関連幻覚　Sleep related hallucinations
   - 3-3. 睡眠時遺尿症　Sleep enuresis
   - 3-4. 内科疾患によるパラソムニア　Parasomnia due to a medical disorder
   - 3-5. 薬剤または物質による睡眠随伴症　Parasomnia due to a medication or substance
   - 3-6. 特定不能な睡眠時随伴症　Parasomnia, unspecified

4. 孤発性の諸症状と正常範囲内の異型症状　Isolated symptoms and normal variants
   - 4-1. 寝言　Sleep talking

表2 診断基準(ICSD-3)

```
(ノンレム睡眠からの)覚醒障害
A：睡眠から不完全な覚醒が反復して起こる
B：他人が介入しても反応が不適切であったり，反応しなかったりする
C：(例えば，一情景というように)認識や夢が限定されている，または関連性がない
D：エピソードについて全くまたは部分的に覚えていない
E：この障害が他の睡眠障害，精神障害，内科疾患，薬物や物質の使用では説明できない
  注釈：1：たいてい夜間睡眠の最初の1/3に出現する
       2：エピソードの後数分からそれ以上混乱した状態が続くことがある

(1)錯乱性覚醒
1：上記A〜Eのすべてを満たす
2：ベッド内にいて，精神的に混乱したり，混乱した行動を起こす
3：恐怖を伴わず，ベッドの外へは歩いて行かない
  注釈：1：散瞳，頻脈，頻呼吸，発汗のような自律神経の覚醒は一般に伴わない

(2)睡眠時遊行症
1：上記A〜Eのすべてを満たす
2：覚醒し，ベッド外へ歩いていき，他の複雑な行動をとる

(3)夜驚症
1：上記A〜Eのすべてを満たす
2：異常な恐怖を特徴とし，典型的には驚かされる程の叫びのような発声で始まる
3：エピソードの間に，激しい恐怖と，散瞳，頻脈，頻呼吸や発汗を含む自律神経の覚醒兆候が認められる
```

から，複雑なものまであり，不適切で暴力的な行動もみられる．遊行症は自然に終わり，不適切な場所で終わることもあるし，まったく覚醒せずにベッドに戻って横になり眠り続けることもある．起きているように見えるが，認知機能は低下している．タイミングが不適切なだけで，ごく普通の日常的な行為がみられることもあるが，ごみ箱で排尿したり，力まかせに家具を動かしたり，窓によじ登ったりするなどの問題となる場合もある．子どもは明かりや両親の寝室に向かって静かに歩いていくこともあるが，時に窓やドアに向かって歩き，外に出てしまうこともある．

c. 夜驚症(睡眠時驚愕症)

叫び声や引き裂くような悲鳴とともに，自律神経症状や強烈な恐怖を示す行動が認められる．かん高い叫びを伴ってベッドの上に起き上がり，外からの刺激には反応せず，起こされたとしても，混乱した状態である．自律神経症状は強く，頻脈，頻呼吸，皮膚の紅潮，発汗，瞳孔散大，筋緊張の亢進がみられる．突然覚醒し，困惑した状態で歩き出したり，パニックで走り出したりすることもある．

d. 共通する特徴

いずれも徐波睡眠からの覚醒という睡眠段階で出現しやすいので，徐波睡眠が多い夜間睡眠の最初の1/3〜1/2に起きることが通常である．睡眠不足後の睡眠では，徐波睡眠が増加しているため他の時間帯にも起こりうるが，深睡眠にまで至ることが少ない昼寝ではめったにみられない．症状は，短いが，30〜40分続くこともある．寝言を言ったり，叫んだりすることもある．通常，両目は開いており，途方にくれた生気のない様子で目を大きく見開いていることも多い．完全に覚醒させるのは難しく，起こされても混乱した状態が続いている．成人は症状の断片を覚えていることもあるが，小児の場合たいてい覚えていない．注意，計画，社会的相互関係，意図といった高度な認知機能を要する行動はできない．自分や他人を怪我させる危険性がある．

2) 発症と経過

錯乱性覚醒はたいてい，2歳頃に発症する．睡眠時遊行症は歩行可能となった小児で出現するが，生涯いつでも発症し，しばしば錯乱性覚醒が先行する．夜驚症は4～12歳の小児で発症することが多いが，成人期にも発症する．

錯乱性覚醒の小児期発症例は一般的には予後良好で5歳以降に自然治癒していく．

睡眠時遊行症はたいてい，思春期頃に自然に消失するが，青年期にまで持続することがある．また，睡眠時遊行症は断眠やストレスで，成人期に初めて発症したり，成人期に再発したりする．睡眠時驚愕症は青年期早期に自然に消退する傾向がある．

3) 疫学・誘発因子

性差はなく小児に多い．

錯乱性覚醒の有病率は3～13歳の小児において17.3%と報告されている．

睡眠時遊行症の有病率は18.3%程度で，スウェーデンでは6～16歳で40%，成人は4.3%とする報告もある．

夜驚症の小児での有病率は1～6.5%と報告されており，5歳以下の小児で間欠的に症状が出るのは25%にのぼるとの報告もある．

遺伝的要因はいずれにおいても重要である．小児の睡眠時遊行症の有病率は，両親のどちらにも既往がなければ22%で，一方だけに既往があれば45%，両親ともに既往があれば60%と異なる．

誘発因子として，徐波睡眠を増加させるような因子が考えられる．断眠や環境的ストレスだけでなく，甲状腺機能亢進症，偏頭痛，頭部外傷，脳炎，脳卒中なども誘因になり得る．また，閉塞性睡眠時無呼吸症候群などの他の睡眠関連呼吸障害も誘因として認識されてきている．旅行，慣れない環境での睡眠，小児において日中の特別なイベント，小児の発熱，成人の身体的または感情的ストレス，月経前期や向精神薬は睡眠時遊行症の発症に関連があるとされてきたが，因果関係は明らかではない．

小児において，精神疾患とは関連がないとされている．

4) 病因

徐波睡眠の不安定性が関連しており，歩行運動中枢の活性化に加え脳の様々な領域が解離していることが原因と考えられている．

5) 検査(終夜睡眠ポリグラフィ：PSG)

臨床症状が典型的な場合は診断のためにPSGを行う必要はない．検査室では睡眠環境が異なるため，PSGの結果が正常でも，覚醒障害は否定できない．ただし，レム睡眠行動異常症や夜間発作性てんかんとの鑑別や睡眠時無呼吸や周期性四肢運動障害を合併していないか調べるのにPSGは有用である．

通常，1回目か2回目に出現する徐波睡眠から睡眠深度が浅くなる時に認められる(図1)ため，夜間睡眠の最初1/3に出現するが，ノンレム睡眠2からの覚醒時にも起こり得る．

6) 鑑別診断(表3)

症状，発作が出現する時間帯(日中の覚醒時や昼寝の時も含めて)，ステレオタイプな行動や律動的な運動の有無，出来事を想起できるか，養育者が介入することで症状が改善または増悪するか，ベッドを離れるかなどを問診する．

問診だけでなく，ホームビデオの記録から詳細な情報を得ることも有用である．

a. レム睡眠行動異常症

PSGで，夢に伴った異常行動があり，通常(レム睡眠時に)低下するはずの骨格筋の緊張がレム睡眠時に認められる．

b. 睡眠関連てんかん(夜間複雑部分発作，夜間前頭葉てんかん)

発作間欠期脳波は正常のこともあるので，発作時脳波でてんかん性発作波の有無を確認する．夜間前頭葉てんかんでは，ノンレム睡眠から突然覚醒し，非対称性の強直肢位やジストニア姿勢，四

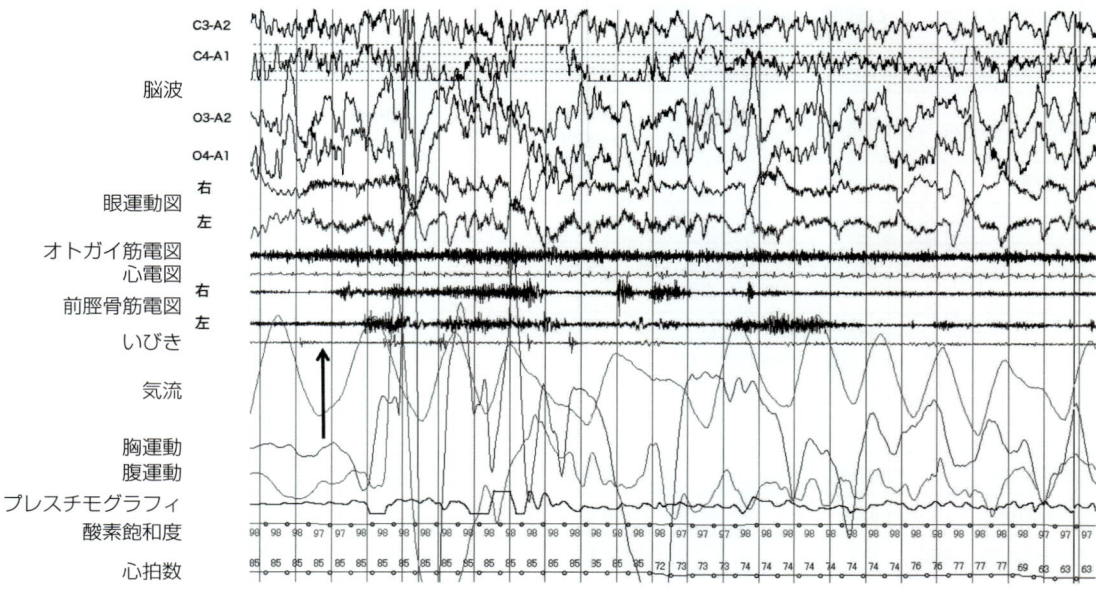

図1 ノンレムパラソムニア（錯乱性覚醒）の一例
Stage N3 中に，むっくりと起き上がって座位になり（↑），意味がとれないことを話している．脳波上，徐波の混入が認められる．

肢を振り回すなどの複雑な運動がみられるが，これらの発作症状はいつも同じ形をとる．また，発作は頻発することや，一晩に何度も起こることもあり，夜間どの時間帯でも出現しうる．

c. 閉塞性睡眠時無呼吸症候群

覚醒障害の誘発因子になり得るので，問診やPSGで鑑別する．

d. 悪夢障害

レム睡眠時の障害で，恐怖，不安感を伴って夢にうなされる状態となる．レム睡眠の増加する夜間睡眠の後半にみられ，起床時に夢の内容を詳しく述べられる．

e. nocturnal panic attacks

ノンレム睡眠から目覚めた時にみられるが，完全に覚醒している．

f. 睡眠時遊行症

恐怖から逃れようとしている夜驚症との鑑別が困難なことがある．

g. 夜驚症

悪夢や錯乱性覚醒との鑑別が必要である．

7）治療

いずれも経過観察で自然に消失するので，特に治療を要しないことが多い．この点を家族に十分説明し不安を取り除くことが重要である．

特に年長児や思春期の子どもにおいては，周りの人の戸惑いが大きいと人間関係に支障をきたすことがある．

誘因があるかどうかについて，検索する．症状が慢性的に認められる場合，明らかな誘因があればできる限り取り除く．閉塞性睡眠時無呼吸症候群などの他の睡眠関連呼吸障害が誘因である場合は，これらを治療することで覚醒障害が消失することがしばしばある．

起こしてもしっかり覚醒することはなく，逆に興奮することが多いので，発作中は事故につながらないように危険物を周囲から取り除き見守るように指導する．

睡眠時遊行症や夜驚症の発作頻度が多い場合には，クロナゼパムやニトラゼパムなどのベンゾジアゼピン系薬剤を眠前に投与することもある[2)3)]．

表3 覚醒障害，レム睡眠行動障害，悪夢，てんかんの鑑別

	覚醒障害	レム睡眠行動異常症	悪夢	てんかん
夜間の時間帯	最初の1/3	入眠後1.5時間以上経過後	後半の1/3	いつでも
睡眠段階	stageN3	レム	レム	ノンレム＞覚醒＞レム
覚醒時のエピソード	なし	なし	なし	あり
歩行	あり：睡眠時遊行症，なし：錯乱性覚醒，夜驚症	稀	なし	あり
叫び声	あり：夜驚症，なし：錯乱性覚醒，睡眠時遊行症	あり	まれ，しゃべることが一般的	まれ
ステレオタイプな運動や行動	なし	なし	なし	あり
自律神経症状	夜驚症で強い	軽度	軽度	軽度
覚醒後の錯乱	あり	なし	まれ	あり
覚醒後の記憶・想起	なし	あり	あり	一定でない
中枢神経病変	なし	あり	なし	あり

〔Richard B: Berry. Parasomnias. In: Richard B. Berry（eds）, Fundamentals of Sleep medicine. Elsevier, Philadelphia, 567-591, 2012 より改変〕

2 睡眠時遺尿症（夜尿症）[1)4)]

1）臨床症状

夜尿は，夜間睡眠中に無意識に排尿することである．5歳以降において少なくとも週2回以上，夜尿が繰り返し認められる場合は病的と考え夜尿症という．生来夜尿が持続している場合を原発性（一次性），6か月以上夜尿がなかった後に，週に少なくとも2回の夜尿が最低3か月間認められるようになった場合を続発性（二次性）と分類する．

夜尿症は，睡眠中に尿意に反応して覚醒することが難しいときに生じるが，どの睡眠段階でも起こりうる．

夜尿症の小児では他の睡眠障害の合併がみられ，錯乱性覚醒，夜驚症，睡眠関連摂食障害，閉塞性睡眠時無呼吸症候群や周期性四肢運動異常症の報告がある．

2）疫学・誘発因子

5歳児の夜尿症の頻度は15〜20％で，女児より男児の方が多い．

原発性夜尿症は睡眠からの覚醒困難が原因で，続発性夜尿症は膀胱の過活動が原因と考えられており，糖尿病，尿路感染，夜間てんかん患者に随伴することがある．閉塞性睡眠時無呼吸症候群をはじめとする睡眠関連疾患も夜尿症と関連している．

3）病因

夜尿症は基礎疾患がないことが多いが，基礎疾患を有していることもある（表4)[4)]．

心理社会的問題が主たる病態ではないと考えられるが，注意欠如/多動性障害（AD/HD）児，自閉症スペクトラム障害児や家庭機能に問題がある子どもに高頻度にみられる．

4）鑑別診断

まず基礎疾患の除外が重要である（表4)[4)]．

基礎疾患がある場合には，家族歴，発達歴，既往歴，身体所見，排尿状態に特徴があることが多いので，問診が重要である．検査については，血液検査，尿検査，残尿測定，腎超音波検査，早朝尿浸透圧測定，夜間尿量測定を行い鑑別する．

表4 夜尿症の基礎疾患

遺尿の病因		基礎疾患
夜間多尿	腎尿路疾患	低形成腎，異形成腎，水腎症，逆流性腎症
	精神疾患	神経性多飲症
	内分泌疾患	尿崩症，糖尿病
膀胱容量低下	腎尿路疾患	尿道狭窄 過活動膀胱，神経因性膀胱，慢性尿路感染症 Hinmann 症候群
	脊髄疾患	脊髄破裂，潜在性二分脊椎，脊髄腫瘍，Filum Terminale 症候群
	内分泌疾患	高カルシウム尿症
その他	腎尿路疾患	尿管異所開口
	精神神経疾患	てんかん，注意欠如/多動性障害
	耳鼻科疾患	睡眠時無呼吸症候群

5）治療

夜尿症は自然経過で治癒することが多い（自然治癒率は毎年 15%）が，思春期以降まで残存することもある．そのため，自尊心の低下を予防するためにも，治療の対象は小学校入学以降とするのが一般的である．

生活指導を行い，患者と家族の意向を聞いたうえで，夜尿アラーム療法または抗利尿ホルモン投与かを第一選択として選択する．また，夜尿症の小児の中には，AD/HD 児が高率に認められ，これらの患者は治療に対するコンプライアンスが悪いと報告されている．AD/HD の合併例では，AD/HD の治療を先に行うことで，夜尿症の治療に対するコンプライアンスが改善することもある[5]．

a．生活指導

規則正しい睡眠習慣，就寝前の排尿習慣や飲水制限を指導する．日中に十分な水分を摂り，就寝前 3 時間の水分は 200 mL 以内とし，塩分やカフェインの摂取を控える．夜尿があることへの本人の心理負担を軽減させる．

b．行動療法

夜尿アラーム療法，排尿訓練（排尿抑制）や心理療法など様々な行動療法が行われているが，夜尿アラーム療法以外については根拠が明確なものは少ない．夜尿アラームは，夜尿の水分を感知して警報が鳴る装置で，第一選択として推奨している海外の文献は多く，治療率は 62〜78% で，治療中止後の再発率は 15% と報告されている．アラームが鳴っても本人は覚醒しなければ，親が起こす必要があり，手間がかかるので，患者・家族ともに治療に対する意欲のある場合が適応になる．

c．薬物療法

メタアナリシスにおいて有効性が証明されている薬物療法は抗利尿ホルモン薬と三環系抗うつ薬である．薬物療法の第一選択は抗利尿ホルモン薬で，無効時は三環系抗うつ薬や抗コリン薬が第二選択となる．

①抗利尿ホルモン薬

治療効果は 40% 前後であるが，再発率は 56〜100% と非常に高い．

日本ではデスモプレシン点鼻（デスモプレシン・スプレー10®）と OD 錠（ミニリンメルト®）が起床時浸透圧 800 mOsm/L 以下（尿比重 1.022 以下）の低浸透圧型に対して認可されている．特に鼻炎がある子どもについては OD 錠の使用を考慮する．水中毒が最も重大な合併症で，就寝前の飲水制限が必要である．

②三環系抗うつ薬

クロミプラミン，イミプラミン，アミトリプチリンの順に効果が強い．

有効率は40～50%と報告されているが，再発が多く，重篤な肝障害，心毒性，けいれんなどの副作用があるため使用されなくなってきている．

③抗コリン薬

尿失禁，頻尿や尿意切迫などの症状を有する過活動膀胱による低膀胱容量の夜尿症に適応になる．夜尿アラーム療法や抗利尿ホルモン薬無効例に対し，併用で追加する．膀胱内圧正常症例の改善率は30%であるが，無抑制収縮あるいは膀胱内圧の異常症例では77～88%と良好との報告がある．

文献

1) American Academy of Sleep Medicine: Parasomnia. In : American Academy of Sleep Medicine (eds) The international Classification of Sleep Disorders: Diagnostic & coding Manual. 3rd ed, Westchester, 225-280, 2014.
2) Richard B: Berry. Parasomnias. In: Richard B. Berry (eds), Fundamentals of Sleep medicine. Elsevier, Philadelphia, 567-591, 2012
3) 神山 潤：睡眠の生理と臨床−健康を育む「ねむり」の科学．東京：診断と治療社；35-37, 2003.
4) 川内明宏，ほか：夜尿症研究 2005;10:5-14
5) von Gontard A, et al: Eur Child Adolesc Psychiatry 2015;24:127-140

第 2 章　子どもの睡眠関連疾患各論とその治療

3　睡眠呼吸障害

太田総合病院記念研究所附属診療所太田睡眠科学センター
加藤久美

はじめに

米国睡眠医学会が 2014 年に出版した睡眠関連疾患国際分類第 3 版（ICSD-3）[1]では，小児の睡眠呼吸障害として以下の疾患の診断基準を定めている．

- 小児の閉塞性睡眠時無呼吸（Obstructive Sleep Apnea, Pediatric：OSA）
- 新生児の中枢性無呼吸（Primary Central Sleep Apnea of Infancy）
- 未熟児の中枢性無呼吸（Primary Central Sleep Apnea of Prematurity）
- 先天性中枢性肺胞低換気症候群（Congenital Central Alveolar Hypoventilation Syndrome：CCHS）

新生児，未熟児の中枢性無呼吸は新生児領域ではよく経験する状態である．先天性中枢性肺胞低換気症候群（CCHS）は PHOX2B 遺伝子の変異によるまれな疾患であり，多くは誕生時より症状を呈する．CCHS の約 16% にヒルシュスプルング病を合併することが知られている[1]．

本項では，小児科一般診療にてよく経験する小児の閉塞性睡眠時無呼吸（OSA）について解説する．

❶　閉塞性睡眠時無呼吸とは

眠っている間に，呼吸努力（胸郭や腹部の動き）があるものの，上気道が部分的に閉塞し，呼吸が止まるまたは浅くなり，動脈血の酸素飽和度が間欠的に低下し，睡眠の分断化や質の低下をもたらす状態を指す（図 1）．

1）疫学

小児の OSA の有病率は 1～4% とされ[1]，新生児期から思春期のあらゆる年代に生じるが，アデノイド・口蓋扁桃肥大が著明となる 3～6 歳の未就学児が好発年齢である．一方，いびきの有病率については，米国小児科学会が既報をまとめた結果[2]では，2～8 歳で習慣的にいびきをかく小児の割合は 3.2% から 12.1% であった．日常診療において小児のいびきや OSA は決してまれではない．

2）病因とリスク因子

①上気道の解剖学的な狭窄，②上気道の筋トーヌス低下の両者が重なって発症すると考えられている．子どもにおいては上気道狭窄の原因の大部分は，アデノイド・口蓋扁桃肥大である（図 1, 2, 3）．また，肥満による脂肪の沈着，小顎症・下顎後退・顔面正中部形成不全などの顔面頭蓋骨の異常も原因となる．上気道の開放は咽頭を拡張させる筋肉に依存し，この筋活動は入眠すると低下する．

a. アデノイド・口蓋扁桃肥大（図 1, 2）

小児 OSA の原因の大部分を占める．しかし，アデノイド・口蓋扁桃の大きさのみでは OSA の重症度は予測できない．

b. 肥満

肥満も OSA の病因として重要である．単純性肥満だけでなく，Down 症候群や Prader-Willi 症候群などの症候性肥満を引き起こす先天異常もリ

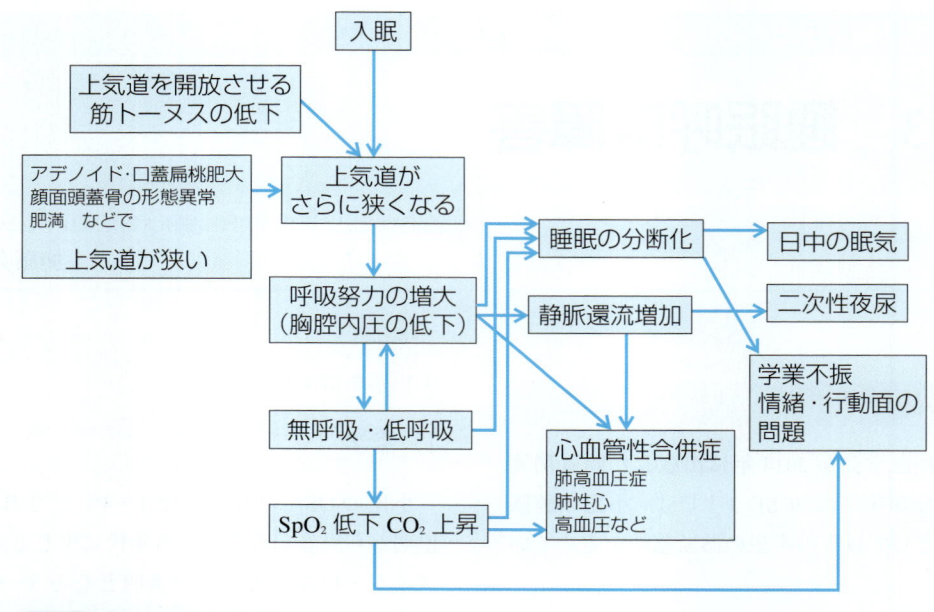

図1 小児OSAの病態

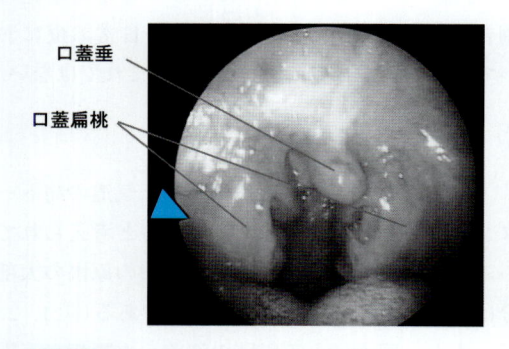

図2 OSAの5歳児の咽頭所見
口蓋扁桃肥大を認める．

スクとなる．

c. 顔面頭蓋骨の形態異常を有する先天異常症候群・骨系統疾患

Down症候群のOSA有病率が高いことが知られている．Pierre-Robin症候群，頭蓋縫合早期癒合を主徴とするApert症候群，Crouzon症候群，軟骨無形成症などの骨系統疾患でもOSAのリスクが高い．

d. 神経筋疾患

筋ジストロフィーや代謝性ミオパチーなどの神経筋疾患はOSAのリスクとなる．日中に明らかな呼吸困難がなくても，睡眠時のみに呼吸障害が生じることがあるため，夜間の呼吸状態についても注意する必要がある．

e. その他

口唇口蓋裂，脳性麻痺，甲状腺機能低下症，低体重出生児，気管支肺異形成症，胃食道逆流症，アレルギー性鼻炎，副鼻腔炎がリスク因子となる．

❷ 診断基準

ICSD-3[1]の診断基準を表1に示す．夜間・日中の症状，終夜睡眠ポリグラフィ(polysomnography：PSG)の検査所見により診断する．PSGにおける呼吸イベント(無呼吸・低呼吸)の判定方法は米国睡眠医学会の小児の判定マニュアル最新版に従う[3]．小児においては，呼吸イベント(無呼吸・低呼吸)の長さの定義は2呼吸以上であり，成人の10秒以上とは異なることを強調したい．

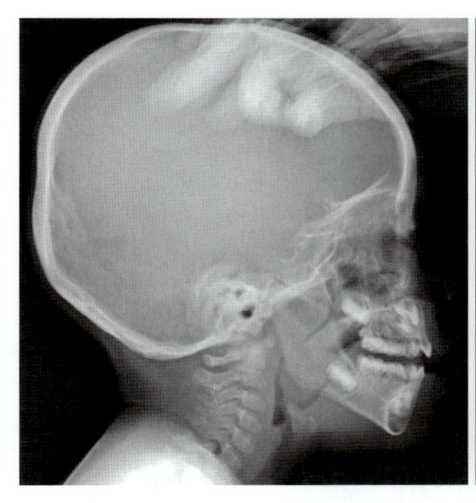

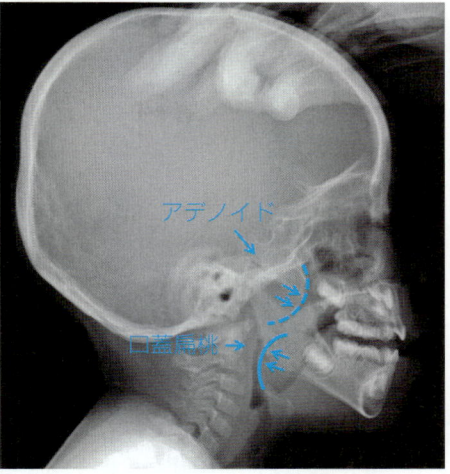

図3 OSA の 2 歳児の頭部 X 線写真（2 枚とも同一の写真）
アデノイド（点線）と口蓋扁桃（実線）による上気道狭窄を認める．

表1 睡眠関連疾患国際分類第 3 版（ICSD-3）　小児の閉塞性睡眠時無呼吸　診断基準
＊筆者による翻訳

基準 A と B の両方に合致する
A. 以下の 1 つまたはそれ以上が存在する：
　1. いびき
　2. 睡眠中の努力様，奇異性または閉塞性呼吸
　3. 眠気，多動性，行動上の問題または学習上の問題

B. 終夜睡眠ポリグラフィにて以下の 1 つまたは両方がある：
　1. 睡眠 1 時間あたりの閉塞性無呼吸，混合性無呼吸または低呼吸が 1 回以上[*1]
　　　　　　　　　　　または
　2. 総睡眠時間のうち少なくとも 25％ 以上の時間で高二酸化炭素血症
　　（$PaCO_2 > 50$ mmHg）を呈することで定義される閉塞性低換気を
　　以下の 1 つ以上に随伴し認める：
　　a. いびき
　　b. 鼻圧トランスデューサーの吸気時波形の平坦化
　　c. 胸腹部の奇異的運動

[*1] 呼吸イベントの定義は米国睡眠医学会マニュアルの最新版に従う

〔American Academy of Sleep Medicine. International classification of sleep disorders, 3nd ed. Darien, Illinois: American Academy of Sleep Medicine, 2014. より作成〕

❸ 症状―小児の発育と発達に影響する―

小児 OSA は児の発育・発達に影響する．成人では OSA は肥満が主要なリスクファクターとされているが，小児ではむしろ OSA で低身長・やせを認める児が治療後に身長，体重が catch-up することをしばしば経験する．また，漏斗胸などの胸郭変形を認めることもある．発達面では，治療後に行動面の問題が有意に改善すると報告されている[4]．夜間の症状と日中の症状に分けたものを表 2 に示す．成人では眠気・居眠りが最も顕著な症状であるが，小児においては，学業不振や日中

表2 小児の閉塞性睡眠時無呼吸の症状（下線部は小児に特徴的な症状）

夜間	日中
いびき あえぎ呼吸 呼吸停止 吸気時の胸の陥凹<u>異常な体位（頸を反らすなど）（図5）</u> 体動が多い 多汗<u>夜間頻尿・夜尿</u>	<u>学業不良</u> 情緒・行動の問題 　多動・注意力の低下 　攻撃性　頑固さ<u>成長障害</u> 眠気・居眠り 頭痛（特に朝） 朝の口内乾燥感

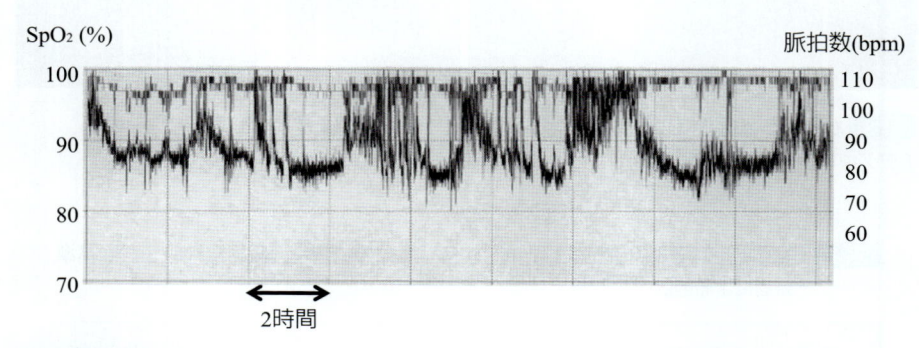

図4 症例のパルスオキシメトリ

の情緒・行動面の症状がみられやすいのが特徴である．

4 症例

【症例】4歳5か月男児
【主訴】いびき・無呼吸
【現病歴】3歳頃より家族がいびき・無呼吸に気づくようになった．側臥位で頸を反らせて口を開けて眠ることが多く，毎日夜尿がある．朝の目覚めは悪く，食が細く飲み込みにくくむせやすい．また，体重増加が悪くなった．幼稚園では他の子に比べ疲れやすく，あくびが多いと指摘されている．
【身体所見】身長 105 cm（＋0.5SD）　体重 15.8 kg（−0.5SD）　常時開口　口蓋扁桃肥大 3/4 度
【検査所見】
頭部側面X線：アデノイドと口蓋扁桃肥大による上気道の狭小化を認める

終夜パルスオキシメトリ：3% ODI（oxygen desaturation index 3%）23.2/時，SpO_2 90％未満 0.58％（図4）
PSG所見：無呼吸低呼吸指数（apnea-hypopnea index；AHI；睡眠1時間あたりの無呼吸低呼吸の回数）74.1/時，苦しそうにあえぐ様子が観察された．
【経過】OSAと診断，耳鼻咽喉科にてアデノイド・口蓋扁桃肥大摘出術を実施した．手術治療後，いびきは完全に消失，無呼吸も観察されなくなった．夜尿も消失，食欲は増加，4歳11か月時の身長 108.0 cm（＋0.5SD），体重 17.7 kg（mean）と体重の増加を認めた．

5 合併症

肺高血圧症や肺性心，高血圧などの心血管系の合併症，二次性夜尿を呈することがある．

❻ 診 断
p 161 参照

1）問診　p 171 参照

いびき，あえぎ呼吸や頸部過伸展（図 5），うつぶせ寝，座位などのより上気道を開大させ呼吸しやすい睡眠姿勢や吸気時の胸部の陥没などの努力様呼吸がないか確認する．また，眠気や多動，集中力のなさなど，日中の様子についても必ずたずねる．骨系統疾患等の基礎疾患の有無，発達面の問題についても注意が必要である．

2）診察

アデノイド顔貌，口呼吸や大きな呼吸音等の覚醒時の呼吸の様子，漏斗胸などの胸郭の変形，口蓋扁桃肥大や軟口蓋の下垂がないかを確認し，頭部側面 X 線でアデノイド，下顎後退などの骨形態・気道形態を評価する．

3）ホームビデオ　p 184 参照

養育者に夜間睡眠時のビデオ撮影を依頼し，いびき，苦しそうな呼吸，吸気時の胸部の凹没や下顎の引き込みなどの努力呼吸様の所見がないかを確認する．仰臥位で上半身が入るように撮影し，できれば点灯してパジャマをめくり上げて胸部運動が観察できる様にするとなおよい．

4）スクリーニング検査　p 178 参照

家庭での終夜パルスオキシメトリで脈拍数の増加を伴う酸素飽和度の低下がないかチェックする方法が簡便で児の負担も少ない．しかし，一見酸素飽和度が低下している様に見えてもセンサ外れや体動の影響である場合や，非常に苦しそうな呼吸であっても酸素飽和度が低下しないことがあるため，限界があることを知ったうえで使用すべきである．

5）終夜睡眠ポリグラフィ（PSG）

睡眠関連疾患診断のゴールデンスタンダードはPSG である（図 6）．無呼吸が上気道の閉塞によるものか，呼吸運動のない（胸も腹も動かない）中枢性無呼吸か，呼吸に関連する覚醒反応など脳波や呼吸センサにより，詳細な情報を得ることができる（図 7）．しかし，頭部・顔面など児の嫌がる部分へのセンサー装着は困難なことが多く，小児にPSG を行える施設は少ないのが現状である．また，検査を外部に依頼する場合は，できれば生データを確認し小児基準で判定されているか確認が必要である．米国睡眠医学会マニュアルにおける小

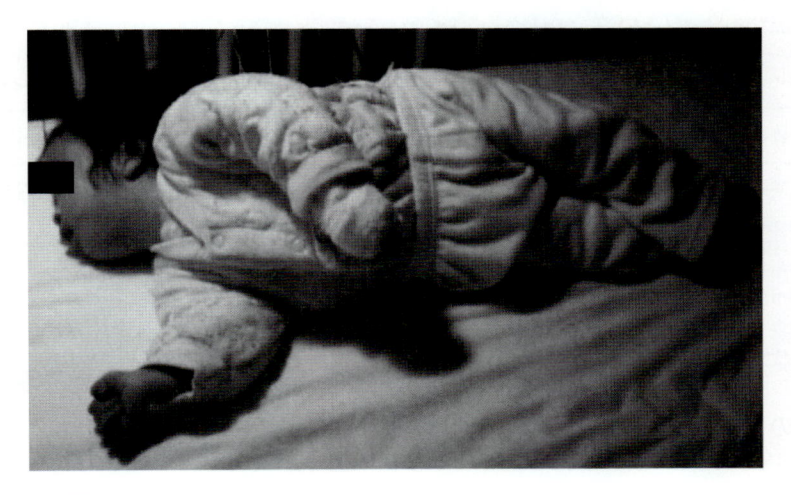

図5 反り返り姿勢（頸部過伸展）

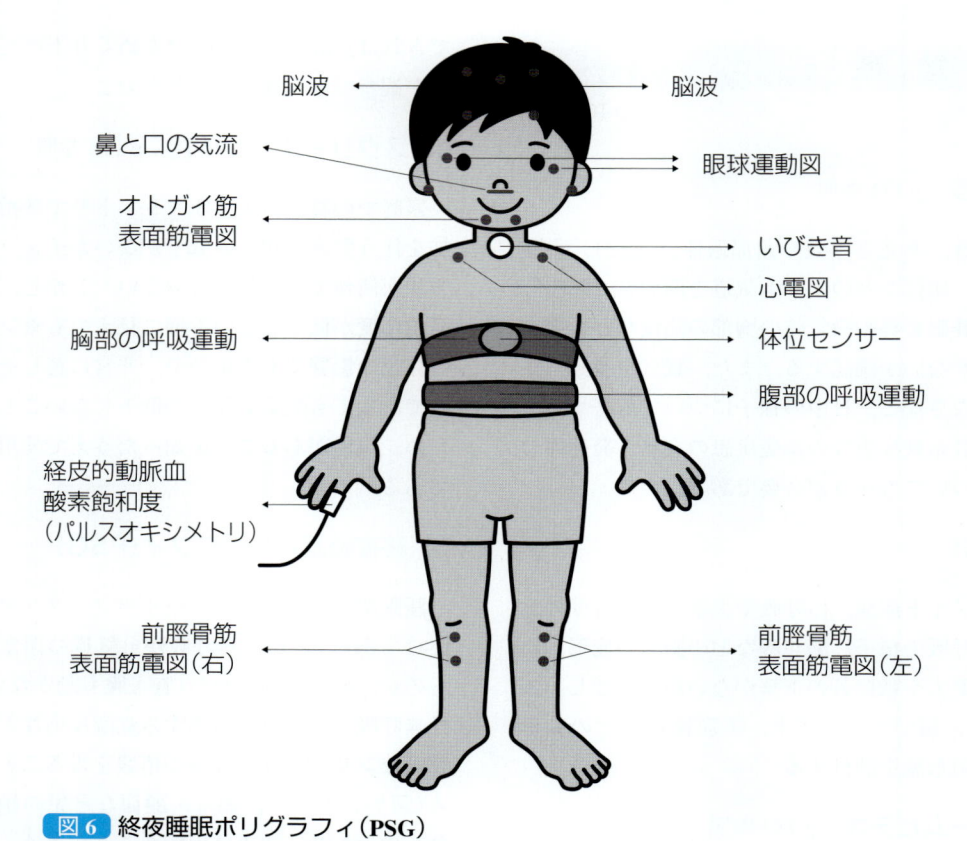

34　第2章　子どもの睡眠関連疾患各論とその治療

図6 終夜睡眠ポリグラフィ（PSG）
オプション：食道内圧測定，CO₂濃度測定（呼気終末，経皮），肋間筋電図．

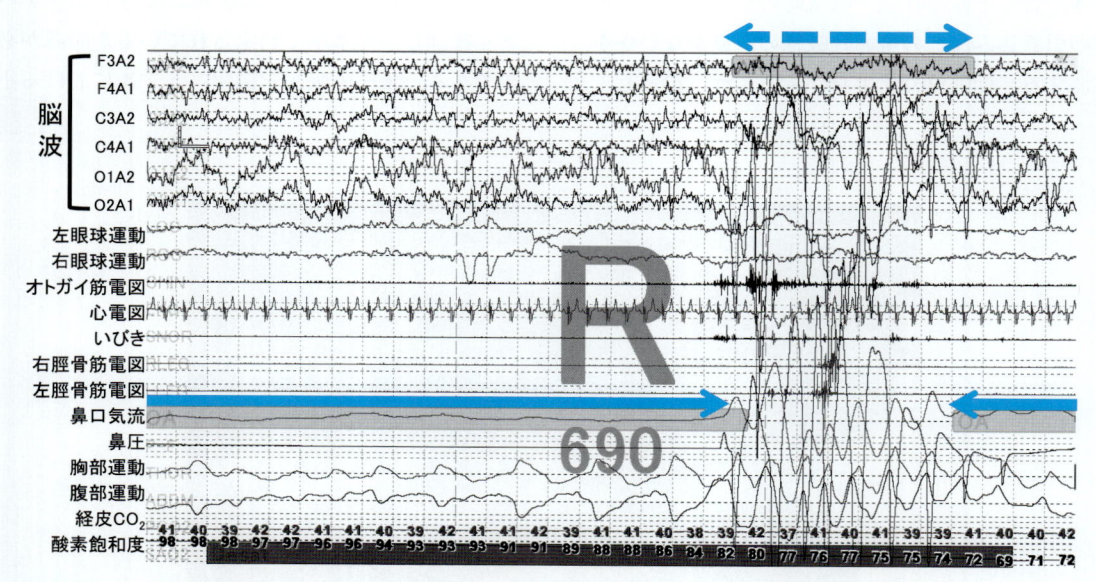

図7 OSAの10歳児のPSG所見（30秒表示）（p iii, 口絵1）
実線矢印は閉塞性無呼吸：胸腹の呼吸努力があるが，鼻口気流，鼻圧が平坦化している．点線矢印は覚醒反応．

表3 米国睡眠医学会マニュアルにおける小児の呼吸判定基準

閉塞性無呼吸	2呼吸分以上の持続時間で，口鼻温度センサーにおいてベースラインから信号振幅が90％以上低下し，気流消失の全期間を通し呼吸努力を伴う
中枢性無呼吸	20秒以上持続する，口鼻温度センサーにおいてベースラインから90％以上低下し，気流消失の全期間を通し呼吸努力を認めない または 2呼吸分以上の持続時間で，口鼻温度センサーにおいてベースラインから信号振幅が90％以上低下し，覚醒反応あるいは3％以上の酸素飽和度低下を伴い，気流消失の全期間を通し呼吸努力を認めない
低呼吸	2呼吸分以上の持続時間で，鼻圧トランスデューサにおいて，信号振幅がベースラインより30％以上低下し，3％以上の酸素飽和度低下を伴う，あるいは覚醒反応が伴う

〔Berry RB, 他：AASMによる睡眠および随伴イベントの判定マニュアル ルール, 用語, 技術的仕様の詳細 VERSION 2.1. ライフサイエンス；47-49, 2014. より抜粋, 一部改変〕

児の呼吸判定基準[3]を表3に示す．

❼ 治療

p 161 参照

最も行われる治療法はアデノイド・口蓋扁桃摘出術である．しかし，特に顎が小さい場合など，術後も症状が残るケースがあるため，手術治療後に再評価を行う必要がある．軽症例に対しては，ステロイド点鼻や，ロイコトリエン受容体拮抗薬が有効な場合があることが報告されている．

手術治療で改善しない場合や手術による治療効果が見込めない基礎疾患がある児に対し，経鼻的持続的陽圧呼吸療法（nCPAP）や非侵襲的陽圧換気療法（NPPV）を選択する場合があるが，小児への導入は困難な場合がある．肥満症例では，減量の指導が重要である．

まとめ

小児OSAは小児の発育・発達に影響を及ぼす．また，いびきをかく児では4年後の多動性のリスクが高いとの報告[5]もあるため，いびきの主訴や，OSAが疑われる児に対し，早期に治療介入することが望ましい．

文献

1) American Academy of Sleep Medicine. International classification of sleep disorders, 3rd ed. Darien, Illinois: American Academy of Sleep Medicine, 2014.
2) Schechter MS, et al: Pediatrics 2002;109:e69.
3) Berry RB, 他：AASMによる睡眠および随伴イベントの判定マニュアル ルール, 用語, 技術的仕様の詳細 VERSION 2.1. ライフサイエンス, 47-49, 2014.
4) Marcus CL, et al: N Engl J Med 2013;368:2366-2376.
5) Chervin RD, et al: Sleep 2005;28:885-890.

4 レストレス・レッグズ症候群

大阪大学大学院連合小児発達学研究科
毛利育子

はじめに

近年，成人においてレストレス・レッグズ症候群（restless legs syndrome：RLS）が不眠の一因となることが知られてきているが，子どもでも決して珍しい疾患ではない．臨床症状は軽症から重症まで幅広く，重症例では子どもの睡眠および日常のQOLを著しく障害し，養育困難を引き起こすため，見逃さないようにすべきである．ここでは，われわれが日常比較的よく遭遇するRLSの外来治療について述べる．

1 臨床症状（図1）

RLSは入眠困難や中途覚醒時の再入眠困難を主訴として受診することが多く，睡眠関連疾患であるとともに運動異常症として位置付けられている．以下の4つの症状を下に臨床的に診断される．すなわち，①脚（legs）を動かしたくてたまらなくなる衝動（urge to move）があり，通常は脚の不愉快な感覚を伴っている，②その衝動や不愉快な感覚は安静にしている時に生じるか，あるいは増悪する，③その衝動や不愉快な感覚は脚を動かすことによって改善し，少なくとも動作を続けている限りは増悪しない，④その衝動や不愉快な感覚は夕方や夜間に限局して生じるか夕方や夜間に増悪する，である（表1）．子どもにおいては「患児の言葉で下肢の持続的な不快感を訴えること」などの注意点（表2），小児RLSの臨床補助診断（表3），研究のための診断基準として準確診，疑診の基準（表4）などが出されている．

『むずむず脚症候群』という名称でマスコミに取り上げられているが，脚の不快感は「ムズムズする」だけではなくて，「誰かに触られている感じ」「脚の上を芋虫が這っている」など，人により様々な言葉で表現されるため，詳しい問診聴取が必要である（表5）．子どもでは，痛みとして訴えることもあり，成長痛との鑑別が必要になる．異常感覚を言葉で表現できない子どもでは，足のマッサージをせがんだり，寝る前に泣き続けるなど，寝ぐずりの原因として異常感覚が推測できる場合があり，またベッドの柵や布団に足をこすりつける，夜になると足をバタバタさせるなど運動症状でのみ疑われる症例もある（表5）．後方視的にみて発症が乳児期までたどれる症例もいるが，発症から診断まで数年かかることもある．子どもによっては脚だけに限らず，腹部，頚部，上腕などに同様の異常感覚を訴える場合もある．

小児RLS診断のための注意事項（表2）および

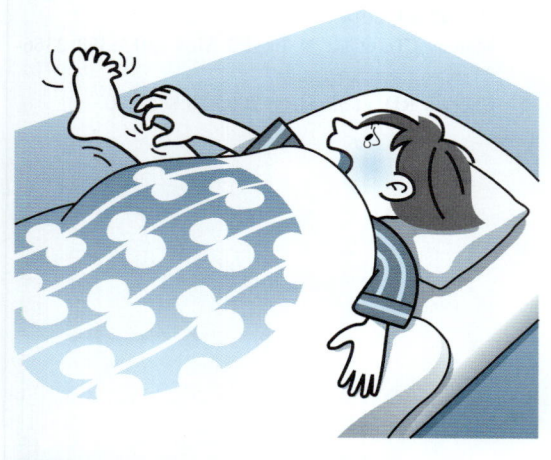

図1 レストレス・レッグズ症候群の症状

表1 国際 Restless Legs Syndrome Study Group による診断基準

Restless legs syndrome（RLS）は神経学的感覚運動障害であり，しばしば深刻な睡眠障害をきたす．
以下の症状すべてが確認される場合，診断される．
(1) 脚を動かしたくてたまらなくなる衝動（urge to move）があり，通常は脚の不快な感じ，気持ちの悪い感じを伴っているか，あるいはこの感覚のために脚を動かしたくてたまらなくなる衝動が起こる．[a,b]
(2) 脚を動かしたくてたまらなくなる衝動や脚の不快感は，休んでいたり，じっとしているとき，つまり横になったり座ったりしたときに出現するかあるいは悪化する（worse at rest）．
(3) 脚を動かしたくてたまらなくなる衝動や脚の不快感は，歩いたり，脚を曲げ伸ばししたりといった脚を動かすことによって，少なくとも動かしている間は不快感が部分的におさまるかあるいは全く消失してしまう（motor relief）．[c]
(4) 脚を動かしたくてたまらなくなる衝動や脚の不快感は，夕方や夜に悪化したり，夕方や夜にのみ起こってきたりする（worse at night）．[d]
(5) 上記の症状は他の医学的もしくは行動学上の問題（筋肉痛，静脈うっ血，下肢の浮腫，関節炎，下肢クランプ，位置による不快感，習慣性タッピング）から生じるのではない．[e]

臨床的に明らかに RLS とされる確定要因
　RLS の症状は睡眠，活力，日常の活動，行動，コンディション，さらに気分に影響することにより，社会的，職業，学業もしくは他の重要な機能的領域において，著しい苦痛，困難を引き起こす．
RLS の臨床経過の確定要因[f]
　(A) 慢性持続型：治療しなければ過去1年間少なくとも週2回以上症状があった．
　(B) 間欠型：治療しなければ過去1年間に症状が週2回未満で，いままでに少なくとも5回のイベントがあった．

a 脚を動かしたくてたまらなくなる衝動は不快な感じを伴わないこともあり，また，脚以外に腕など体の他の部位におこることもある．
b 子どもでは，患児の言葉で下肢の持続的な不快感を訴えること．
c 症状が非常に重度のときには，動かすことではっきり軽減しないこともあるが，以前には動かすと軽減した時期があったはずである．
d 症状が非常に重度のときには，夜の悪化がはっきりしないこともあるが，以前には夜にひどいという時期があったはずである．
e 疫学調査などでは上記 1-4 の診断基準に当てはめようとするため，しばしば"RLS 様"といわれるこれらの状態は，RLS と混同されがちであった．ここにあげたリストは疫学研究や臨床経験から明確にされた例から作られている．しかしながら，RLS はこれらの状況でも起こりうるため，RLS の感覚を他の異常知覚から明瞭に区別する説明が必要である．
f 臨床経過診断基準は小児例や，妊娠，薬剤誘発性などの2次性 RLS で頻度は高くても誘発される条件や期間が限定されている場合には適応しない．

〔Picchietti, et al.: Sleep Medicine, 2013;14(12):1253-1259.〕

小児 RLS の臨床補助診断（表3）に含まれている睡眠時周期性四肢運動（periodic leg movements during sleep：PLMS）とは，睡眠中に5〜90秒の周期性をもって生じる持続時間0.5〜10秒の母趾や足関節の背屈運動からなる下肢の不随意運動であり，RLS の随伴症状であることが知られている．PLMS の睡眠1時間あたりの頻度である PLMS 指数（PLMS index）が5以上であることが診断の補助になるとされている．しかし，判定には，終夜睡眠ポリグラフィ（PSG）が必要であり，さらに，われわれの経験では，日本の子どもにおいては PLMS index が5以上である RLS は22.2%と少ない．これは，人種差による可能性があるが，このために日本では，PLMS 指数が補助診断としての有用性が低いという難しさがある．家族歴を高率に認める（自験例では63.3%）ことは診断に有用である．小児患者においては，両親がまだ発症していないケースもあるため，祖父母にも聴取することが必要である．患者の問診中に，親も RLS と診断されるケースもある．

日本における RLS の有病率は高齢者において1.06%，一般就労者集団で0.7%という報告がある．海外では学童での有病率は1.9〜3.6%と考えられており，われわれの睡眠質問表を用いた調査でも，就学前児での有病率は約2%であった．

鑑別診断として，まず体位による神経への直接

表2 小児RLS診断における注意事項

- 患児の言葉で下肢の持続的な不快感を訴えること
- 診察者は子どもがRLSを表現するのに使う典型的な言葉に気づく必要がある．
- 年齢よりも言語・認知発達のレベルが診断基準を適用できるかを決定する．
- 成人に対する臨床経過の確定要因が子どもにも適応できるかは不明である．
- 成人同様，睡眠，気分，認知，機能への著明な影響がみられる．しかし，行動と学業においてより重大な影響がしばしばみられる．
- 簡便な，最新の小児RLS疑診例，可能性例のための診断基準がある(表4)
- PLMDがRLSの診断に先行する場合がある

PLMD：periodic limb movement disorder

表3 小児RLSの診断を補助する所見

以下の2つは診断に必須ではないが，小児RLSと関連が深く，併存する場合が多い．
(1) PLMS index＞5/hour
(2) 1親等以内の家族歴
(3) PLMS index＞5/hour の家族歴
(4) 1親等以内のPLMDの家族歴

RLS：restless legs syndrome，PLMS：periodic limb movements during sleep，PLMD：periodic limb movement disorder

表4 研究のための診断基準

RLS準確診
　5つの診断基準のうち4(夕方もしくは夜のみに生じるまたは悪化する)以外を満たす．

RLS疑診
　子どもにおいて，座ったり横になったとき，下肢の不快感を示す行動が観察され，下肢の動きが伴う場合．
　下肢の不快感は診断基準2-5(安静もしくはじっとしているときに悪化，動くと改善，夕方から夜に悪化，他の疾患に続発するものでない)を満たす．

RLS：restless legs syndrome.

の圧迫や血流障害でないことを確認する必要がある(表6)．アトピー性皮膚炎が合併している場合は，足の不快感が皮膚炎によるものと誤認される場合，またその逆もあるため注意を要す．発達障害などで，非定型向精神病薬を治療中に，薬剤誘発性アカシジアを併発し，RLSとの鑑別が難しくなることも珍しくない．また，治療に反応しない，訴えが典型的でない場合など，治療に難渋するケースでは身体表現性障害である場合がある．RLSによる症状はあるものの，身体表現性障害により症状が修飾される可能性もある．治療に難渋する場合には，投薬量をむやみに増やす，または，治療薬を変更する前に，RLSによる症状はどれか(夜間や安静時の増悪や運動による軽減，四肢＞体感に強い異常感覚など)を再度チェックし，入眠困難とそれによる昼間の機能障害の程度をPSGや睡眠覚醒表，アクチグラフなどを用いてできるだけ客観的に確認することが必要である．本人にとって疾病利得がないかなどの心理背景・家族関係の評価が治療に役立つこともある．

表5　症状の表現のしかた
感覚の表現 　足が気持ち悪い 　虫が這っているよう 　こそばゆい 　熱い 　足が痛い 　誰かがさわっている 　もにゃもにゃする 　とげがささっているよう 　血管の中でサイダーが弾けるような感じ 就寝時の行動 　足を布団やベッド柵にこすりつける 　足のマッサージをせがむ 　絶えず動かす 　自分で絶えず足を触っている 　足を掻く 　足が痛いと泣きつづける 　不機嫌が続く

表6　小児 RLS の鑑別診断
頻度の高いもの 　成長痛 　皮膚炎 　薬剤誘発性アカシジア 　身体表現性障害 子どもでは稀なもの 　下肢クランプ 　下肢筋肉痛 　位置による不快感 　位置による虚血 　捻挫 　打撲 　関節炎 　他の整形外科的疾患 　末梢神経障害 　脊髄根神経障害 　筋疾患 　線維筋痛症 　鎌状血球症

❷ 発症要因

　RLSの発症における後天的な要因としては，妊婦，腎不全，肝疾患が報告されている．女性でRLS発症頻度が高い．また，子どもでは，鉄剤投与で軽快したあと，インフルエンザや扁桃炎などの鉄代謝を亢進させる高熱疾患罹患後に悪化することもよく見られる．これらの病態に共通する鉄需要の増大，もしくは体内貯蔵鉄の相対的減少による脳内鉄濃度の低下がRLSのリスク因子であると考えられる．そのため，成人より鉄需要が多い成長期の子どもでは，RLSの潜在的リスクは高いことが予想される．RLSの発症には遺伝的要因が大きいと考えられており，近年ホメオボックス遺伝子である MEIS1 遺伝子，BTBD9 遺伝子，転写因子 LBXCOR1 遺伝子，BTBD9 遺伝子，protein tyrosine phosphatase receptor type delta (PTPRD) などの疾患感受性遺伝子が報告されている．

❸ RLS の病態

　RLSの治療として L-ドパならびにドパミン作動薬が著効することから，RLSの病態にドパミン神経機能異常が示唆される．鉄はドパミン合成系の tyrosine hydroxylase や monoamine oxidase，さらにドパミントランスポーターの補酵素であることが知られており，特にドパミン作動性ニューロンに多く含まれる．生体内では鉄イオンは細胞内に輸送され，フェリチンに結合し細胞内で貯蔵されるため，フェリチンは貯蔵鉄の指標となる．剖検脳で黒質色素細胞における鉄と H-フェリチンが低下していたとの報告などが蓄積されてきており，脳内鉄の異常によるドパミン神経機能異常がベースにあることが一定のコンセンサスを得ている．

❹ 子どもにおける RLS

　注意欠如/多動性障害(AD/HD)の子どもにRLSの合併が見られることがしばしば報告されている．AD/HD は RLS による睡眠の質が低下した結果，昼間の注意力低下が生じる二次的な表現型とする仮説，あるいは，RLS と AD/HD の両者ともドパミン神経系の異常が関与しているため，両者が合併しやすいとする仮説とがある．

❺ 診断手順

　RLSを疑ったら詳しい問診をとることが重要で，就寝時の様子をホームビデオ画像にて確認することも有用である．貧血や血中鉄の低下はなくともフェリチンのみ非常に低い症例もあるため血中フェリチンは必ず測定する．逆に，フェリチン低値でも必ずしも症状を起こさず，血清フェリチン値は特異的な生物学的マーカーではないため注意が必要である．

　また，RLSの診断補助と，閉塞性睡眠時無呼吸症候群，睡眠時周期性下肢運動症（periodic limb movement disorder：PLMD）等の睡眠関連疾患との鑑別にはPSGが有用である．表の診断基準にあるようにPSGにて，PLM indexが5以上であることは診断の補助になる．難治・重症例ではPSGを行うべきであると考えられる．

　他の鑑別診断，たとえば，薬剤誘発性アカシジア（ドパミン拮抗薬などによる静座不能症）などがないかも聴取する必要がある．

❻ 治　療

　RLSに対する治療は，睡眠習慣を整えることで症状をコントロールできる軽症のものから，乳児期から長年にわたり睡眠障害を来す重症のものまで様々である．そのため，重症度に応じて，①睡眠習慣の見直しなどのライフスタイル上の工夫，②鉄剤投与，③その他の薬物治療，の3つのステップを考える必要がある．われわれが現在小児RLS患者に対して行っている治療方針決定のフローチャートをp 170, **図2**に示す．

　良好な睡眠衛生を保つことも重要であり，成人RLS患者の中には，睡眠不足，ストレスや疲れ，カフェインやアルコール摂取から症状が引き起こされることを経験から会得し，自分でライフスタイルをコントロールしながら無投薬ですごしている者もいる．カフェイン摂取は入眠に近い時間帯には控える必要がある．

　症状により日常生活に支障が出ており，睡眠習慣の改善のみでは症状がコントロールできない場合，血中フェリチン値が50 ng/mL未満であれば，まず鉄の補充を行う．自験例では成分鉄量で1.6〜7.8（平均3.2±1.3）mg/kg/dayを2回に分けて投与し，1〜3か月で効果を認めた．子どもではシロップで飲みやすいピロリン酸第二鉄（インクレミンシロップ®）を処方することが多いが，血中フェリチン値が増加しにくい時，かつ，錠剤が服用できる子どもには，吸収のよい硫酸鉄（フェログラデュメット®）やクエン酸第一鉄ナトリウム（フェロミア®）に変薬するか，もしくはアスコルビン酸（シナール®）を併用して鉄の吸収を促進する．欧米では，鉄剤の点滴投与を行うことも多いが，子どもに対しての効果は確認されていない．症状が残存する場合はフェリチン値100 ng/mLまで鉄剤を投与してみる．

　生活改善や鉄剤補充が無効で，RLSにより生活に支障をきたしている場合，その他の薬物治療が必要となる．成人ではドパミン作動薬（プラミペキソール；ビ・シフノール®）が第一選択であり，近年，パッチ製剤（ロチゴチン；ニュープロパッチ®）も開発されている．長期のドパミン投与で症状増悪を引き起こす可能性があることや，ドパミン神経系は年齢とともに変化していくため，特に子どもに対しては長期のドパミン作動薬投与がどのように発達に影響するかについては不明であるということに留意して，投与量や投与期間を最小限にし，患児の精神運動発達を注意深く観察する必要がある．

　その他，ベンゾジアゼピン系薬剤（クロナゼパム；リボトリール®）も，特に入眠困難が強い症例には使用される．近年RLSに対して健康保険適応が承認されたGABA誘導体（ガバペンチン　エナカルビル；レグナイト®）は，脚の不快感のみならず，痛みを訴える場合などに有効とされている．

❼ 睡眠時周期性下肢運動症（PLMD）について

　前述のPLMS indexが高く，睡眠の質が悪くなり昼間の眠気や不眠を訴える場合，PLMDという独立した疾患概念があるが，PLMDをRLSと

表7 小児 periodic limb movements during sleep 診断基準

(1) PSG にて反復性常同的下肢運動が認められ，それらは
　(a) 持続時間　0.5〜10 秒
　(b) 最小振幅が安静時筋電図より 8μV 以上
　(c) 4 回以上続く
　(d) 運動間隔（個々の運動の開始点と開始点の間）5-90 秒．（間隔は子どもにおいてはしばしば短く，変動しやすい）
(2) PLMS index＞5/h
(3) PLMS は臨床的に明らかに睡眠を障害し，精神的，身体的，社会的，職業，学業，行動，その他重要な機能場面において障害を来している．
(4) PLMS が他の睡眠関連疾患，内科や神経学的疾患，精神疾患，薬物，中毒による説明できない．（周期的に起こる無呼吸の終わりに起こる PLM は除外する）

〔Allen, et al: Sleep Medicine 2003;4:101-119.〕
PSG：終夜ポリグラフィ，PLMS：periodic limb movements during sleep.

どのように関係づけるかについては，まだ十分なコンセンサスが得られていない．

近年の遺伝学的研究では PLMS は RLS と共通の中間表現型であるとの報告や，PLMD が経過とともに RLS に発展しうるという報告などから，PLMD は子どもにおいては，おおむね RLS 関連疾患概念と考えられている．

診断基準を表7 に示す．診断基準(1)には PSG での PLMS 所見が規定されている．運動間隔は成人の典型例が 15〜40 秒であるのに比べ，子どもにおいては短く，変動することが知られている．診断基準の(3)では，睡眠障害（入眠困難，睡眠の持続困難，睡眠後もすっきりしない）とや日中の症状が関連づけられることを示し，診断基準の(4)では，その睡眠障害や日中の症状は他の疾患で説明できないことを示している．

留意すべきは RLS が PLMD より上位診断となることである．すなわち，PLMS を伴う RLS は RLS の単独診断となり，RLS と PLMD を合併する，とはしない．さらに PLMS はナルコレプシーにもよく見られること，また，通常小児 PLMD 患者は中〜重度の日中の眠気をきたすことはほとんどないことから，PLMS 指数＞5/時間かつ過眠を訴える小児患者は RLS またはナルコレプシーがないか調べる必要がある．

まとめ

重症の小児 RLS は，本人の睡眠や日常生活を大きく障害することがあるので，見逃してはならない疾患であるが，脳が発達途上である，という子どもの特性上，成人の治療戦略をそのまま踏襲していいかどうかについてはまだ不明である．われわれの経験から，また，副作用の点からもまずは鉄剤からの治療から始めることが望ましいと考える．また，難治例は，専門医に紹介することを考慮すべきだが，症状の完全消失をめざしむやみに投薬のレベルをあげるのは避け，ある程度，この疾患とうまくつきあっていく方法を探していく必要もある．

文献

1) Mohri I, et al: Sleep Med 2012;13:429-432.
2) Picchietti, et al: Sleep Med 2013,14(12):1253-1259.
4) Allen RP, et al: Sleep Med 2003;4:101-119.
5) Fulda S, Wetter TC: Expert Opin Emerg Drugs 2005;10:537-552.
6) Mohri I, et al: Sleep Med 2008;9(6):701-702.

5 思春期の不眠・過眠
～小児神経科医の立場から～

[1)福井大学子どものこころの発達研究センター，2)熊本大学名誉教授]

友田明美[1]，野路恵里佳[1]，三池輝久[2]

はじめに

　学業の面でも社会性の面でも大きく成長する思春期の睡眠障害は，本人のみならず家族全体に大きな影響を与える．小児の不眠・過眠に関する訴えは，日常生活の場や学校の保健室で頻繁に遭遇するが，「不規則な日常から来る精神的なもの」として軽んじられ，適切な対応が取られないことも少なくない．その結果，症状が増悪し，難治化・長期化することがある．怠惰な生活リズムで暮らす子ども自身の問題として簡単に片づけるのではなく，疾患として医療が深く関わらなければならない問題である[1]．子どもにとって睡眠とは脳を創り，育て，機能を守るためのものであり，睡眠覚醒リズムを正しく発達させることは，子どもの健やかな脳の発達につながるからである[2]．

　ヒトの生活リズムは，体内時計または生体時計(biological clock)で動かされており，地球の自転(24時間)にあわせた概日リズムや季節リズムなどの「生体リズム」をつくっている．ヒトだけでなく地球上の生物すべてが生体リズムを持っている．体内時計は，ヒトでは脳の視床下部の視交叉上核にあることがわかっている．

　しかしながら，現代社会はグローバルスタンダードのもと24時間活動し続ける夜型社会となり，これまで維持されてきたヒトの24時間を基礎とした睡眠覚醒リズムを保つ日常社会生活に大きな影響を与え始めた．子どもたちの入眠時間は50年前に比べて2時間以上遅くなっているが，起床時間はほとんど変化がなく，夜間睡眠時間は明らかに短くなっている．子どもたちの睡眠問題は，発達に大きな影響を与えることが心配され始め[3]，最近では子ども時代の睡眠状況と10年後自殺リスクの疫学的相関も報告されている[4]．その要因には，内因性のものとして概日リズム睡眠覚醒障害を代表とする睡眠障害，外因性のものとして夜型社会による生活や光環境の変化による睡眠覚醒リズム障害なども含まれる．詳しくは，思春期に不眠・過眠を呈し，鑑別すべき疾患を参照されたい(表1)．

　本項ではおもに思春期にみられる睡眠障害の中で「小児慢性疲労症候群」に見られるやや難治性の睡眠問題を中心に，症例も交えて紹介したい．

❶ 不眠(寝つき不眠)

　子どもたちの脳を創り・育て・守る機能を持つ睡眠の不足が生じる状態を睡眠障害と呼ぶと言ってもいいであろう．まず，最初に述べておくべき睡眠不足の原因となるものとして，「sleep onset insomnia：寝つき不眠」[5]があげられる．このような寝付けない状態では，若者たちの夜更かし生活習慣のため体内時計がシフトしてしまい，本来その日のうちに眠気が訪れるように設定されている自律神経，ホルモン分泌，体温調節を営む体内時計が遅れるため，なかなか入眠準備を整えることができず，入眠時間がその日を大きく超えてしまう．しかし，深夜にいたると眠りへの準備が遅まきながら完了し，自然に眠りに着けるものであるからまったくの不眠と言うわけではない．深夜2〜3時頃になると眠気が訪れ，入眠できるが，学校社会活動に必要な朝7時までに必要な睡眠時間が確保できず，いつも通りの起床時刻を守り続けると

表1 思春期に不眠・過眠を呈する疾患

	年齢	症状	原因	検査	治療
特発性過眠症	10〜20歳代前半にかけて発症	ほとんど毎日生じる持続する過剰な眠気と居眠り．起床時のスッキリ感なし．	ノンレム睡眠の過剰出現と言われている．	【PSG】 入眠潜時：短い 睡眠時間：延長（10時間以上） 【MSLT】 入眠潜時：短い SOREMP：なし	十分な睡眠をとる生体リズムの改善
反復性傾眠症	思春期から青年期に発症．自然治癒傾向あり．男性＞女性	2日間〜4週間（平均10日間）の過剰な眠気による傾眠期が数か月から年単位で出現．間欠期は正常に戻る．（過食・性的逸脱行動などの行動異常を伴うものをKlein-Levin症候群という）		【PSG】 深いノンレム睡眠の減少 レム潜時：短い 【MSLT】 入眠潜時：短い SOREMP：なし 【覚醒時脳波】 傾眠期では基礎波に非特異的な徐波化	誘因象を避ける．中枢神経刺激薬炭酸リチウム（再発予防）など
ナルコレプシー	思春期が発症のピーク	四主徴 ・睡眠発作 ・睡眠麻痺 ・入眠時幻覚 ・情動脱力発作 短時間の睡眠後にスッキリ感があることが特徴．夜間の睡眠は分断される．	覚醒とレム睡眠の移行が容易に生じる覚醒維持機構の障害と言われている．	【PSG】 入眠潜時：短い 中途覚醒：多い 【MSLT】 入眠潜時：短い SOREMP：2回以上/5 髄液内オレキシン濃度低下 HLA DR21/DQB1*0602	中枢神経刺激薬睡眠導入薬（夜間睡眠の安定）
睡眠時無呼吸症候群（閉塞性）	就学前が最多	いびき，日中の過度の眠気と居眠り，成長障害．集中力の低下による学力低下，多動・攻撃性などをきたし，AD/HDと診断されることがある．	アデノイド・口蓋扁桃肥大・顔面骨奇形や筋トーヌス低下を来す先天性疾患・鼻閉・肥満	【PSG】 無呼吸・低呼吸： AHI＞1 持続性努力呼吸 低換気（高炭酸ガス血症） 動脈血酸素飽和度低下 睡眠からの頻回の覚醒	アデノイド切除口蓋扁桃摘出術経鼻的持続陽圧呼吸療法顎顔面矯正
レストレス・レッグズ症候群	加齢とともに増加	夕方から夜間にかけて生じる脚の異常感覚により慢性不眠をもたらす．脚の異常感覚は夕方〜夜に出現もしくは悪化する．	遺伝的要因・脳内鉄欠乏・ドパミン神経系の機能異常	【PSG】 睡眠時間：短縮 睡眠効率：低下 睡眠潜時：延長 周期性四肢運動を伴うことがある．	非薬物投与（生活改善など）鉄剤ドパミン作動薬など
周期性四肢運動障害	加齢とともに増加	四肢の常同的な不随意運動が一定の周期で睡眠中に反復して生じるため，睡眠が障害され不眠や日中の過眠を引き起こす．レストレス・レッグズ症候群に合併することがある．	ドパミンの機能低下による運動障害	【PSG】 周期性四肢運動（反復性で常同的な四肢運動） 睡眠時間：短縮 睡眠効率：低下 睡眠潜時：延長	ドパミン作動薬ベンゾジアゼピン系（特にクロナゼパム）など
小児慢性疲労症候群	中・高生が発症することが多い	昼夜逆転生活による，日中（特に午前中の）奇妙なだるさ・疲労状態，意欲の低下，情緒の不安定さ，学習・記銘力低下をきたし，不登校などの原因となる．	慢性的な寝不足，概日リズム障害により自律神経機能障害，睡眠覚醒リズム障害，高次脳機能の低下が起こる	【自律神経機能異常】 起立試験など 【睡眠・覚醒リズムの乱れ】 【深部体温の乱れ】 【ホルモン分泌の乱れ】 正常の分泌ピーク時間 コルチゾール　　6時 β-エンドルフィン　6時 メラトニン　　0〜2時	高照度光治療，薬物による生活リズムの調節，緊張・不安に対するカウンセリング，遅れた学力の補填など

PSG：polysomnography；終夜睡眠ポリグラフィ，MSLT：反復睡眠潜時検査（計5回計測），SOREMP：入眠時15分以内にレム睡眠が出現，AD/HD：注意欠如/多動性障害，HLA：Human Leukocyte Antigen，ヒト白血球抗原，AHI：Apnea Hypopnea Index，無呼吸低呼吸指数（無呼吸および低呼吸の1時間あたりの回数．）

当然睡眠不足状態となり，睡眠不足の蓄積が始まる．慢性的な睡眠不足の有無は，休日の朝起きが平日よりも90分以上遅くなることで知ることができる．携帯(LINE)，ゲーム，TV，塾，スポーツ(部活)，学習，読書などに深夜まで時間を費やすことで，生活リズムの深夜へのシフトが老若男女を問わず日常社会生活を通した睡眠不足蓄積を加速させ精神身体機能の低下をもたらすことが知られており，睡眠不足症候群(Behaviorally induced insufficient sleep syndrome：BIISS)[6]と呼ばれる，にいたっている．高校生の6〜7割が慢性的な睡眠不足を抱えていると考えられており，①日中の眠気，②集中力・記憶力低下，③成績の低下，④対人コミュニケーションのトラブル増加，⑤部活でのケガの増加，などの原因・背景になっていると考えられている．この寝つき不眠状態のうちに，メラトニンなどを用いて生活習慣を引き戻し，その日のうちに休んで朝の起床を滑らかにする手続きを取っておくことにより，次に記す社会からの離脱を意味する過眠型の睡眠問題を防ぐことが可能になる[7]．

❷ 概日リズム睡眠・覚醒障害

この睡眠障害については他の章にて詳しい記述があるので簡単に説明するにとどめたい．前段落の夜更かし夜型生活を背景とした，寝つき不眠と睡眠欠乏生活が数か月以上の長期にわたり持続した後，早く寝ようとしても寝付けない入眠困難と同時に，いったん入眠すると10時間以上の睡眠が持続する(過眠)状態に陥り朝，通常の活動時間帯に覚醒できなくなることがある．この状態では，学校社会が活動を始める朝の時間帯が当人では眠りの中心時間となるため，朝の起床・活動ができず，登校できなくなる．この不登校状態は，「睡眠相後退症候群」と呼ばれる概日リズム睡眠・覚醒障害がその中核であるが，睡眠問題のみではなく，エネルギー生産性の著しい低下，ホルモン分泌が的確に行われず，活動と休養のリズムが混乱・消失して，一日中メリハリのないダランとした生活となり，著しい易疲労性が現れ，学校生活どころか日常生活にも大きな障害が生じる．この概日リズム睡眠障害の背景としては，強固なものではないが，遺伝的な素因が存在する可能性があり，その素因に日常夜型生活とともに生じる睡眠不足の長期化・慢性化(睡眠不足の蓄積)が合わさることにより生じるもので，個人の体内時計と社会活動時計の間に作られた，活動と休養時間の大幅なズレということができる．「概日リズム睡眠・覚醒障害」には代表的なものとして，入眠困難のためにその日を過ぎないと眠れず，10時間以上も睡眠が必要となるために起床時間が昼頃になってしまう昼夜逆転傾向を示す①「睡眠相後退症候群」，入眠時間が毎日少しずつ後ろにずれて，昼夜逆転生活と，正常な生活リズムが交互に現れる②「非24時間型睡眠障害」，また入眠時間や覚醒時間に一定性がなくバラバラな生活リズムを呈する③「不規則型睡眠障害」，一日の大半を眠りが占める④「過眠型睡眠障害」などがある．概日リズム睡眠・覚醒障害により学校社会からの離脱を余儀なくされた学生生徒たちのこれまでの医学的検討により，生体リズム(睡眠覚醒・ホルモン分泌リズム)混乱，認知を主とする脳機能低下，エネルギー代謝異常(糖代謝異常)，免疫機能低下，自律神経機能低下，など生命維持機能そのものが巻き込まれて問題が生じており，単に「睡眠障害」「自律神経失調症」などと単一の診断名で説明することが困難な状態である．そこで，高次脳機能低下を伴う「小児慢性疲労症候群(Childhood chronic fatigue syndrome：CCFS)」[8]としての概念で全身的な生命維持機能を評価，理解する考え方が必要である．実際に，中学生・高校生の不登校状態では，成人の慢性疲労症候群(Chronic fatigue syndrome：CFS)の診断基準を満たす場合が少なからず含まれることが明らかになっている(表2)．

1) 小児型慢性疲労症候群(CCFS)とは

1985年には米国で群発202例が報告され，うち65例(33%)が18歳以下の小児であった．わが国でも1993年に三池らが不登校児のなかにCDC

表2 小児型慢性疲労症候群の国際基準

Ⅰ：過去3か月にわたり，臨床的に説明困難な持続性あるいは再発性の疲労であり，下記の条件を満たすもの．		
A. 労作の結果ではない．		
B. 安静により軽減されない．		
C. 疲労の結果として，学業や社会性および個人の活動に相当な障害がみられる．		
Ⅱ：ME/CFS における古典的な症状である下記が，5項目にわたって過去3カ月間において認められる．症状の存在が認められるには，重症度を1(全く問題ない程度)～7(重症)とし，4以上存在すること．		
A. 労作後の倦怠感や疲労		階段を上る，コンピューターを使う，本を読むなどの軽い行動にも関わらず，急速な身体疲労や認知力の疲労・労作後疲労がみられる．また回復が遅くしばしば24時間以上を要する．
B. 睡眠障害		疲労が回復できない睡眠，睡眠量及びリズム，質の障害(入眠困難，早朝覚醒，昼夜逆転，中途覚醒，頻繁な昼寝など)が見られる．
C. 疼痛		しばしば広範囲にわたり移動する疼痛(または不快感)． 以下から少なくとも1つの症状を有する． ・筋膜痛及び/または腫脹・発赤のない関節痛 ・腹痛及び/または頭痛(眼痛や眩しさ，嘔気・嘔吐，胸部痛なども含まれる．)
D. 認知機能障害		以下から少なくとも2つ以上の症状を有する． ・記憶障害(自他どちらの訴えでも構わない．短期記憶の障害が見られる．) ・何を言いたかったかを頻繁に忘れる ・何を考えていたかを頻繁に忘れる ・集中力の低下　　・的確な言葉が出てこない ・物忘れ　　　　　・関心のなさ ・思考の鈍磨　　　・理解の悪さ ・一度に1つのものにしか集中できない ・数学などの学業面において今までになかった障害の獲得
E. 他の症状		以下の3項目のうち2項目において，少なくとも1つの症状を有する． ①「自律神経症状」 低血圧(起立性，非起立性を含む)，心不整脈を伴うあるいは伴わない動悸，めまい，息切れ，起立位における体位の不安定さ ②「神経内分泌症状」 熱感や四股冷感，低体温，微熱，手掌発汗，暑さや寒さに対する耐性低下，体重の著明な変化，食欲不振または異常な食欲，ストレスによる症状の悪化 ・「免疫アレルギー症状」 繰り返す発熱やインフルエンザ様症状，非滲出性咽頭炎または咽頭違和感，頸部リンパ節腫脹や圧痛，食物・臭いあるいは化学物質に対する過敏性の獲得

ME：Myalgic Encephalomyelitis(筋痛性脳脊髄炎)，CFS：Chronic Fatigue Syndrome(慢性疲労症候群)
〔Jason LA: J Chronic Fatigue Syndrome 2006;13:1-44.〕

が提示した CFS の診断基準を満たすものが数多く存在し，不登校状態と小児型の CFS の関係を報告[9]したことに始まり，現在までに多くの報告がなされている[10)～14)]．CCFS は，本人の将来，家族の将来に大きな影響を与え，一部「社会的引きこもり」につながる．

わが国における CCFS の診断基準において，2004年厚生労働科研費研究班で診断基準および疲労の程度を評価する指標として8段階の"Performance status (PS)"が制定された．CCFS 研究班が作成した診断基準では，睡眠障害が主症状の一つとして取り上げられている(表2)．

この診断基準は成人 CFS の CDC 診断基準をもとに，研究班員の外来患者統計データを集計して作成され，小児期発症の CFS を成人型と区別する意味で CCFS と呼ぶようになり，PS は成人 CFS で制定されたものを小児の病態にあわせて改訂した．さまざまな不定愁訴や疲労感により保健室登校となる症例は PS2(登校群)，睡眠障害などの不定愁訴で登校が困難となる症例は PS3 以上(不登

校群）と評価され，それが長期化すると引きこもりになるとされている．これらの制定は，軽症期に確実に診断し，早期に対応することにより引きこもりに至る重症の CCFS に陥ることを未然に防ぐことを目標としている．また，診断に至る期間を 30 日とし，大基準を満たすが小基準を満たさない症例を CFS（疑診）と位置付けることにより早期発見を目指している．

さらに 2005 年には国際慢性疲労学会（International Association for Chronic Fatigue Syndrome：IACFS）において CCFS に関する討議が始まり，2006 年 Jason らにより CCFS の国際診断基準案が発表された[11]．2007 年に IACFS 学会で承認されたことにより，国際的にも同一の基準が臨床，研究の双方に用いられることが可能となった．この診断基準も早期診断早期治療の観点から，診断にいたる期間を 3 か月間に制定している（表 2）．

2）CCFS の病態

臨床的検査を推し進めた結果，慢性的な睡眠欠乏との関連を強く示唆する結果を得ている[15)16)]．大部分の CCFS は「現代夜型生活を背景とする長期間に及ぶ慢性的睡眠欠乏状態の結果として出現する生命維持脳（辺縁系）機能障害による生命力の低下を一次的背景として，二次的に引き起こされる高次脳（皮質）機能低下による思考混乱，学習意欲および学習機能低下，更に極めて回復の遅い疲労に伴う日常生活の破綻」であり，「病的状態」と言わざるを得ないことがこれまでの研究から解明されてきた．

前頭葉ワーキングメモリーを評価する仮名拾いテスト検査では，前頭葉機能の一部である短期の記憶や集中力などの状態が反映されると言われている．全て平仮名で書かれたあるイソップ童話を被験者が 2 分間読み，「あ，い，う，え，お」に丸をつけ母音を拾い上げるというものであるが，拾い上げた母音の総数から見落とした母音の総数を引いた値がこのテストの点数となる．同時にその童話の内容も把握しなければならないが，CCFS では点数が低くなり，前頭葉ワーキングメモリー

が低下していることがわかっている．また，非侵襲的脳機能計測のひとつとして，Task A-E の 5 種類の課題で構成される mATMT（modified advanced trail making test）という認知機能検査により，倦怠感を訴える子どもたちの認知機能（特に注意機能）に問題があることも確認されている．

さらに，脳の血流や生化学的な分析を行った結果，SPECT（single photon emission computed tomography）やキセノン CT（Xenon computed tomography）による左右前頭葉および後頭葉の皮質領域，左視床における脳血流量低下や側頭葉領域で脳血流量の左右差，プロトン MR spectroscopy（MRS）による前頭葉コリン蓄積など高次脳機能障害を示唆する所見も CCFS において報告されている．

さらに CCFS 児の脳の高次機能異常を調べるために，視覚事象関連電位 P 300 を用いて検査を行った結果，CCFS 診断基準を満たす 6〜18 歳の計 378 例を 3 タイプに分類することができた[13)]．

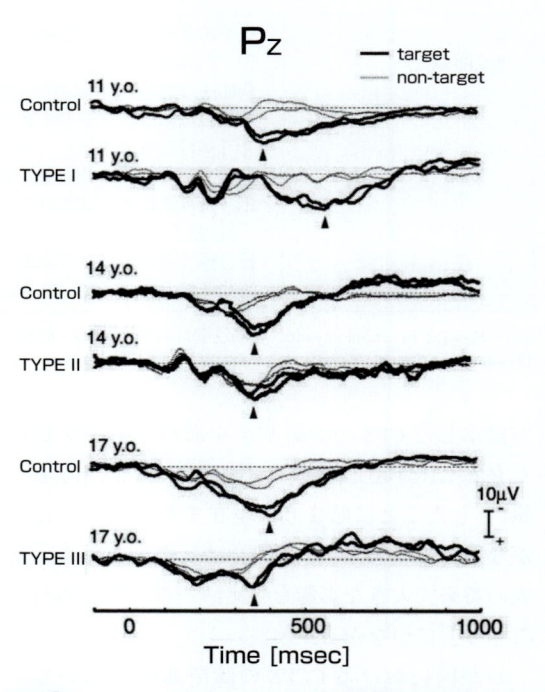

図1 タイプ別 CCFS 児の事象関連電位（P 300）の例

上段が TYPE I（11 歳）の記録例，中段が TYPE II（14 歳）の記録例，下段が TYPE III（17 歳）の記録例．

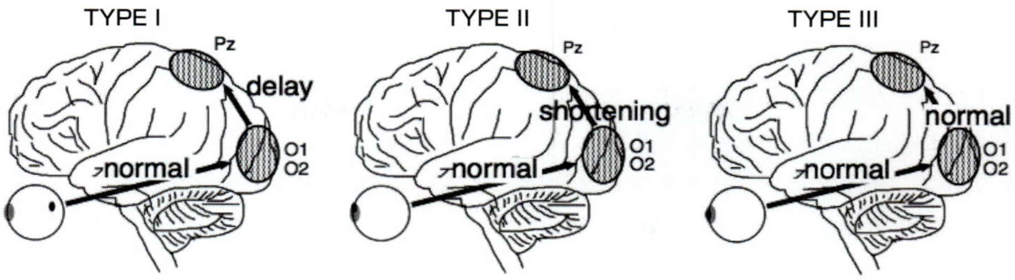

図2 タイプ別に推測される脳機能のモデル
〔Tomoda A, et al: J Pediatr Neurol 2007;5:199-208〕

Target刺激時のP300潜時が有意に延長する群（TYPE I），Non-target刺激時のP300振幅が異常な高振幅を示す群（TYPE II）および健常児童と同様の結果を示す群（TYPE III）の3タイプである（図1，2）．これによりCCFS児における脳の高次機能の評価に事象関連電位が有用であることが示唆された．

3) CCFSの治療

CCFS児童の1日の平均総睡眠時間は健常児童より有意に長く，平均身体活動量はCCFS児童では覚醒時および学校生活にかかわる時間帯である昼間に著しい低下が認められる[13]．夜間の睡眠効率が低下し，日常生活さえままならないことが窺い知れる．

治療法として，軽症の時期にCCFS児童の睡眠覚醒リズムを是正することは生活リズムの改善に有効であるが，いったん生活リズムが後退したまま固定すると改善は困難となる．難治例の場合は，カウンセリングや睡眠治療も含めたさまざまなアプローチが必要である．これまで，高照度光治療，低温サウナ療法，免疫グロブリン療法，高圧酸素療法，など可能性のある治療法はできるだけトライしてきたが，日常生活リズムの調整までは可能であるが，エネルギーにあふれた若者の日常生活を完璧に取り戻すにはいたっていない．並存する心理的緊張・不安・うつ状態やさまざまな精神的な問題に関して抗不安薬や抗うつ薬などが必要になる．この間は過度の登校刺激は行うべきではない．このほか，CCFSに対する認知行動療法や，家族療法が有効である[14]．病因・病態の解明はかなり進んできているが，疲労の主因と考えられるエネルギー代謝改善に向けての新しい治療法開発が望まれる．治療や病態に関しての詳細については他の報告を参照いただきたい[15)16)．

CCFSの発症過程はほぼ明らかで，まず夜ふかし型生活に伴なう睡眠不足の蓄積に伴い生活時計のズレが起き，更には視交叉上核の同期性が乱れ左右がバラバラな活動を開始することにより，心身活動のメリハリの消失，平坦化が生じて日常生活が破綻すると考えられる．したがって，CCFSを未然に防ぐには，できれば乳幼児期早期から，日常生活の規則性の確立を目指すとともに，学校社会において子どもたちの日常生活のリズムの見守りが必要である．

❸ 周期性（反復性）傾眠症

傾眠エピソードが2日間〜4週間（平均約10日間）続き，その傾眠エピソードがまったくない間欠期をはさんで数か月から年単位で出現する（表1）．思春期から青年期にかけて発症し，男性に多いといわれる．一般的に，年齢とともに傾眠エピソードは自然に生じなくなることが多い．傾眠期には1日の大半の時間を眠って過ごすが，失禁するようなことはなく，自ら起きて排泄を行う．

傾眠期に過食や性的逸脱行動などの行動異常を伴うものを特にKleine-Levin症候群と呼ぶ．日本では食欲低下，母に甘えるなどの退行を示すこと

が多いと言われている．

炭酸リチウムは再発予防効果が高いとされているが，治療法はいまだ確立されておらず，傾眠期の誘因を避けさせる生活指導がもっとも重要となる．特にメラトニンやクロニジン(カタプレス®)を用いた早寝による睡眠時間確保を励行し日常生活において睡眠不足が生じないよう気をつけることで若干予防効果があげられる．誘因として感冒症状，発熱，疲労，飲酒，月経，抗ヒスタミン薬の内服が知られているが，まったく誘因が見当たらずに傾眠期に移行していくこともある．

❹ 症 例

1) 14歳，男子(CCFS)

【主訴】入眠困難，過眠，朝起きられない，日中の倦怠感

【現病歴】周産期に異常なし．生来健康．発達歴異常なし．元々スポーツ万能であった．中学では水泳部に所属．中2の夏休みから朝起きることができず，徐々に夜型の生活となり，2学期からは不登校状態．

市販の睡眠導入剤を飲んだことはあるが改善せず．学習塾に通っているが，3～4日/週の頻度で遅刻している．勉強は理解できるが，興味が続かない．

昼夜逆転傾向となって朝起きられず登校できない．無理をして，何日か登校したが疲労感のため集中できない状態．持続する37℃台の微熱と全身倦怠感を訴え来院した．

【初診時所見】神経学的異常なし．リンパ節の腫脹なし．栄養状態良好．

【検査所見】血液検査にて電解質，肝腎機能，甲状腺機能異常なし．貧血なし．

WISC-Ⅲ：言語性 VIQ99　動作性 PIQ97　全検査 FIQ98　(※全体の知能指数は，正常範囲)．睡眠：8時間/日　(就寝 8:00　起床 15:00～16:00)．SDS うつスコア 62点(抑うつ状態)，仮名ひろいテスト 24点(前頭葉機能低下，意味把握可)

【所見のまとめ】

#1 ほぼ一日中続く全身倦怠感，眠気．起床時にも熟眠感ない．
#2 昼夜逆転の生活リズム(睡眠覚醒リズム障害)．
#3 知的発達の問題はない．

【診断】CCFS，睡眠覚醒リズム障害の合併

【経過】睡眠覚醒リズム障害にクロニジン(カタプレス®) 75 μg/日，ビタミン B$_{12}$(メチコバール®) 1,500 μg/日，メラトニン 1.5 mg/日，CCFSの疲労症状に補中益気湯 3.0 g/日を服用し，症状は徐々に改善した．

2) 12歳，男子(周期性傾眠症)

【主訴】過眠，日中のだるさ

【現病歴】生来健康．発達歴異常なし．小学校の頃は早寝，早起きで睡眠に異常は認めていなかった．日中も授業に集中して取り組めており，居眠りすることはなかった．中学1年の9月頃，37℃程度の微熱，軽い腹痛を訴え早退．一日中の体のだるさ，眠気を訴え1週間続けて学校を休んだが，その後は回復し，サッカーの部活にも参加するなど日常生活に戻ることができた．しかし，おおむね2か月毎に同様の症状があり，1週間ほど学校を休むことを繰り返していたが，調子が戻ると完全に元の生活に戻ることができていた．徐々に，2か月に1度だった傾眠の頻度が短縮していき，1か月に1度の頻度になっていった．

翌年9月中旬から傾眠期に突入した後は，トイレや食事には起きてくるが，それ以外の時間はほぼ眠っており，体を揺り動かしてもまったく起きてこなかったためA病院受診．頭部CT，血液検査で異常認めず，漢方を処方されたが改善はみられなかった．

翌々年1月，B病院睡眠外来受診．脳波検査では異常認めず，MSLT*ではSOREMP*(*：表1説明文参照)を認めなかったためナルコレプシーは否定的と考えられた．メチルフェニデート(リタリン®)，ラメルテオン(ロゼレム®)，トリアゾラム(ハルシオン®)を内服し，日中はできるだけ起きているよう心掛けることで睡眠リズムの改善

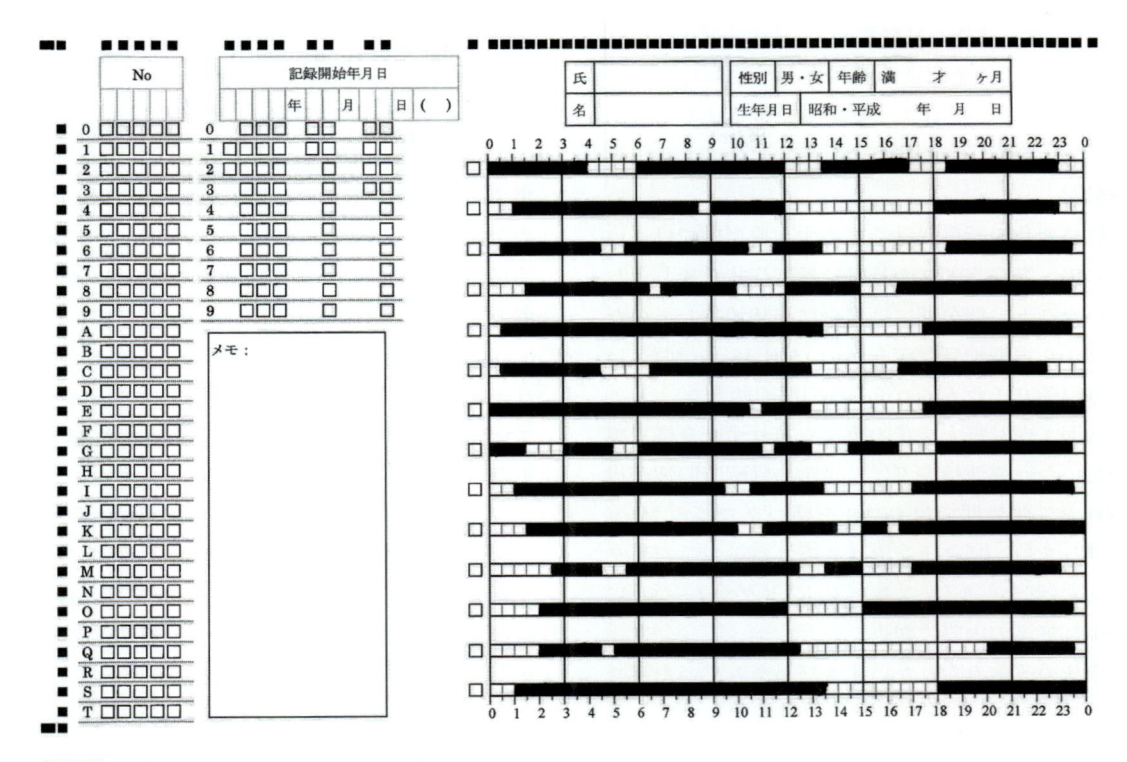

図3 周期性傾眠症患児の睡眠日誌

はみられたが，日中の全身倦怠感は続き，熟眠感も得られなかった．その後もモダフィニル（モディオダール®），フルニトラゼパム（サイレース®やロヒプノール®），デュロキセチン塩酸塩（サインバルタ®）を使用したが，症状の改善はみられなかった．

C病院精神科を受診した際には，「本人の意欲の問題が原因なので，何か取り組めるようなものを見つけるべき」と言われた．ゲームや読書などで覚醒する努力を試みたが，倦怠感が強く，また集中力低下のため続かなかった．

傾眠期は，ほぼ一日中横になっていることが多く，夜中に起きて食事をする（図3）．失禁することはなく，トイレやお風呂には自ら入る．歩行時のふらつきはなく，転倒することもない．過食，性格の変化は認めない．栄養状態は良好である．

【検査所見】血液検査にて電解質，肝腎機能，甲状腺機能異常なし．貧血なし．

【鑑別すべき疾患】周期性傾眠症，ナルコレプシー，CCFS，AD/HD不注意優勢型，甲状腺機能低下症，うつ病，詐病

【所見のまとめ】

#1 ほぼ一日中続く全身倦怠感，眠気．起床時にも熟眠感ない．

#2 質問に対する応答は適切で，表情読み取り検査も実行することができた．

#3 食事は自ら起きて食べることができる．食欲減退，味覚変動はない．

#4 失禁なく，排泄，清潔は保つことが出来ている．

#5 最初の発症のきっかけは微熱と腹痛．発症当初は2か月ごとに約1週間の傾眠状態を繰り返していた．間欠期には症状は完全に消失していた．

#6 性格変化や行動異常（食欲亢進，性欲亢進，退行など）は認めない．

#7 内服治療に抵抗性あり．

#8 前医での頭部CT，脳波，血液検査（電解質，

甲状腺機能，肝腎機能)で異常を認めない．
#9 本人の治療意欲あり．現在学校に行けない日が続いており，中学3年で受験生でもあるため，不安を抱えている．

【経過】
性格変化や行動異常を認めず，典型的ではないものの，発症当初2か月毎に傾眠症状を繰り返していたこと，間欠期には完全に症状消失していたことから周期性傾眠症を疑い，5月18日（初診日）より炭酸リチウム600 mg/日内服開始した．

内服1か月後も症状の改善みられず全身倦怠感が続いた．脳波検査では，正常の覚醒時脳波が得られた．間欠期ではCCFSを疑いクロニジン（カタプレス®），ビタミンB₁₂（メチコバール®），ビタミンC（シナール®），スルピリド（ドグマチール®），補中益気湯の内服に変更した．

症状の改善みられないまま経過をみていたところ，7月上旬より再び揺さぶっても起きないようになって現在に至っている．

【考察・今後の方針】今回再び傾眠期に突入したことで，反復性傾眠症の可能性が高まった．本人は当院に2回受診．その際には，受け答えもできており，脳波も覚醒時脳波であった．しかし，今回の7月上旬からの傾眠発作は母が揺り動かしても全く起きることはなかった．以上より，周期性傾眠症が最も考えられる．

筆者らの外来受診時，本人は眠気よりも全身倦怠感を訴えていたことから，間欠期にはCCFSを合併していたと考える．睡眠発作の頻度が増すに従い睡眠リズムが乱れ，学校の欠席も多くなり，学業の遅れ・受験のプレッシャーなども重なっていた．現在，再びリチウムの内服を開始し，入院による睡眠リズムの改善，リハビリを開始している．今後，頭部MRI検査，髄液検査（オレキシン，抗NMDA受容体抗体測定）を予定している．

【診断】周期性傾眠症，間欠期のCCFSの合併

3) 14歳，男子（ナルコレプシー）

【主訴】集会，朝礼，授業中と場所を問わず眠ってしまう．

【現病歴】生来健康．発達歴異常なし．中学2年の頃から場所を問わずに居眠りしてしまう．よく寝てしまうことで，学校では有名な存在になっていた．中学3年になり，少しでも気を緩めた時や集会の時は寝てしまう．寝かたが異常であったため担任に受診を勧められ，A病院受診．頭部MRI，簡易無呼吸検査では異常を認めなかった（無呼吸低呼吸指数；AHI 0.1回/時）．採血にてHb 13.2 mg/dL，Ht 39.4%，フェリチン9.61 ng/mLとフェリチンの低下を認めたため，レストレス・レッグズ症候群が疑われ，鉄剤内服したが症状改善なく，当院紹介となった．

授業中に寝ないように袖の中に洗濯バサミを忍ばせ腕をつまむ，太ももにコンパスの針を刺す，シャープペンシルの芯の先端を握るなど，痛み刺激を加えて常時起きているように努力していたが，やはり眠ってしまう．眠気の自覚はない．一度寝たら，短時間でもある程度スッキリ感を認める．バレーボールの部活中，接戦で試合に勝った時に急に力が抜けて床に這いつくばってしまうことがあった．試合中によろめくこともあった．起床時に足をつることが多い．

【家族歴】母も10代の頃から記憶が飛んだり，知らずに眠ってしまったりすることがある．仕事で面談中に，いびきをかいてしまったことがあった．高校の授業中にしょっちゅう居眠りをして教師から怒られていた．バトミントンの試合中にはよろめくことがあった．

外来受診時，診察中に居眠りをすることはなく，意識ははっきりしている．受け答えもスムーズ．エップワース眠気尺度（ESS）13点（カットオフ値は10点）．

PSG，MSLTにて，入眠時のレム睡眠（SOREMP）が観察された．HLA検査では，ナルコレプシーに比較的多いとされるDRB1*15：01，DQB1*06：02は認められなかった．

【所見のまとめ】
#1 睡眠発作：場所を問わずに寝てしまう．起床後にはすっきり感あり．ESS 13点．
#2 情動脱力発作：試合に勝った後，力が抜け，

這いつくばってしまうことがある．
#3 睡眠麻痺（金縛り）：起床時前後に脚をつることがある．
#4 入眠時幻覚：トイレをした，授業を聞いているなど，現実的な夢を見る．
#5 アレルギー症状（鼻炎，鼻閉など）なし．肥満なし（BMI 17.5）．無呼吸検査で異常なし．
#6 母にも同様の症状あり．

【診断】ナルコレプシー

【経過】母とともにモダフィニル（モディオダール）の内服を開始後，症状改善した．

文献

1) Jan JE, et al: Eur J Paediatr Neurol 2010;14:380-390.
2) Gally A, et al: Neural reapportionment: an hypothesis to account
3) Armastrong KL, et al: J Paediatr Child Health 1998;34:263-266.
4) Bernert RA, et al: Association of Poor Subjective Sleep Quality With Risk for Death by Suicide During a 10-Year Period: A Longitudinal, Population-Based Study of Late Life. JAMA Psychiatry 2014.
5) Hauri P, Olmstead E: 1980;3(1):59-65.
6) Komada Y, et al: Sleep Med 2008;9(8):851-856.
7) van Geijlswijk IM, et al: Pshychopharmacology 2011;216:111-120.
8) Miike T, et al: Brain Dev 2004;26(7):442-447.
9) 三池輝久，友田明美：登校拒否と CFS．臨床科学 1993:29:709-716.
10) Tomoda A, et al: Brain Dev 2000;22(1):60-64.
11) Jason LA: J Chronic Fatigue Syndrome 2006;13:1-44.
12) Crawley E, Sterne JA: Arch Dis Child 2009;94(10):752-756.
13) Tomoda A, et al: J Pediatr Neurol 2007;5:199-208.
14) Kawatani J, et al: Brain Dev 2011;33(10):832-841.
15) 三池輝久，他：不登校外来，診断と治療社，2009.
16) Kawabata M, et al: BMC Psychiatry 2013 Nov 4;13:281.

6 思春期の不眠・過眠
～精神科の立場から～

大阪回生病院睡眠医療センター
谷口充孝

はじめに

　筆者に与えられた課題は，精神科の立場から「思春期の不眠・過眠」を論述することである．確かに不眠・過眠と精神疾患や心理社会的な要因は密接な関係があり，不眠や過眠について精神科的に考えることは大きな意義があろう．しかしながら，思春期の不眠・過眠を精神科的に考えることは決して容易な作業ではない．その理由の1つは不眠・過眠はほとんどの精神疾患でみられるcommon symptomであり，その非特異的な症状を抽出し検討しても疾患の診断に至れない．たとえば数日眠っていない重度の不眠という症状だけでは統合失調症とは診断できないし，授業中に頻繁に居眠りをするからといってナルコレプシーとも診断はできない．特に診断の難しい思春期患者では「不登校」「ひきこもり」といった状態像でしか診断できないことも少なくない．さらに精神科の考え方といっても，精神力動学的な考え方から生物学的な考え方まで幅が広く，これらの全てを網羅することもできない．こうした困難さはあるものの，一度，精神科の立場から思春期の不眠・過眠を考えてみたい．

❶ 睡眠・覚醒スペクトラムと精神疾患

　睡眠は精神疾患のバイタルサインとして最も重要であろう．統合失調症やうつ病など精神疾患ではほとんどの場合，不眠や過眠は生じ，回復過程での指標となる．

　不眠と過眠は対極にある別個の症状として捉えられがちであるが，神経生理学的にみれば不眠と覚醒，過眠は連続的であり，図1に示すように，睡眠状態からはっきり覚醒した状態，覚醒がオーバーシュートした病的状態までの睡眠・覚醒スペクトラムとして捉えることができる．つまり，一番左の「睡眠」からダイヤルを右に回していくと，ヒスタミン，ドパミン，ノルエピネフリン，セロトニン，アセチルコリンという5つの覚醒に関わる神経伝達物質により大脳皮質が賦活され「覚醒」に向かう．正中に位置する「覚醒」にダイヤルが合うと注意力や判断力のある適切な覚醒状態を維持できる．それより覚醒度が上がると，「過覚醒」の状態にある「不眠」が生じ，さらにダイヤルが右に回り覚醒度が高くなると「認知障害」，「パニック」，「幻覚・精神病状態」となる．発達障害や精神疾患に睡眠関連疾患が合併した場合，不眠や過眠が発達障害や精神疾患に伴う症状なのか，睡眠関連疾患に伴う症状なのか鑑別がしばしば困難なことがあるが，これは睡眠・覚醒スペクトラムのチャンネルが別々の力で操作されるためと考えれば分かりやすい．

❷ 「不登校」「ひきこもり」と睡眠の問題

　思春期の「不登校」や青年期の「ひきこもり」の患者では不眠や過眠，睡眠覚醒リズムの異常を主訴に睡眠の専門医療機関への受診に至る場合も多い．まず，以下に呈示する不登校の症例をもとに考えていきたい．

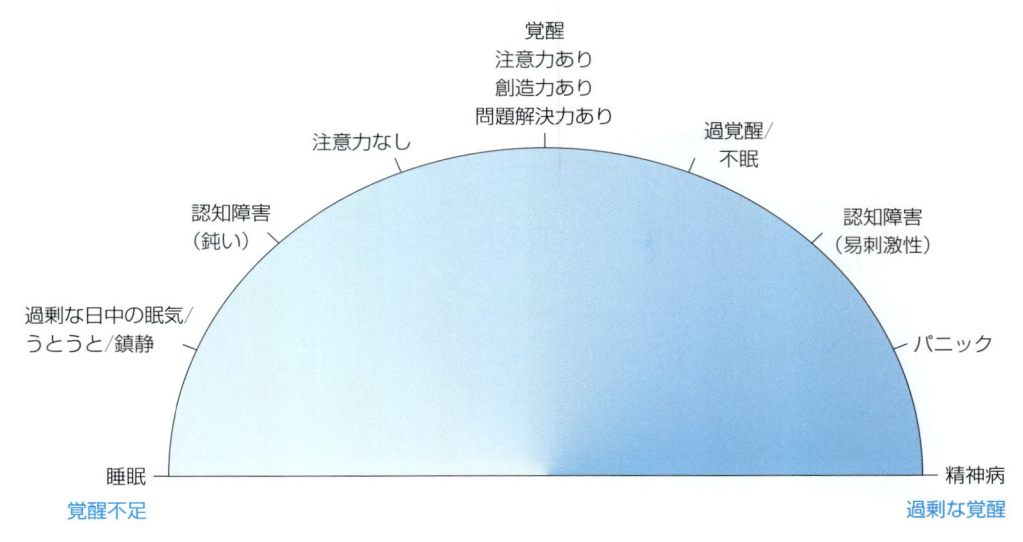

図1 睡眠・覚醒スペクトルと病態

〔Stahl SM, 仙波純一, 監訳：睡眠覚醒障害とその治療. Stahl's Essential Psychopharmacology（精神薬理学エセンシャルズ）第3版. メディカルサイエンスインターナショナル, 791-836, 2010. より作成〕

3 症例

1) 高校1年, 男子

中学生になってバスケットボール部に入部. 声が小さくクラブ活動で先輩から大きな声を出すように言われたり, クラスメートから色々からかわれるようになり, 中学1年の5月ころから学校に行くのを嫌がるようになった. 2学期の始業式は登校したが, 翌日からは朝起きようとするとふらついて登校できなくなった. このため, 小児科を受診し起立性調節障害と診断され昇圧剤の処方を受けたが改善しなかった. その後, 下痢や腹痛, 頭痛などがあり, いくつかの医療機関を受診し, 今度は過敏性腸症候群として治療を受けるが改善はなく, その後, こうした身体症状は軽減したので通院しなくなった. 以降, 中学1年の3学期に約1週間, 中学3年に1日だけ登校しただけで中学を卒業. 単位制高校に進学するが, 睡眠覚醒リズムが後退し入眠できるのが午前2-4時と遅く昼から夕方にならないと起床できずほとんど登校できず, 勉強も全くしない. 母親が新聞で「睡眠覚醒リズム障害」の記事を見て, 普通の睡眠覚醒リズムに戻り再登校できるのではと期待して当院への受診に至った.

このケースは長期化した不登校としては典型的である. 不登校は吉田が述べるように不思議な特徴をもつ[2]. つまり, 不登校生は登校したいというができないし勉強もしない. なぜ登校できないのか患者にもわからない. 一方, 不登校の患者は他の登校できている子供と若干違いはあっても大きな問題があるわけではない. 不登校の患者では様々な症状が生じるので, 起床困難や腹痛, 下痢など身体症状に注目すれば起立性調節障害や過敏性腸症候群など自律神経系の失調による心身症と考えることができるし, 無気力, 抑うつ気分, 倦怠感などからはうつ病として捉えることもできる（図2）. 一般的にこうした症状は年齢とともに変化し, 小学生では身体症状を主にするが, 思春期以降になると身体症状に替わって, 落ち込み, 無気力, イライラ, すぐ怒るなどの精神症状や問題行動とともに不眠や過眠, 睡眠覚醒リズムの異常といった睡眠の問題が生じやすくなる. うつ病的な症状もみられるものの, Diagnostic and Statistical

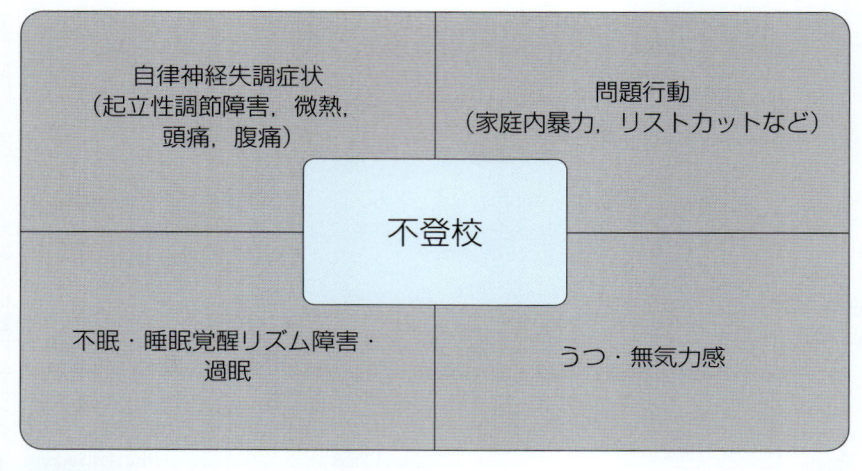

```
                    ┌─────────────────────────┬─────────────────────────┐
                    │   自律神経失調症状       │      問題行動            │
                    │ （起立性調節障害，微熱， │ （家庭内暴力，リストカットなど） │
                    │     頭痛，腹痛）        │                         │
                    │              ┌──────────────┐                   │
                    │              │    不登校     │                   │
                    │              └──────────────┘                   │
                    │ 不眠・睡眠覚醒リズム障害・ │      うつ・無気力感      │
                    │         過眠            │                         │
                    └─────────────────────────┴─────────────────────────┘
```

図2 不登校に関わる多彩な臨床症状

Manual of Mental Disorders 5th ed.（DSM-5）や International Classification of Diseases and related Health Problems 10th revision（ICD 10）のうつ病など精神疾患の診断基準を満たさないことが多く，臨床的には睡眠関連疾患と考えられる傾向にもなる．しかしながら，実際には呈示した症例のように不登校の患者を起立性調節障害と考えて薬物療法を行っても登校できる場合は限られるし，不眠症や睡眠覚醒リズム障害など睡眠関連疾患と位置づけて治療を行っても有効な場合は限られる．「盲人象を撫でる」という寓話で，象の足を触った盲人，尾を触った盲人，鼻を触った盲人が各々異なった捉え方をするのと似ていて，自律神経症状に着目すれば起立性障害，睡眠の問題に注目すると睡眠関連疾患と捉えられようが，それでは不登校の患者全体の病態とは言えず，全体を把握するためには bio-psychosocial に様々な視点から考えていくことが必要であろう．

❹ 適応論から見た不登校

精神科の視点から考えると不登校の患者の多くは学校に対する適応がうまくいかなくなった「適応障害」として位置づけられよう．ただし，DSM-5 や ICD-10 での適応障害は，はっきりとしたストレス因に対して情動面や行動面の症状が出現する障害であり，不登校でははっきりしたストレス因が存在しないことが多く，こうした診断基準における適応障害とは必ずしも一致するものではない．

図3 に精神力動学的にみた適応障害のモデルを示す．「心」の中心部分である「自我」は，願望や欲求の「エス」，「外界」という現実，良心や理想といった「超自我」の中でいつも圧迫されている．クラブ活動や勉強，友人との交流や恋愛など健康な行動やはけ口が働いていればよいが，うまくいかなくなると様々な精神症状や問題行動となり，不適応（適応障害）による症状が生じる．こうした適応障害は，特に「自我」やパーソナリティの問題と「現実」という環境の問題による要因が大きい．適応障害は，小児では環境の要因が大きく成人では環境の問題よりもその個人の「自我」やパーソナリティの問題が大きくなる（図4）．このため，幼稚園や小学校の不登校であれば，その原因を把握して手助けしてあげれば再登校できるようになるが，高校生になると環境よりも生徒の「自我」やパーソナリティの問題の方が大きくなり，こうした援助では再登校は困難となる．呈示した症例のようではクラブ活動やクラスでのからかわれたという問題があるように思えるが，それは本当の原因ではないと考えた方が良い．石に躓いて転んだと言って，躓いた石を取り除いても石はどこにでもあるので再び躓く．躓いても再び自

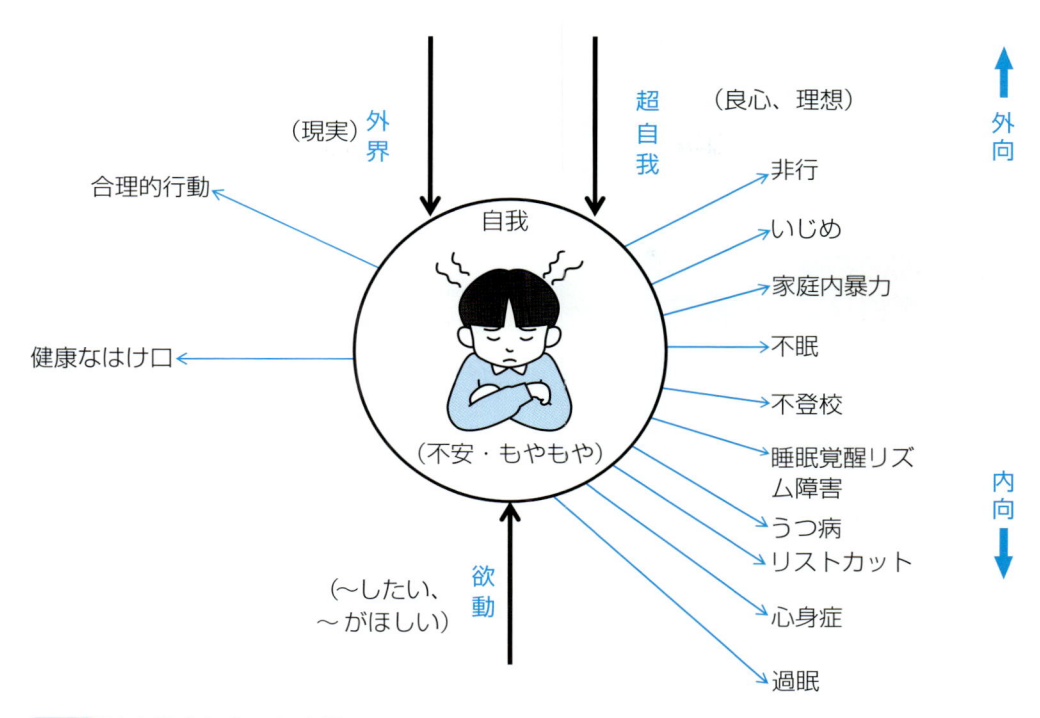

図3 適応障害からみた病態

〔前田重治：小児と青年期の問題の見立て．続図説臨床精神分析学．誠信書房，68-71, 1994. より作成〕

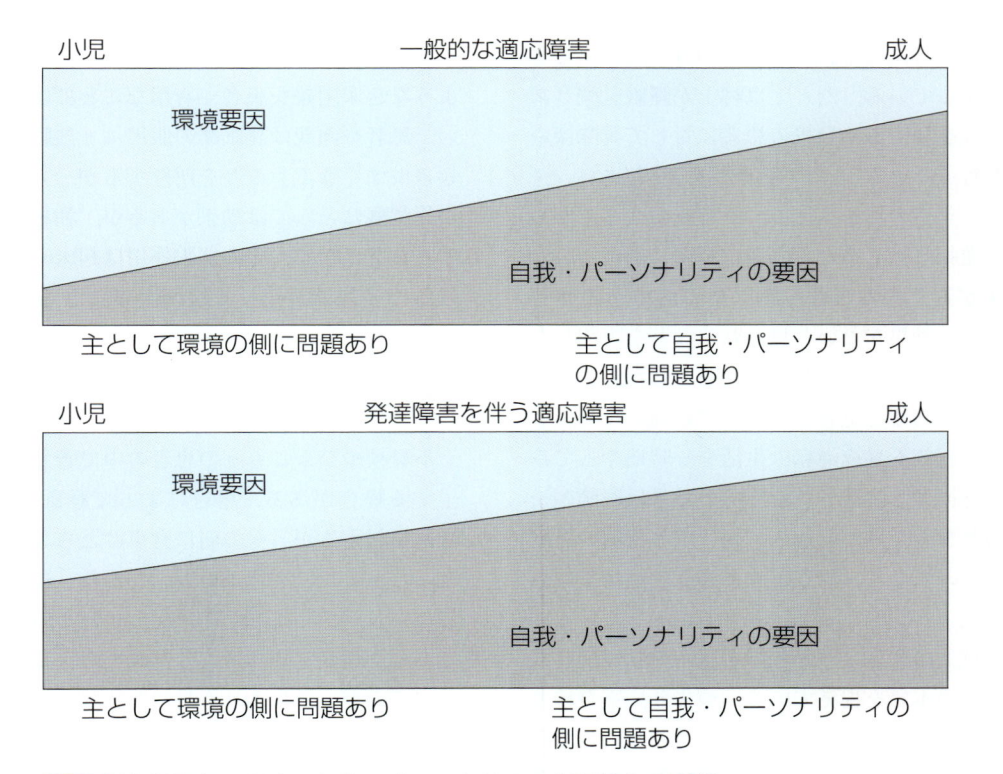

図4 適応障害における自我・パーソナリティと環境との関係

〔前田重治：不適応の種々相．図説臨床精神分析学．誠信書房，37-51, 1985. より作成〕

分の力で歩きだせるように援助してあげることこそ必要である．なお，発達障害をもつ子どもでは「自我」やパーソナリティの要因が大きくなっているために，環境の要因がわずかであっても不適応を生じてしまう．

❺ 思春期の不眠，睡眠覚醒リズムの乱れ

不眠は発達障害児を除けば小学校の低学年まではほとんどみられず，小学校高学年ころから若干みられるようになり，修学旅行で一晩中ほとんど眠れない児童がクラスに1人はみられるようになる．さらに思春期になると入試などで不安や緊張による過覚醒が生じ眠れなくなる場合が生じる．こうした緊張や過覚醒による不眠の場合，その原因は明らかなことが多く睡眠薬は比較的有効であるし，また，不眠の原因がなくなれば不眠も改善する．しかしながら，不登校やひきこもりを呈している患者の不眠や睡眠覚醒リズムの乱れを治療するのは非常に難しい．なぜならば彼らの不眠や睡眠覚醒リズムの乱れはある種のコーピングとしても作用している．たとえば村上が睡眠覚醒リズムの乱れを呈する不登校の患者に対して興味深い報告を行っている[5]．以下に概要を述べたい．

高校1年生の男子生徒で，不登校になってから昼夜が逆転しはじめた．両親は夜間に眠れないから起床が遅くなると考え睡眠薬の処方を希望した．医師は効果がないと思われることを説明した上で処方したが，やはり効果がなかった．このため，医師は両親と患者の生活のすれ違いを是正するため，両親も昼夜逆転の生活を一時期やってみることを提案し実践された．その結果は医師の予測どおり患者だけが朝起きて夜に眠る普通の睡眠覚醒リズムになり，両親とすれ違う生活はやはり続いた．

この村上の報告は不登校の不眠，睡眠覚醒リズムの乱れの本質を捉えている．つまり，不登校に伴う起床困難には「疾病利得」が潜んでいる場合が少なくない．登校できない彼らにとって，授業時間中に眠っていることは最も良い解決法である．両親が何とか起こそうとすると，興奮し，暴言を吐くが，起床時には記憶にない睡眠酩酊を呈することもある．しかしながら，両親の強い希望に応じて入院して終夜睡眠ポリグラフィを施行すると，自宅であれば早朝まで入眠できず昼過ぎまで寝ている彼らも，病院では自宅よりはるかに早い時間帯に入眠し，朝に何事もなく覚醒することがほとんどである．両親は狐につままれた感じになるようであるが，病院では「疾病利得」が働かないので当然の現象である．ただし，睡眠覚醒リズムの乱れが長期にわたって「疾病利得」がなかば失われても固定してしまうと，元の睡眠覚醒リズムに戻すのは非常に難しくなる．こうした場合，筆者はまずは昼までの起床を目標としてもらい，夕方からのバイトをすすめる．バイトをすることで，バイト先で様々な人間関係がつくれるし，社会との接触の中で少なからず傷ついた「自我」が回復することも多い．また，学校と異なり，適応が難しいと思えば激しく傷つく前に辞めるという選択も容易である．

なお，睡眠薬の使用は睡眠覚醒リズムの乱れのような起床困難な患者で有用なことはほとんどない．患者や両親は睡眠薬の服用は「熟睡できて朝起きやすくなる」ことを期待するが，入眠困難や中途覚醒にとっては効果があるが，朝起きやすくする薬ではなく，その催眠作用は起床時にも多少残るので朝はかえって起床困難になることもある．

❻ 思春期の過眠

不登校やひきこもりの患者の中で著しい過眠を呈する場合がある．場合によって睡眠時間は24時間を超えるが，その間に食事はとらないし，ほとんどトイレにも行かない．ただし，尿失禁は生じないし，1回の長時間睡眠もせいぜい2日までである．睡眠覚醒リズムの乱れを合併していることが多いが，それよりも長時間睡眠が目立ちナルコレプシーなどの過眠症が疑われる．確かに著しい日中の眠気を呈するナルコレプシーは思春期に好発するが，ナルコレプシーでは長時間睡眠を説

明できない．つまり，こうした非常に長時間におよぶ睡眠時間を呈する過眠は，ほとんどの場合，精神科的問題と考えられる．ICD-10 の原発性過眠症の記述が的確なので下記に引用する[6]．

過眠症は昼間の過剰な眠気と睡眠発作（睡眠不足では説明されない），あるいは完全覚醒への移行が長引いた状態として定義される．はっきりした器質性原因がみつからない場合，この状態は通常，精神障害と関連している．双極性感情障害のうつ病相，反復性うつ病，うつ病エピソードの一症状として認められる．しかしながら，訴えの心理的原因の証拠がしばしば存在するのに，時々他の精神障害の診断が満たされないことがある．

心因によると考えられる過眠は，図 3 に示すように睡眠覚醒リズム障害よりもさらに内向し退行した状態と考えられる．退行状態であることを指摘（直面化）することは容易であるが，指摘したところで過眠が改善するわけではない．過眠の原因が睡眠関連疾患によるものではなく精神科的な問題であることを説明し，目を避けていたい現実を少しずつ受け入れていくことを模索するしかない．

おわりに

思春期の不眠や過眠，睡眠覚醒リズムの乱れが臨床症状として目につくと，睡眠の専門医療機関で薬物療法や光治療などの治療を受ければ改善できると考えられるが，実際にはこうした期待どおりにいかない場合が多い．睡眠は精神疾患のバイタルサインであるが，そのバイタルサインよりもその背景にある不登校生の心理を理解していくことが治療の唯一の糸口と考えられる．

文献

1) Stahl SM, 仙波純一（監訳）：睡眠覚醒障害とその治療．Stahl's Essential Psychopharmacology（精神薬理学エッセンシャルズ）第 3 版．メディカルサイエンスインターナショナル 2010:791-836.
2) 吉田脩二：不登校．思春期・こころの病―その病理を読み解．高文研 1991:319-377.
3) 前田重治：小児と青年期の問題の見立て．続図説臨床精神分析学．誠信書房 1994:68-71.
4) 前田重治：不適応の種々相．図説臨床精神分析学．誠信書房 1985:37-51.
5) 村上伸治，他（編）：学校に行けない―不登校．こころの科学増刊号　入門―子どもの精神疾患　悩みと病気の境界線．日本評論社 2011:60-66.
6) The world Health Organization, 融　道夫，他（訳）：非器質性睡眠障害．ICD-10 精神および行動の障害―臨床記述と診断ガイドライン．医学書院 2005:189-198.

第2章 子どもの睡眠関連疾患各論とその治療

7　睡眠不足症候群（Insufficient sleep syndrome：ISS）

大阪大学大学院連合小児発達学研究科
松澤重行

はじめに

　睡眠不足症候群は，正常の覚醒状態と覚醒維持能力を保つために必要な睡眠量を得ることができない状態が続くときに起こる症候群である．睡眠不足は急性，短期間であっても反応性の眠気や脳機能低下症状を来たすが，慢性的，反復的になると中枢神経系の機能障害も進行し日常生活にかなりの支障を来たすことから，本症では「慢性的な」という点に主眼がおかれている．

　behaviorally induced insufficient sleep syndrome（BIISS，行動性睡眠不足症候群），chronic sleep deprivation はいずれも本症と同義であるが，2014年に米国睡眠医学会が改定した最新版の睡眠関連疾患国際分類（International classification of sleep disorders, third edition, ICSD-3）[1]では，睡眠不足症候群，insufficient sleep syndrome という疾患名を用いている．

　本症は男女の別なくどの年齢にも起こるが，とくに思春期に起こりやすい．睡眠時間には個人差に加えて民族や地域の差があり，生活習慣のほかに遺伝的要因，文化的要因も関係している．電子メディアの普及，進学のための学習や課題活動など社会的負担の増大といった，睡眠時間を奪う原因の中には，わかっていてもなかなか解決できないものも多い．

❶　診断基準

　ICSD-3[1]における診断基準を表1に示す．
　基準Fにあるように，本症でみられる症状が何らかの疾患によって起こっている場合には，本症は診断から除外される．しかしこれらの疾患に睡眠不足が併存し，症状が強まっていることがしばしばあるので注意する．

❷　睡眠症状

　純粋な睡眠不足症候群であれば，夜の寝つきは良く睡眠維持に問題はない．入眠困難や夜間覚醒を伴う睡眠不足があるときは背景に他の疾患や行動上の問題がある可能性がある．

　慢性的な睡眠不足状態では睡眠麻痺，入眠時幻覚症状が出現することがある．

　朝の起床には努力を要することが多い．

　社会生活において重大な問題が生じない限り，本人や家族が睡眠不足に気づかないか，気づいていても問題視していないことが多い．

❸　関連する症状

　慢性的な睡眠不足があると，日中の眠気，居眠りに加え，疲労，注意集中力の低下，落ち着きのなさ，意欲の低下，精神的活力の低下，易刺激性，情動不安，協調性の低下，無力感など，さまざまな症状がみられる．

　幼児期の子どもの睡眠不足では眠気症状よりも行動，情緒の症状がみられやすい．

　思春期の子どもを対象とした慢性睡眠不足研究は多く，

- 身体的な健康（肥満，血圧，肩痛背部痛，頭痛，腹痛）
- 心理社会的な健康（注意の問題，攻撃性，抑う

表1 ICSD-3における睡眠不足症候群の診断基準

以下のAからFのすべてを満たすこと．
A．日中起きているときに抑制できない眠気があり，ふいに眠ってしまうことがある．思春期前の子どもでは眠気に起因する行動異常がある．
B．本人または家族などの関係者から得られた病歴や睡眠・覚醒リズム表，アクチグラフ（注1）によって示される睡眠時間が，年齢相応の睡眠時間に比べて短い（注2）．
C．睡眠時間の短縮がほぼ毎日，少なくとも3か月間続いている．
D．睡眠時間の短縮は目覚まし時計や他者に起こされることによって生じる．週末や休暇などでこのような目覚まし時計や他者の声かけがない時には，ふつう睡眠は長くなる．
E．睡眠時間を長くとると眠気症状は軽減する．
F．症状は，その他の治療されていない睡眠関連疾患，服薬の影響やドラッグの使用，内科的疾患，神経疾患，精神疾患によるものではない．

注1．自己申告した睡眠歴や睡眠覚醒リズム表の信頼性が疑われるときは，アクチグラフィを最低2週間行うのがよい．
注2．長時間睡眠者（long sleeper）の場合，毎日の睡眠時間はその人の年齢を基準にすると正常範囲にあるかもしれないが，その患者にとっては不十分である．

〔American Academy of Sleep Medicine: Insufficient sleep syndrome. In: The International Classification of Sleep Disorders, third Edition. 2014 より〕

つ，不安，行為障害，対人機能の問題，喫煙，飲酒）
● 学習面での機能（学習成績の低下，授業中の集中力低下，授業中の眠気，作業中の外傷）
● 危険な行動（喫煙，飲酒，無免許運転，暴力，自殺企図）

など，広範囲にわたる影響が示されている[2]．多くは横断研究であるため因果関係を判断しにくいという問題があったが，近年のコホート研究でも同様の結果がみられる[3]．

❹ 日本の子どもの睡眠時間

最近のメタアナリシス研究[4]によれば，子どもの年齢が上がるにつれて平日の睡眠時間が短くなり，週末は平日に比べて就床時刻が遅く睡眠時間は長くなる．これらの傾向は世界的に共通するが，中でもアジアの子どもは北米，欧州に比べて平日の就床時刻が遅いために睡眠時間が短くなり，日中の眠気が強いという．

また，過去100年間に，世界の子どもの睡眠時間は急速に（1年あたり0.73分/夜ずつ）短くなっているという[5]．NHK放送文化研究所による5年ごとの調査でも，日本の子どもの睡眠時間は年を追うごとに短くなっている[6]．

❺ 睡眠時間，睡眠相（睡眠時間帯）と思春期の発達

睡眠覚醒は脳内で恒常性（ホメオスタシス），概日リズム（サーカディアンリズム）という2つのシステムによって調節されている．恒常性システムの原理は，起きている時間が長いほど睡眠圧が高くなる（起きている時間が長いほど眠りやすくなる）ということである．概日リズムシステムの原理は，毎日同じリズムで睡眠圧が上下する（毎日ほぼ決まった時間帯に眠りやすくなる）ということである．ここで，睡眠圧とは覚醒から睡眠へと向かわせる力の大きさを表現する概念的な用語である．この2つのシステムがそれぞれ十分に機能し，かつ噛み合っていると，夜になると自然な眠りが訪れ，十分に眠ると朝には自然に目覚めることができる．

睡眠圧の日内変動を図1に示す[7]．

恒常性システムでは，夜の睡眠が始まるときに睡眠圧は最大になり，眠り始めると圧は減少する．この神経学的メカニズムはよくわかっていない．

概日リズムは体内時計の中枢にあたる視床下部視交叉上核（SCN）が統括する内因性の周期である．SCNがその分泌を調節している松果体のメ

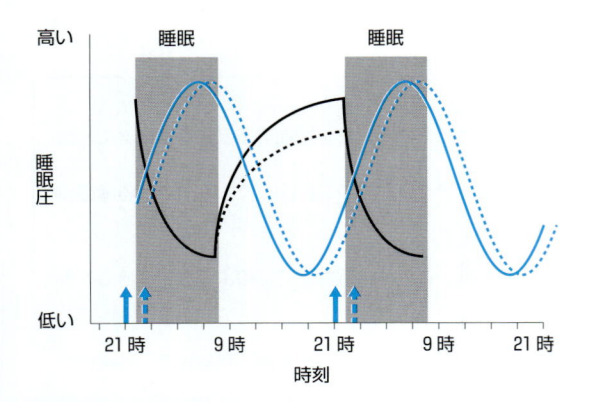

図1 睡眠圧の日内変動を示す模式図

黒線は恒常性システム，色線は概日リズムシステムにおける睡眠圧，色の矢印はメラトニン分泌開始時刻を示す．灰色帯は 22 時就寝，7 時起床として睡眠時間を表している．(1)実線は思春期前小児の睡眠圧変動を示す．恒常性システムの睡眠圧は就寝時(22 時)が最大で就寝後急速に低下する．概日リズムシステムの睡眠圧は夕方から上昇し始め，夜半過ぎに最大となる．(2)点線は思春期小児〜青年期の睡眠圧変動を示す．実線と比較し，恒常性システムでは日中覚醒時間帯の睡眠圧上昇が緩やかになり，概日リズムシステムでは睡眠圧の位相やメラトニン分泌開始時刻が後退する．このような両システムの思春期変化によって，就寝していた時刻(22 時)における睡眠圧はより低くなり，眠気が弱くなる．〔Crowley SJ, et al: Sleep during adolescence. In: Sheldon SH, et al.: Principles & practice of pediatric sleep medicine, second edition. Elsevier, London, UK: 45-51, 2014 より一部改変〕

ラトニンは，日中はほとんど分泌されず，就寝 1〜2 時間前から夜中にかけて増加し，その人が通常起床する時刻の前になると減少する．この影響によって，概日リズムにおける睡眠圧は夕方から夜半にかけて上昇し最大となる．

　体内時計の周期は"ほぼ 24 時間"で，外界の時の周期(24 時間)とは一致しないが，外界の時を伝える因子(zeitgabers)の刺激に SCN が反応することによって，体内時計は外界の 24 時間周期に同調することができる．zeitgaber の代表は光であるが，中枢時計の時刻によって明暗刺激に対する反応は異なったものになる．たとえば，体内時計が明け方から午前中にあたる時に光を受けると体内時計の位相は前進するが，夕方から夜中にあたる時に強い光を受けるとメラトニン分泌は抑えられ位相は後退してしまう．また，概日リズムと関連して，ヒトには 1 日の中で活動の時間的指向性(クロノタイプ：朝型/夜型)があるとされる．

　ところで，思春期には視床下部 - 下垂体 - 性腺系が活性化し二次性徴が進行する．この時期には脳にも大脳皮質シナプスの減少などの構造変化が起こり，睡眠覚醒リズムの調節にも生理的な変化が生じる．恒常性システムでは，覚醒中の睡眠圧の上昇は思春期前に比べて緩やかになる．概日リズムシステムでは，性成熟が進むほどメラトニン分泌開始時刻が遅くなり，概日リズムが後方にずれていく．クロノタイプは夜型にシフトする傾向がある．こうして就寝時刻における睡眠圧は思春期になると低くなっていくため，眠くなる時刻が遅くなり，夜の覚醒維持がしやすくなる．思春期の睡眠相後退と二次性徴の進行に関連を見出した疫学研究もあり，思春期の睡眠相後退(の少なくとも一部)は脳成熟を反映する生物学的現象であると考えられる[8]．

　さらに，近年では，メディアへのアクセスや他者との交流を容易にする種々のデバイスが子どもたちに非常に身近なものになった．睡眠と電子メディア使用時間との関連を扱った研究の多くは横断研究であるが，そのほとんどが，メディア視聴時間が長いと就寝時刻は遅く，夜間睡眠時間は短くなるという結果を示している[9]．日本では，学習塾や予備校，あるいはインターネットを通じて夜遅くまで学習する機会が多様化したことも睡眠不足と無関係ではない．

　一方，思春期小児の起床時刻はそれまでと同じか少し早くなるが，これは社会生活時間に合わせていくための努力の結果である面は否めない．つまり，この時期にみられる睡眠時間の減少はまったくの自然現象ではない．言い換えれば，加齢とともに睡眠の必要度が減少するために睡眠時間が減少しているのではない．むしろ事実は逆であり，思春期にはそれ以前と同程度かそれ以上の量の睡眠が必要である[10]．したがって思春期の子どもは常に睡眠不足の状態を抱えやすく，年齢が上がるほど平日に不足した睡眠を週末に補充する傾向が強まり，睡眠覚醒リズムの規則性を乱す危険がつきまとうことになる．

❻ 進行，悪化

　本症を放置しておくと，抑うつ状態やその他の精神心理学的問題を引き起こすことがある．すでに何らかの疾患を有する患者では，本症がその疾患に悪影響を及ぼすことがある．

　慢性的な睡眠不足の状態で長期休暇が始まって起床時刻の制約がなくなり，朝はゆっくり眠って夜は遅くまで起きているという生活が続いてしまうことで概日リズムが後退し，それが新学期になっても治らないことがある．

　睡眠不足が日常化している時期には，機能障害や自立神経症状が強いが，不登校になると睡眠不足が消失することで症状が改善し，リズム障害と不適応が前面に出ることもよくある．

❼ 病理，病態生理

　本症における諸症状は，睡眠不足に対する正常の生理学的反応によって生じていると考えられている．

　本症を引き起こす/悪化させる要因には，
- 睡眠時間確保にとっては不適切な習慣（深夜に及ぶ電子メディアの利用，外出や学習など）や誤った信念，価値観
- 睡眠関連疾患：概日リズム睡眠障害，不眠症，睡眠時無呼吸症候群，パラソムニア，レストレス・レッグズ症候群，ナルコレプシーなど
- 内科的疾患・神経疾患：アトピー性皮膚炎，気管支喘息，慢性鼻炎など
- 精神疾患：気分障害，不安障害，ストレス障害など
- 環境（室内の光，音），感覚過敏

などがある．とくに原因になっている疾患，依存している疾患を見落とさないよう注意する．たとえば，病的な葛藤や不安が存在し，それが不適切な習慣や誤った信念につながっている場合がある[11]．

　睡眠不足につながる本人の習慣，信念や価値観が，実は親や友人のそれを反映していたり，本人には極めて切実なものであることがある．

❽ 検査所見

　睡眠・覚醒リズム表（p 236 参照）またはアクチグラフでは，就寝時刻，起床時刻，睡眠時間の短縮，平日と休日の睡眠覚醒リズムの違いがみえる．患者や家族の話す内容から睡眠不足が疑われたときには必ず睡眠・覚醒リズム表を用いて把握する．

　終夜睡眠ポリグラフィ（PSG）は本症の診断に必要ではないが，行った場合には睡眠潜時の短縮，高い睡眠効率（90％以上）がみられる．検査時間を制限しなければ，睡眠時間が長くなる．

❾ 診断，鑑別診断

　睡眠不足症候群の診断において何よりも大切なのは睡眠不足の存在を疑うことである．とくに，眠気以外の症状が前面に立つときには，患者，医療者ともに睡眠を過小評価する傾向がある．

　診断は診断基準に基づいて行うが，慢性的に睡眠時間が不足している事実と症状とを把握すればあまり困ることはない．

　ただし，年齢に比し多くの睡眠を生理的に必要とする長時間睡眠者が睡眠不足に陥った場合，年齢相応の睡眠時間を確保しても症状は良くならないため，診断が難しい．

　鑑別診断としては，ナルコレプシー，その他の過眠症状を来たす疾患が問題になる．強い睡眠不足の患者には睡眠麻痺や入眠時幻覚が出現し，平均睡眠潜時検査（MSLT）を行うとナルコレプシーを疑う所見（2回以上のSOREMPs，睡眠潜時の短縮）がみられることがあるので注意する．

❿ 治療，対応

　睡眠時間には個人差があり，睡眠不足に対する症状の種類や重症度にも個人差がある．推奨される睡眠時間というものはどの時代にも存在するが，科学的根拠に乏しいため治療の目標にはできない[5]．大規模調査[12]によって得られた子どもの睡眠時間や就寝時刻，起床時刻の分布（表2）は，説明資料として活用できるが，目標値の設定には

表2 小学生の就寝時刻，起床時刻，睡眠時間

学年	子どもの就寝時刻(時:分)(平均±標準偏差)	子どもの起床時刻(時:分)(平均±標準偏差)	子どもの睡眠時間(時間:分)(平均±標準偏差)
全体(n=4,269)	21:30±0:39	6:34±0:23	9:04±0:38
1年生(n=759)	21:06±0:34	6:32±0:23	9:26±0:33
2年生(n=690)	21:15±0:33	6:33±0:23	9:17±0:34
3年生(n=684)	21:27±0:32	6:36±0:21	9:08±0:31
4年生(n=730)	21:33±0:37	6:34±0:23	9:01±0:35
5年生(n=689)	21:43±0:36	6:33±0:25	8:50±0:35
6年生(n=717)	21:55±0:42	6:35±0:25	8:39±0:38

〔村田絵美，他：小児保健研究 2014；73:798-810．より一部抜粋〕

あまり向かない．

治療，対応のポイントを表3にまとめた．睡眠不足になることを目的に生活している人はほぼ皆無であり，みな何らかの理由やメカニズムがあるために本症に至っている．中には本人には変えにくい，あるいは変えたくない理由やメカニズムもある．したがって「睡眠不足だからもっと早く寝なさい」では治療になりにくい．具体的なスケジュール設定，問題点の抽出と対応，継続的な関わりが必要になることが多い．

その人にとって望ましい睡眠時間を科学的につきとめることは実は難しい．診療においては，記録された睡眠覚醒リズム表から1日あたりの平均睡眠時間を計算し，これを毎日の目標睡眠時間とするのがよい．眠気や脳機能異常の程度に応じて多少の睡眠時間を追加することができればなお良いが，それだけの時間を睡眠のために捻出することは簡単ではないことが多い．

睡眠スケジュールは，まず起床時刻を決め，次いで毎日の目標睡眠時間を確保できるように就寝時刻を決定するようにしている．長期休暇や不登校が常態化している場合など，起床時刻に制約がなければ，最初に就寝時刻を決め，朝は自然に覚醒するまで起こさずにいることが，睡眠不足を軽減するためには一番の近道であると実感している．しかし，学校に登校しながら治療を進めるためには，起床時刻を決めることから始めざるを得ない．

このようにして定めた治療計画であっても，生活習慣の切り替え，学習スケジュールの調整，快楽を切り上げることの難しさなどの障壁があり，実際には目標時刻に寝ることが難しい場合もよくある．段階的な目標設定，ていねいで継続的な診療，親の理解と協力を得ること，子どもや親の動機付けを高めることが重要である．認知行動療法的な関わりも模索されている[11]．

本症は慢性に生じた疾患であり，急性睡眠不足のときに一晩ぐっすり眠ったら良くなるのとは異なり，症状が改善するのには月単位を要することが多い．睡眠時間を増やすことで一時的にかえって眠気が増したり，目覚めが悪く体調がすぐれないこともあることを心得ておく．

電子メディアの利用が本症の原因になっている場合，その解決が簡単ではないことがある．テレビ視聴時間を減らすための研究の文献レビュー[13]によれば，テレビ利用時間を日々モニタする，テレビ視聴時間に応じたノルマ(歩く，運動するなど)を課す，クリニックでカウンセリングを行うといった方法は短期的には治療効果があるというが，長期的には不明である．2歳時のテレビ視聴時間が長いほど幼児期後期のテレビ視聴時間が長いという報告[14]があり，乳幼児期の電子メディア

表3 治療，対応のポイント

1. 現在の睡眠時間，時間帯を把握し，本症であることを本人と家族に伝える．
   - 現在の睡眠時間，時間帯を把握するためには睡眠覚醒リズム表を2〜4週間記録してもらい，より正確な情報をもとに判断する．

2. その人にとって望ましい睡眠時間を推定し，実際の睡眠スケジュールを本人が決める手伝いをする．
   - 記録された睡眠・覚醒リズム表から1日あたりの平均睡眠時間を計算し，これを毎日の目標睡眠時間とするのがよい．
   - まず起床時刻を定め，次いで毎日の目標睡眠時間を確保できるように就寝時刻を決定する．
   - 決めた就寝時刻に眠れるように，就寝前のスケジュールを相談する．
   - この就寝時刻があまりにも実現できそうにない場合，段階的な目標設定を行う．(休日にできるだけ睡眠不足分を補充する→休日の睡眠補充を少しずつ平日に移し日々の不均等を少なくする，など)

3. 何が睡眠時間を短縮しているかを理解し対策を考える．
   - 寝室の環境は？(光，音，温度，人，電子メディアの影響など)
   - 夕方から就寝時刻までの過ごし方は？(就寝時刻の1時間前になったら興奮刺激，過度の光刺激は避けるなど)
   - スケジュールは睡眠を圧迫していないか？(放課後や早朝の課外活動，夜の塾など)
   - 布団に入ってからの行動は？(ゲーム，スマートフォン，考え事をする習慣など)
   - 日中の活動量，光の曝露は？

4. 計画にもとづいて生活し，あわせてリズム表を継続記録してもらう．結果を評価，分析し，うまくいった点，問題点，症状の改善度などを整理する．必要があれば目標を修正する．

5. このサイクルを繰り返していく．

曝露への対応と睡眠覚醒リズムの確立が思春期の睡眠不足の予防につながるかもしれない．

毎朝起こされてもなかなかすぐに起きることができないからという理由で，早朝から何回も目覚まし時計を鳴らしている人がいるが，必要な睡眠時間を分断することになり，かえって症状を悪化させていることが多い．

おわりに

睡眠不足症候群は，睡眠覚醒調節や睡眠の必要性が成長に伴って変化する生物学的メカニズムと，社会的負荷への適応，あるいは文化技術の進歩によってもたらされた生活環境とのぶつかり合いによって生じることを説明した．

本症によって生じる症状を理解し，その子どもの睡眠状況と望ましい睡眠時間を正しく評価し，それを阻害する要因を明らかにすることが診断，治療にとって重要であることを述べた．

文献

1) American Academy of Sleep Medicine: Insufficient sleep syndrome. In: The International Classification of Sleep Disorders, 3rd ed. 2014
2) Shochat T, et al: Sleep Med Rev. 2014;18(1):75-87.
3) Bonuck K, et al: J Pediatr 2014;6. pii: S 0022-3476(14)01039-7.
4) Gradisar M, et al: Sleep Med. 2011;12(2):110-118.
5) Matricciani L, et al: Pediatrics 2012;129(3):548-556.
6) http://www.nhk.or.jp/bunken/summary/research/report/2011_04/20110401.pdf
7) Crowley SJ, et al: Sleep during adolescence. In: Sheldon SH, et al.: Principles & practice of pediatric sleep medicine, second edition. Elsevier, London, UK: 45-51, 2014
8) Sadeh A, et al: Sleep 2009;32(12):1602-1609.
9) Hale L, Guan S: Sleep Med Rev. 2014;12. pii: S 1087-0792(14)00081-1.

10) Carskadon A, et al: Sleep 1979;2(4):453-460.
11) Dahl R, Harvey A: Sleep disorders. In: Rutter M, et al: Rutter's child and adolescent psychiatry, fifth edition. Blackwell publishing, USA, 894-905, 2008
12) 村田絵美, 他：小児保健研究 2014;73:798-810.
13) Schmidt ME, et al: Obesity (Silver Spring) 2012; 20(7):1338-1354.
14) Curtain LK, Kahn RS: Pediatrics 2002;109(4):634-642.

第2章 子どもの睡眠関連疾患各論とその治療

8 概日リズム睡眠覚醒障害

名古屋市立大学大学院薬学研究科・薬学部神経薬理学
粂　和彦

はじめに：個人差の問題

　睡眠不足と生活の夜型化は，定年後の高齢者を除けば，小児に限らず国民全体の深刻な問題である．しかし，睡眠を社会問題化することは難しい．交代勤務の健康への悪影響は，既に十分な科学的根拠をもって証明されているが，深夜勤務が社会に必要で賃金も高いことから，交代勤務は容認され割合も増えている．小児の睡眠不足・夜型化の悪影響も，家庭や教育現場では深刻な問題として認識されていない．その要因として，睡眠時間や体内時計の同調性の個人差がある．睡眠時間が短くても，問題がない子どもが多数いて，休日や授業中の居眠りで何とか乗り切る子どももいる．社会全体の中で睡眠不足・夜型化の悪影響を強く受けるのは，多分5〜10％という少数派なので，社会的配慮を得にくい．さらに，睡眠の問題は，身体的障害や痛みなどと異なり，見えにくく，また，努力で一定程度は乗り越えられる眠気という症状が主体なので，多数派が何とか耐えられる社会環境では，少数派の「根性不足」とされやすい．ただし，交代勤務の場合は長期間問題なく継続できる方が少数派で，10〜15年で多くの人が交代勤務を離れる．逆に2割程度の人が問題なく20年以上継続できる．これには遺伝的要因が関与している可能性がある．本項で取り上げる概日リズム睡眠覚醒障害は，1日の中で睡眠を取る時間帯である「睡眠相」が望ましい時間帯からずれる障害である．睡眠相がずれることで，学校などに支障をきたし，不登校として顕在化することが多い．原因として，環境要因と本人の心理・行動要因も重要だが，身体的な遺伝要因，睡眠時間と光に対する感受性も重要である．症状も対処法も個人差が大きく，個別の丁寧な対応が必要な障害である．

❶ 概日リズム睡眠覚醒障害の診断

　睡眠は，量（睡眠時間），質（睡眠の深さ），位相（睡眠相）の三要素が重要で，さらに睡眠中に出現する寝言，寝ぼけ行動，いびき，歯ぎしり，夜尿，悪夢，睡眠麻痺（金縛り）などの有無，日中の問題としての眠気の強さなどが問題になる．精密検査は，脳波を中心に夜間睡眠を記録する終夜睡眠ポリグラフィ（Polysomnography：PSG）と，昼間に4〜5回の短時間睡眠試行を繰り返し，日中の眠気の程度を測る反復睡眠潜時検査（Multiple Sleep Latency Test：MSLT）が行われる．概日リズム睡眠覚醒障害では，日常生活中の睡眠相が問題になるため，通常1週間以上，本人または家族につけてもらう睡眠記録で診断する．種々の睡眠記録があるが，睡眠覚醒リズムを見るためには，夜が中心にくるグラフの方がみやすい（図1）．ただし，自己記録は正確性や客観性に問題があり，必要に応じて，腕時計型計測機で活動量を測るアクチグラフなどの検査機器で，客観的に睡眠を調べる．睡眠相は，図2-1に示すように，概ね23時から7時の間に毎日の睡眠が入り，週末などの例外でも普段からのずれが2時間未満の場合，正常と考える．この図の睡眠禁止帯とは，覚醒維持帯とも呼ばれ，習慣的な睡眠時間の数時間前に1日の中で最も眠気が弱く目が冴えている時間帯である（図3）．睡眠禁止帯は，その生理的意義やメカニズムは，わかっていないが，睡眠障害を考える上

図1 睡眠日誌のフォーマットの一例

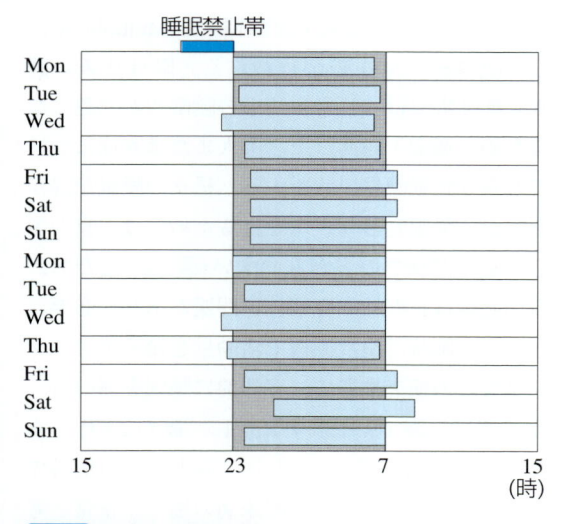

図2-1 正常な睡眠覚醒リズム
灰色：睡眠を取ることが望ましい時間帯（23時〜7時）
水色：実際の睡眠時間の記録

で最重要な時間帯である．睡眠禁止帯が存在することで，1日の睡眠覚醒リズムが固定され，習慣的に就眠する時刻よりも早く眠ることが難しくなる．一度夜型になってしまうと，この時間帯では睡眠薬なども非常に効きにくい．

❷ 概日リズム睡眠覚醒障害の分類

中高生以上では，図2-2のように，平日の睡眠時間が必要量より短く，週末のみひどい夜型，つまり夜更かし・寝坊するパターンが増え，高校生では半数以上に認められる．夜型化がさらに進むと，平日にも寝坊（遅刻）や夜更かしが始まる．睡眠禁止帯が深夜にずれこむことから，早く眠ることで朝型にリセットしようと努力しても，なかなか成功しなくなり，図2-3のように，平日も含めて起床・就眠時刻とも遅く，睡眠相が後退した睡眠覚醒相後退障害（Delayed Sleep-Wake Phase Disorder：DSPD）となる．遅れが8時間以上となれ

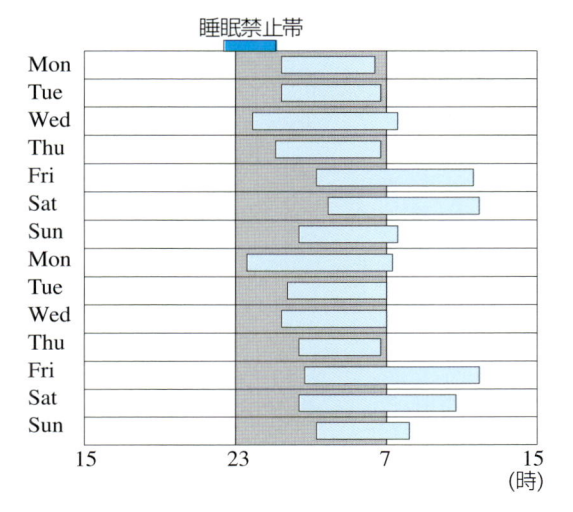

図 2-2 不適切な夜型の睡眠覚醒リズム
灰色：睡眠を取ることが望ましい時間帯（23 時〜7 時）
水色：実際の睡眠時間の記録

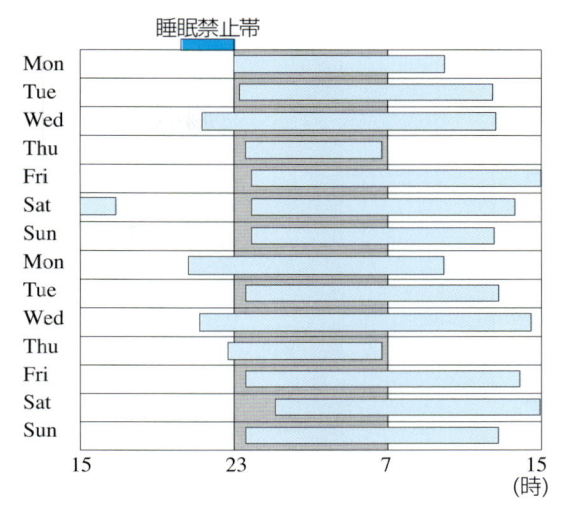

図 2-4 長時間睡眠者の睡眠覚醒リズム
灰色：睡眠を取ることが望ましい時間帯（23 時〜7 時）
水色：実際の睡眠時間の記録

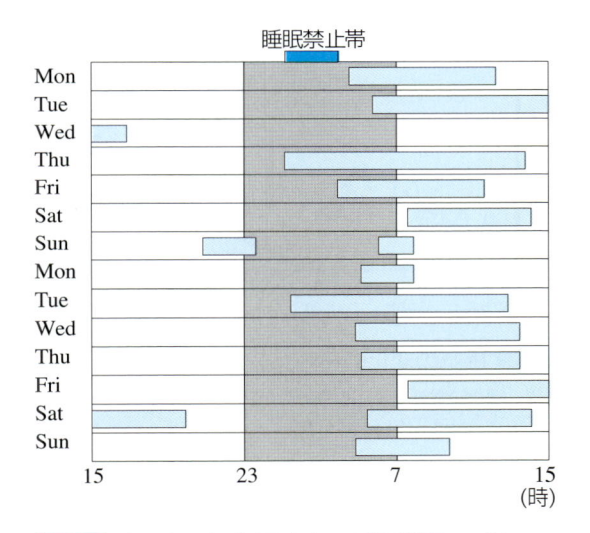

図 2-3 睡眠覚醒相後退障害の睡眠覚醒リズム
灰色：睡眠を取ることが望ましい時間帯（23 時〜7 時）
水色：実際の睡眠時間の記録

ば，明け方に眠ることになり，俗に言う「昼夜逆転」となる．昼夜逆転になると，眠る直前に朝の光を浴びてしまい，その睡眠覚醒相後退作用と覚醒作用の結果，さらに寝つきが悪くなって，睡眠相後退状態が完全に固定してしまう．また，図 2-4 のように睡眠相は大きくずれず，就眠時刻はそれほど遅くならないが起床時刻のみ遅くなる場合

もあり，長時間睡眠者（Long Sleeper）と呼ばれる．たとえば，深夜 2 時過ぎまで起きていて午前 10 時に起きるなら睡眠時間 8 時間で睡眠相後退障害，午後 11 時に寝ても午前 10 時にしか起きられないなら睡眠時間 11 時間で長時間睡眠者である．この 11 時間が正常なのか延長しているかについては，前項に書いた個人差を考える必要があり，通常は，それより前の健康な時の睡眠時間から判断する．たとえば，8 時間睡眠でまったく問題がなかった子が，ウィルス感染症後に 11 時間眠るようになったケースなら，睡眠時間が延長したと考える．しかし，受診以前に 8 時間睡眠でも日中の眠気が強く遅刻も多かったなら，生得的に長時間睡眠者であった可能性も考える必要がある．実診療では，睡眠時間が 12 時間から 14 時間くらいに延長しているケースにも遭遇するが，自然なばらつきとしては長すぎるので，病的に睡眠時間が延長していると判断する．長時間睡眠者は，通常は概日リズム睡眠覚醒障害には含めないが，夜の 8 時，9 時に寝ないと，普通の時間に学校に行けず，就寝時刻が 22〜23 時であれば起床時関が遅くなり，遅刻・不登校の原因となることから，本稿に含めた．また，毎日の睡眠位相や時間が極端

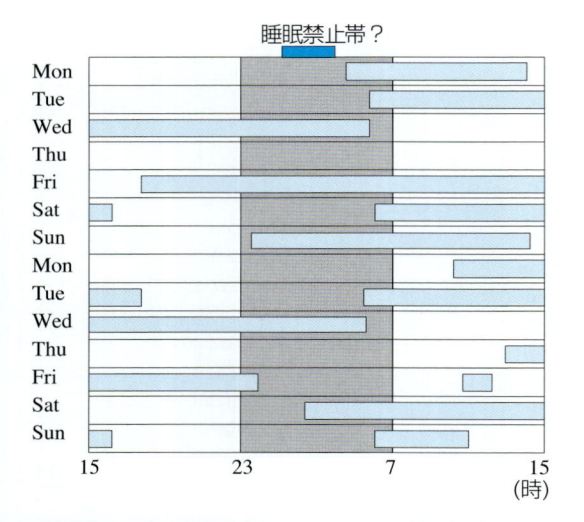

図 2-5 不規則睡眠覚醒リズム障害の睡眠覚醒リズム
灰色：睡眠を取ることが望ましい時間帯（23時〜7時）
水色：実際の睡眠時間の記録

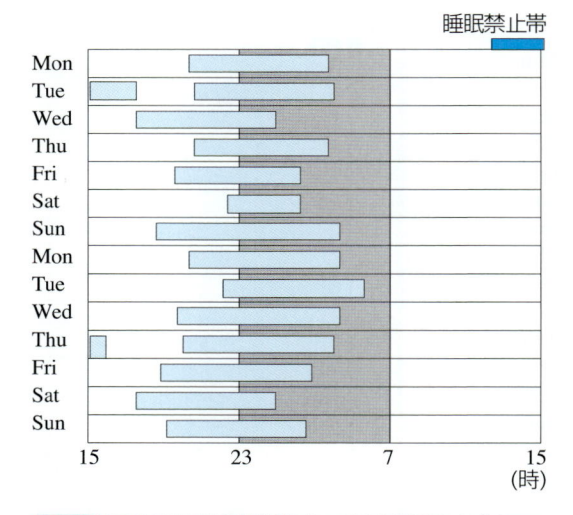

図 2-7 睡眠覚醒相前進障害の睡眠覚醒リズム
灰色：睡眠を取ることが望ましい時間帯（23時〜7時）
水色：実際の睡眠時間の記録

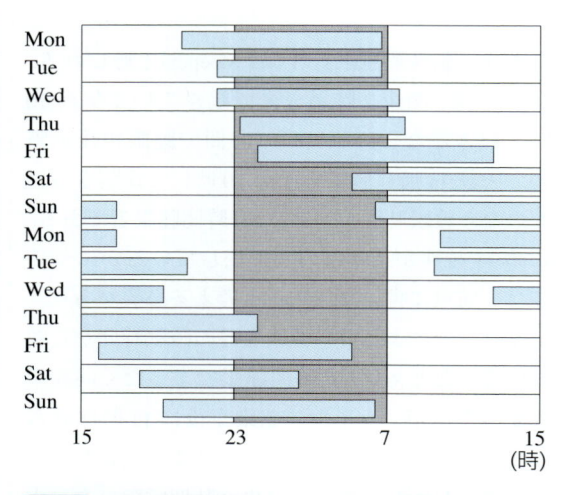

図 2-6 非24時間睡眠覚醒リズム障害の睡眠覚醒リズム
灰色：睡眠を取ることが望ましい時間帯（23時〜7時）
水色：実際の睡眠時間の記録

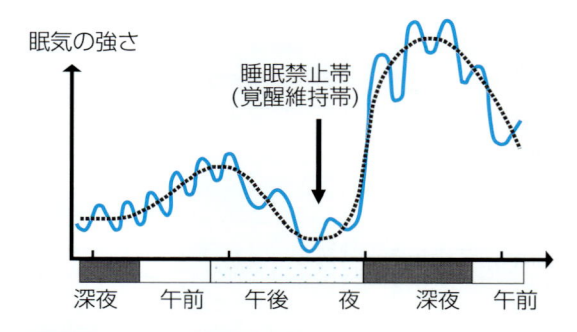

図 3 眠気の変化の日内リズム
色線：細かい眠気の変化も含めたもの
点線：大きな変化のみ示したもの

に不規則になる不規則睡眠覚醒リズム障害（図2-5, Irregular Sleep-Wake Rhythm Disorder：ISWRD）や，睡眠覚醒サイクルが24時間ではなく自由継続（フリーラン）して，睡眠相がだんだんずれていく自由継続型，または非24時間型睡眠覚醒リズム障害（図2-6, Free-Running または，Non-24-Hour Sleep-Wake Rhythm Disorder：Non24）もある．不規則睡眠覚醒障害は，睡眠覚醒相後退障害の状態を何とか乗り越えようと，徹夜をして学校に行くなどの無理をしている状態で出現しやすい．また睡眠相が前進してしまう睡眠覚醒相前進障害（図2-7, Advance Sleep-Wake Phase Disorder：ASPD）も知られている．この場合，起床困難がないので不登校にはならないが，夕方以後の活動に支障を来たす．非24時間型やASPDは遺伝要因が強く，ASPDは時計遺伝子の変異による遺伝家系も知られており，家族の一部が同様の症状を示すことがある．

❸ 概日リズム睡眠覚醒障害と不登校

睡眠覚醒相後退障害や長時間睡眠者は，学校には行きたいが，朝起きることができないという主訴で外来受診することが多い．不登校の原因疾患として，小児慢性疲労症候群，起立性調節障害，線維筋痛症，脳脊髄液減少症などや，精神疾患(小児うつ病，社会不安障害など)がある．それぞれ典型的な経過・原因と症状を持つ中核群があり，ウィルス疾患罹患を契機に炎症症状と倦怠感が持続するなら小児慢性疲労症候群，普段から立ちくらみが多く，朝は目覚めても倦怠感が続けば起立性調節障害，運動中の転倒後に頭痛がひどくなり登校できないなら脳脊髄液減少症と診断できる．一方で，どの疾患も非特異的症状があり，それが重複する周縁群もある．典型的な原因や所見に欠けたり，あるいは，発症時には典型的であったものが，遷延する間に種々の不定愁訴を合併して不登校が持続する例もあり，多くが睡眠障害を伴う．原因疾患がはっきりしていれば，その治療も重要だが，たとえ原疾患が治癒しても，睡眠リズム障害が残ると治癒抵抗要因となるため，対症療法として，睡眠リズムの治療・正常化は重要である．

❹ 概日リズム睡眠覚醒障害の治療

治療は原因と症状によっても異なるが，中心は睡眠障害の理解と睡眠衛生の指導による行動療法である．高照度光治療や薬物治療にも一定の効果があるが，その場合も行動療法は必須である．その際，図4に示すように環境からの光が体内時計の位相に応じて，概日リズムを進める作用と遅らせる作用があることの理解が大切である．

ここでは，最も多い睡眠覚醒相後退障害についての行動療法をまとめる．まず，本人・家族に障害の生理的基盤と対策について理解してもらうことが最重要である．内容は図5にまとめる．その後，睡眠記録からその子の体内時計の位相を推定し，実時刻とのずれを計算する．たとえば，午前4時就寝で昼12時に起床する場合，23時就寝を目標とすれば，体内時計の遅れは5時間である．

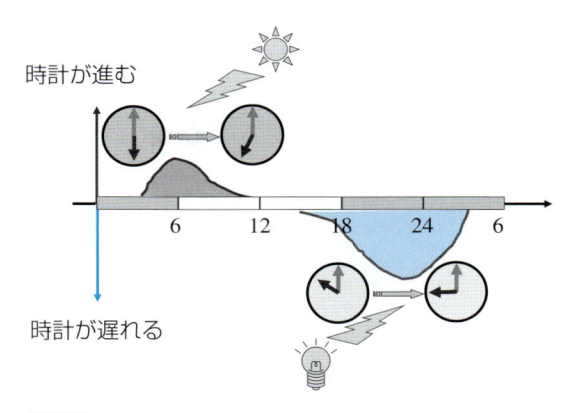

図4 体内時計の光による調節

灰色の部分は体内時計が光によって前進する量をあらわし，朝6時前後に光に当たると，体内時計が進む作用が最も強い．水色の部分は，体内時計が光によって後退する量をあらわし，夜23時前後の光が最も強い．また，灰色の部分より，水色の部分の方の面積が大きいことから，光に朝・夜当たると，総体としては体内時計が後退する．

1. 睡眠は恒常性維持機構と概日リズム，つまり，睡眠不足と体内時計で制御．
2. そのため，睡眠時間の充足と，体内時計の調整の両者が必要．
3. 睡眠禁止帯があるため，体内時計をずらさない限り，早く眠ることは不可能．
4. 眠くないのに，早くベッドに入っても無駄．
5. 体内時計の治療には，光の利用がポイント．
6. 睡眠薬は，体内時計の位相を早める効果はない．
7. 継続的に睡眠記録をつける．

図5 睡眠衛生指導のポイント

これを修正するため，起床時刻を週に1時間ずつ早め，5週間かけて修正するように指導する(図6)．週に1時間は遅いペースと感じられるが，経験的には，これでも厳しい．起床時刻を1時間早めても入眠時刻は徐々にしか前進せず，すぐに1時間早く眠れるようにはならないからである．入眠時刻が早まる前に起床時刻だけどんどん早めれば，睡眠不足の蓄積により，目標時刻に起床できなくなる．体内時計を早めるためには，起床時に光に当たることに加えて，就寝前に部屋を暗くする指導も重要で，部屋の天井の電灯は必ず消灯させる．携帯・パソコンなどのメディアは就床前1時間は禁止する．薬物治療としては，メラトニン

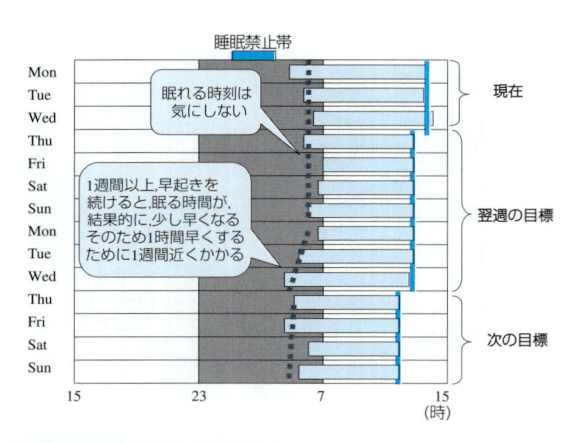

図6 睡眠相の前進法
灰色：睡眠を取ることが望ましい時間帯（23時〜7時）
水色：実際の睡眠時間の記録

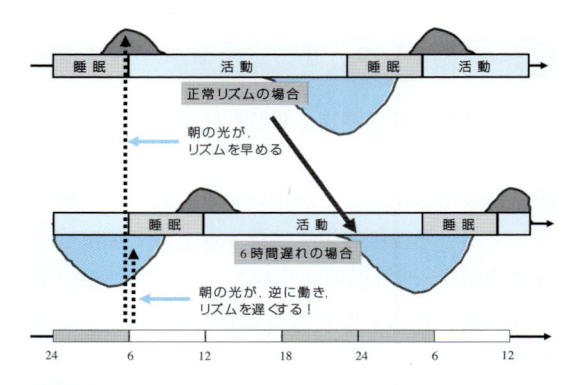

図7 体内時計がずれている場合の光による調節
上の図は，体内時計が正常な場合の光による調節をあらわす（図4と同じ）．下の図は，体内時計が6時間後退している場合の光による調節をあらわす．午前6時が正常な子にとっての深夜24時と同じになることから，午前6時の光が，体内時計が光によって後退する青い部分に作用してしまうことを示す．

（通常1mg）を就寝目標時間の5時間程度前，つまり23時が入眠目標であれば，18時頃に内服する．メラトニンの体内時計に対する作用は光と反対で，夕方から早い夜に内服すると体内時計の位相を進め，早朝に内服すると位相を後退させる．そのため，用量が多すぎたり，内服時刻が遅すぎると，逆効果になる点に十分注意する．メラトニン作動薬であるラメルテオン（ロゼレム®）は8mgの錠剤で，メラトニンより化学的力価も強く半減期も長いため，少量を注意深く使用する．その他，ビタミンB_{12}内服や，朝の症状改善のため起立性調節障害に対する治療薬を併用することもある．寝つきが悪いという訴えが強いため，非ベンゾジアゼピン系の睡眠薬を処方されることが多いが，実際には睡眠禁止帯のため，ほとんど効果がなく，超短時間作用型であっても持ち越し効果の副作用の方が強いことから推奨できない．なお，家族・本人の自宅での努力だけで睡眠相が改善しない場合，入院治療は有効で，強制的に睡眠覚醒リズムをリセットすることで2週間程度でも，かなり朝型に戻せる．ただし，事前に睡眠衛生を指導して，本人が努力を行った後でなければ，退院後，すぐ元に戻ってしまうこともある．

睡眠相を前進させる治療の注意点として，朝の光は体内時計を前進させるが，この朝は，その子の体内時計が朝になる時間のことで，通常の朝とは異なる．図7に示すように，睡眠相が6時間後退している場合，朝6時は，その子にとって深夜24時であるため，光は睡眠相を後退させる．そのため，朝6時に起きてしまうと，睡眠相はさらに後退して，かえって症状が悪化する．上述のように1時間ずつしか早められない理由がここにもある．また，睡眠相を前進させて同調する方法を解説したが，睡眠相を後退させて同調することも理論的には可能である．しかし，後退方向で同調する方法は現実的には難しい．その理由は，昼夜逆転状態でも8時間程度の遅れなので，反対方向に同調させるためには16時間後退させる必要があり，同調の幅が大きいからである．より重要な理由として，後退方向では，完全な徹夜をして夜間に眠る必要がある日が続くため，うまく眠れず，睡眠不足が悪化することも多い．また，治療過程で頑張って早起きをすることをしないため，一過性にリズムが同調しても，また，すぐずれてしまいやすい．

不規則型の場合は，何時でもよいので，まずは毎日同じ時間帯に睡眠を取るように指導する．それができれば，通常の睡眠覚醒相後退型となり治療可能である．非24時間型では，まずフリーランを止める必要があり，有効率は半分程度だが，メラトニンの少量内服は試す価値がある．長時間

睡眠者の場合も，睡眠覚醒相後退症候群の場合と同様に，まず睡眠相の前進を助言する．たとえば，睡眠時間が10時間になっている場合，原理的には21時に眠れるようになれば7時に起きられるようになる．この段階で，睡眠時間が少し短縮することが多い．ただし，長時間睡眠者は睡眠相が後退しやすいことから，行動療法に加えて，学校の環境整備などの，特別な配慮も必要である．

5 概日リズム睡眠覚醒障害の予後・予防

睡眠覚醒相後退障害の場合は，上述のような行動療法で，ほとんど正常化する．ただし，不登校の原因には心理面もあるため，概日リズムが正常化後，初めて本当の原因が判明して，不登校が持続することがある．このようなケースでも，睡眠相が後退したままでは，日中の光を浴びず活動量も下がるため，うつ傾向も出現しやすいため，睡眠リズムを正常化することは無駄ではない．非24時間型では，行動療法も薬物治療も無効な例もあり，その治療は難しい．

社会全体が睡眠を大切にすることを期待するが，それが困難な現状では，睡眠の問題で不適応を起こした子にだけでも，適切な対応ができることが望まれる．

補遺：2014年に発表された国際睡眠障害分類第3版では，概日リズム睡眠障害を，概日リズム睡眠覚醒障害と呼ぶようになった．

参考文献

- 上島国利(編)：睡眠障害診療のコツと落とし穴．中山書店，2006年．
- 立花直子(編)：睡眠医学を学ぶために 専門医の伝える実践睡眠医学．永井書店，2006．
- 日本睡眠学会(編)：睡眠学．朝倉書店，2009．
- 不眠症の薬物療法管理．薬事 2014;56(4)．
- 白川修一郎，他(監)：睡眠マネジメント〜産業衛生・疾病との係わりから最新改善対策まで．エヌティーエス，2014．

9 ナルコレプシー

公益財団法人東京都医学総合研究所睡眠障害プロジェクト
本多 真

はじめに

　睡眠覚醒中枢の調節異常によって日中の過剰な眠気を生じる病態を狭義の過眠症といい，ナルコレプシーはその代表である．ナルコレプシーの多くが10代に発症し（13～14歳がピーク），居眠りの反復で学業などの失敗体験が重なり，性格形成にも大きな影響を与えるため，早期診断・早期治療が患者のQOLに大きな意味をもつ．しかし，小児期の過眠症は一見眠気とは無関係な集中困難，多動症状，学業成績低下など多彩な表現型を示し，生活習慣（不規則な食事や睡眠）や心理環境要因（家庭内や学校・塾でのトラブル）による変動もあって，睡眠障害としての把握が難しい場合が多い．また本人が訴えるより親や先生の観察が受診契機となる場合がほとんどで，やる気の問題として片付けられやすい問題がある．本人自身も眠気を適切に伝えられず（眠気が疲労やイライラとして自覚されるなど），医療サイド（小児科医やカウンセラーなど）が鑑別診断として過眠に気づく必要がある．本項ではナルコレプシーの症状や鑑別について述べ，睡眠医療専門機関へ紹介とその後の継続診療についてもふれる．

❶ 症 状

1）中核症状

　ナルコレプシーは居眠り病とも呼ばれるように，試験中や対面での会話中など通常では考えられない場面でも耐え難い眠気におそわれて眠り込むことを反復するのが特徴である．居眠りは短時間（30分以下）の場合が多く，いったんさっぱりと目覚めるが，2～3時間後には再び居眠りを繰りかえすのが典型的である．2つめのナルコレプシー中核症状として情動脱力発作がある．典型的な情動脱力発作では，大笑いしたり，驚いたり，得意になるといった強い感情の高揚をきっかけに骨格筋の緊張が突然喪失し（力が弱くなるのではない），本人にはっきりと自覚される．頰がゆるむ，舌がまわらなくなる，膝ががくんとするなど様々な程度のものがあるが，持続は数秒程度で速やかに回復し，意識ははっきり覚醒していて周囲を把握できていることが特徴である．

　最近小児の発症期には非定型の情動脱力発作として，多彩な運動症状が出現することが明らかにされた[1]．口を開いて舌をだし持続的に弛緩した表情をとる場合が多く，"cataplexy face"と呼ばれることがある．他にしかめっ面や小舞踏病様の不随意運動を呈する場合もある．こうした非定型運動症状を示す群はASO高値で溶連菌感染歴が契機となることが示唆され，小児自己免疫性溶連菌感染関連性精神神経障害（pediatric autoimmune neuropsychiatric disorders associated with streptococcal infections：PANDAS）との類似性が指摘されている．

2）その他の主要症状

　寝入りばなの生々しい悪夢体験（入眠時幻覚）と，金縛り体験（睡眠麻痺）が8割程度の症例にみられる．入眠時幻覚は，怪しい人や化け物が寝室に入りその存在をありありと感じる，あるいは自分の体に襲いかかってくるという，幻視や体感幻

覚を中心とする体験である．通常睡眠麻痺を伴うため身動きも助けを求めて声を出すこともできず，強い恐怖感を伴うものである．夜間睡眠障害（中途覚醒，夢と現実の混乱）も頻度が高く，思春期でも中途覚醒を繰り返す場合がみられる．眠気をこらえて行動する場合，電話やメールでやりとりした記憶がない，といった自動症も出現する．入眠時幻覚を体験すると，自分は霊感が強く霊にとりつかれてしまった，と誰にも相談しないで悩んだり，恐怖のため一人で眠れなかったり，点灯したまま眠るといった行動面の変化から気づかれる場合もある．

3）身体的な随伴症状

ナルコレプシーでは4割程度に肥満が合併する．特に発症後1年で10 kg体重増加する症例も見られ，ナルコレプシーの特徴となっている（睡眠時無呼吸症候群が肥満に続発して眠気が生じるのと順序が異なる）．肥満は思春期早発との関連や，運動不足と間食増加のためと考えがちであるが，実際はナルコレプシーの病態として基礎代謝が低下，食事量が減っても体重増加がみられることが報告されている[2]．

❷ 疫　学

ナルコレプシーの有病率は日本で多く600人に1人（0.16〜0.18％），性差はないが受診者は男性がやや多い．最近環境因子の疫学検討がすすみ，ナルコレプシー群では連鎖球菌性咽頭炎の既往をもつものが5倍多く，発症後3年以内の症例ではA群溶鎖菌（ASO）の抗体価が高いことが見いだされている．また北欧ではインフルエンザワクチン接種後に特に17歳以下の小児の発症率が12倍に増加すること，中国北部では2009年のインフルエンザ流行に伴って受診者が3倍に増加したことも報告され，感染症が若年期の発症因子として注目されている[3]．なお日本ではインフルエンザ流行に伴うナルコレプシー発症増加は確認されておらず，食事や生活習慣など地域特性などの要因の違いが想定され，今後の検証が必要である．

❸ 問診と診断 （表1）

ナルコレプシーの診断にあたっては，眠気や情動脱力発作を含めた症状とその経過を問診により明らかにする必要がある．まず眠気をきたすさまざまな病態の鑑別である．最も頻度が高いのは夜間睡眠の量的不足（寝不足）に伴う眠気である．平行して痛みや痒みによる睡眠悪化の他，甲状腺機能低下症や意識レベル低下をもたらす身体神経疾患，抗ヒスタミン薬やドパミン作動薬，鎮静系の抗精神病薬などの眠気を除外する．ナルコレプシーは居眠り反復と情動脱力発作が確認できれば，臨床症状から積極的に診断を疑うことができる．いびきがひどければ睡眠時無呼吸症候群による夜間睡眠の質的障害を考える．過眠症状を訴える場合の簡単な鑑別のためのフローチャートに示した[4]（図1）．ただし情動脱力発作が存在する，あるいは眠気の程度が合併する睡眠障害から想定される以上に重症と考えられる場合は，確定診断のため睡眠医療専門機関での検査を行う．

過眠を訴えて患者が来院した場合，初期に確認することが望ましいポイントを表1にまとめた．ナルコレプシーと特発性過眠症という2つの狭義の過眠症の鑑別点を含めてある．ナルコレプシーの眠気は抵抗できないもので，数分〜20分程度実際に眠りこみ，サッパリと覚醒する特徴があり，終日眠気が遷延する特発性過眠症（眠くてもかなり我慢ができる）と異なる．またナルコレプシーを特徴づける情動脱力発作については，患者に脱力に至る一連のエピソードを話してもらい，脱力部位，持続，意識状態について確認して判断する．情動脱力発作における脱力は，本人にははっきり自覚されるものであり，筋力低下（力が入りにくい）ではなく筋緊張消失である点に留意する．外来で情動脱力発作が観察できる場合は稀であるが，笑わせる機会に誘発できれば，その場で腱反射消失を確認できると確定できる．

❹ 検査と診断

睡眠医療専門機関で行われる一般的睡眠検査と

表1 受診後早期に確認するポイント

1 過眠症状の鑑別診断に必要な情報	
夜間睡眠の量	平日・休日の就床時刻，起床時刻
夜間睡眠の主観的な質	寝つき，目覚めの良否，中途覚醒回数など
夜間睡眠の障害要因	いびきの有無，寝ぼけの有無・寝相の良否など
二次的な過眠症状	身体疾患・精神疾患，および薬物療法の有無（あれば内容）
2 過眠症状の性状確認	
眠気の重症度	何とか我慢できるのか，抵抗できず居眠りをするのか
睡眠発作の有無	眠気を自覚する前に眠り込み，目覚めて寝ていたことに気づく場合があるか
眠気の持続時間	短時間の強い眠気で居眠りが反復するのか，一日ぼーっとしているのか
眠気の好発時間帯	午前中に強いのか，昼食後中心か，決まった時間帯がないのか
状況依存的変動	平日と休日，姿勢（立位か座位か）や行動内容，興味関心の有無によって眠気が異なるか 嫌なこと（塾や習い事/学校など）の前のみか
仮眠/昼寝の性状	30分以下の居眠りでサッパリ目覚めるのか，1時間以上持続して目覚めたあとぼーっとするか
小児の意識水準低下行動	眠気を適切に訴えられない場合，行動異常（不機嫌・多動・集中困難）や成績低下が指標となる場合がある
3 情動脱力発作の性状確認（診察場面で発作を観察できることが少ないため，問診で確認）	
情動脱力発作の内容	可能なら本人に脱力発作のはじまりからおわりまで主観的体験を語ってもらい，意識の有無と契機となる情動を確認
脱力の性状	力が入りにくいのか，力が抜ける（筋肉の緊張が喪失する）のか
脱力発作の持続時間	通常は数秒から1〜2分 長時間力が入らない状態が続く場合は別疾患を疑う
小児型の非定型情動脱力発作：以下の症状を診察場面で確認	
持続性の筋緊張低下	首の脱力，口をぽかんとあける，舌を出す，顎がおち顔面筋の緊張低下，眼瞼下垂，歩行不安定
不随意運動	舌なめずりや口の運動，しかめ面，常同行動（無目的な運動や小舞踏病運動）
4 発症契機と経過の確認	
発症年齢	元来よく寝る子か 発症経過が急性か緩徐か 発症した日や時期を特定できるか，数か月〜一年単位での変化か
眠気の発症契機	高熱，麻酔，月経開始や，感染症の既往，生活環境の変化，心理的ストレスの有無
眠気発症と情動脱力発作の順序	眠気の発症と同時あるいはそれより遅れて情動脱力発作が生じる
経過での増悪・改善	生活障害の程度から過眠や情動脱力発作の経過を確認
5 自記式検査の記入	
睡眠表（睡眠日誌）記録	夜間睡眠と日中の眠気・居眠りを2週間以上記録 鑑別に加え自覚をもたせ治療反応性をみる上でも有用
眠気尺度記入（主観指標）	JESS：11点を過眠のcutoffとするが，中枢性過眠症は16点以上が多い

JESS：日本版エプワース眠気尺度

ナルコレプシーの生物指標についての特殊検査，そして現在の診断分類を述べる．

1）睡眠検査

夜間睡眠の量や質を調べる終夜睡眠ポリグラフィ（PSG）が基本の睡眠検査である．ナルコレプシーではノンレム・レム睡眠の構築異常である入眠時レム睡眠期（sleep onset REM period：SOREMP）が，半数程度の症例に認められる．これは脳波上の入眠判定時刻から15分以内にレム睡眠が出現した場合に判定するもので，覚醒からレム睡眠へ直接移行するというナルコレプシーの

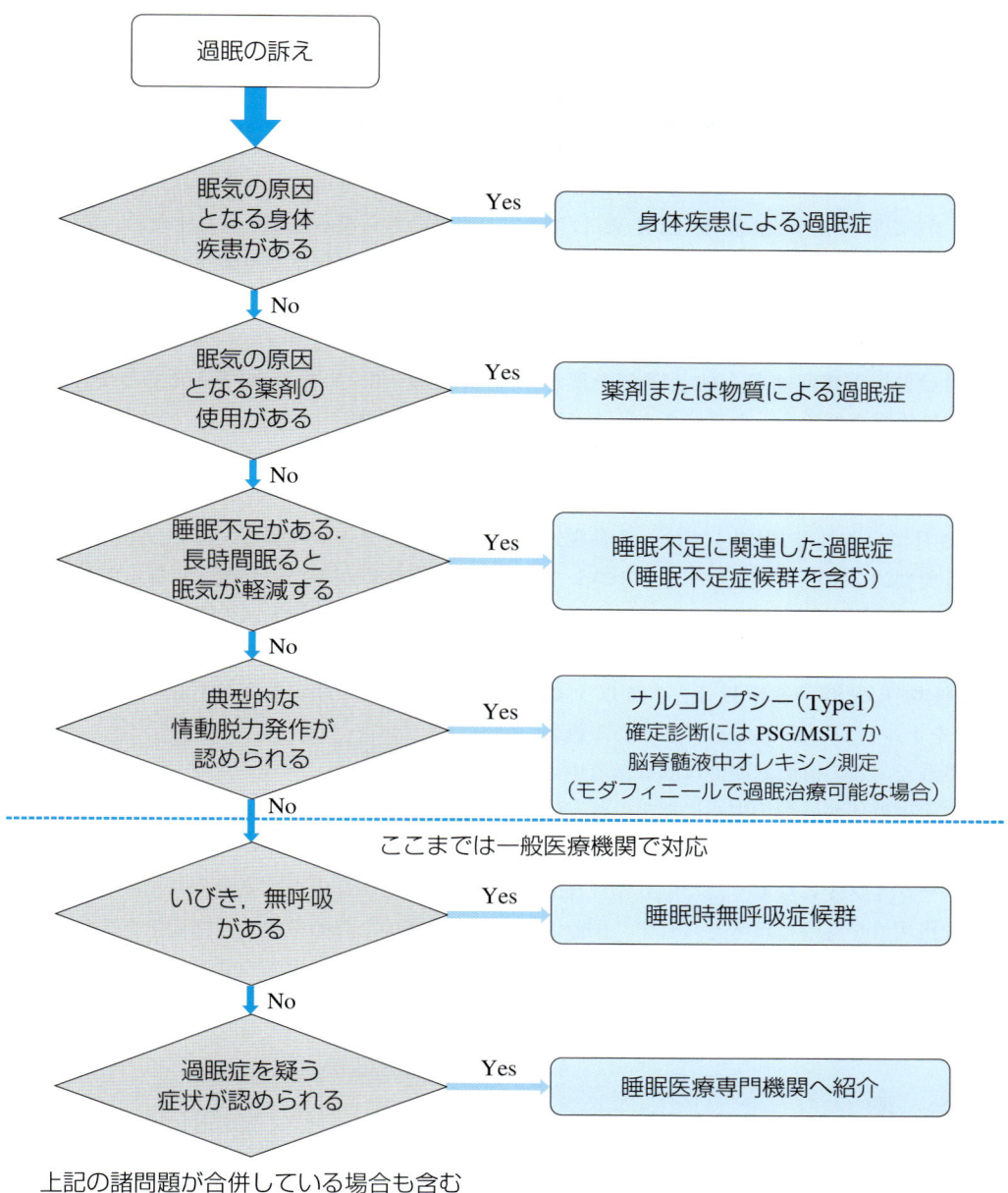

```
                    過眠の訴え
                        │
                        ▼
              眠気の原因となる   ─Yes→  身体疾患による過眠症
              身体疾患がある
                        │No
                        ▼
              眠気の原因となる   ─Yes→  薬剤または物質による過眠症
              薬剤の使用がある
                        │No
                        ▼
              睡眠不足がある．    ─Yes→  睡眠不足に関連した過眠症
              長時間眠ると            （睡眠不足症候群を含む）
              眠気が軽減する
                        │No
                        ▼
              典型的な           ─Yes→  ナルコレプシー（Type1）
              情動脱力発作が             確定診断にはPSG/MSLTか
              認められる                脳脊髄液中オレキシン測定
                        │                （モダフィニールで過眠治療可能な場合）
                        │No
  - - - - - - - - - - - ▼ - - - - - - - - - - - - - - - - - - - - - -
                                    ここまでは一般医療機関で対応
              いびき，無呼吸     ─Yes→  睡眠時無呼吸症候群
              がある
                        │No
                        ▼
              過眠症を疑う       ─Yes→  睡眠医療専門機関へ紹介
              症状が認められる
```

上記の諸問題が合併している場合も含む

図1 一般医療機関における過眠症診断フローチャート
〔吉田 祥，他：睡眠医療 2008;2(3):331-323〕

特徴的な検査所見である．ナルコレプシーの確定診断にはPSGの翌日に4～5回の居眠り試行を行う反復睡眠潜時検査（Multiple Sleep Latency Test：MSLT）を行い，寝付くまでの時間の平均値が短いこと（眠気が強いこと）およびSOREMPが2回以上観察されることで診断される．

2）ナルコレプシーの特殊検査

ナルコレプシーにはSOREMP以外に，病態を反映する生物学的な指標が2つある．一つは脳脊髄液中のオレキシン濃度（覚醒性の神経ペプチド）が異常低値を示すことである．情動脱力発作を伴

うナルコレプシーの約 90％ では脳脊髄液中のオレキシン濃度が測定限界値以下に低下し，それが疾患特異的で発症直後から明瞭な差を示すため，身体合併症例や小児例など診断が難しい場合に特に有用な検査である．もう一つは日本人症例ではほぼ 100％ がヒト白血球血液型（HLA）として HLA-DQB1*06：02 という特別な遺伝子型をもつことである．日本人の一般人口では 12〜13％，白人では 20〜25％ がこの遺伝子型をもつため，疾患特異性は低いが感度は高く HLA 遺伝子型が不一致な例は診断を再考する必要がある[3]．

3）診断

2014 年 3 月に出された ICSD-3 では，情動脱力発作を伴う典型的なナルコレプシーをナルコレプシータイプ 1，情動脱力発作がなく MSLT でナルコレプシーの診断基準をみたすもの（寝付くまでの時間＝平均入眠潜時 8 分以下，2 回以上の SOREMP）をナルコレプシータイプ 2 とよぶ新名称が採用された．この診断基準では脳脊髄液中のオレキシン濃度低値が分類の中心に据えられ，情動脱力発作がなくてもオレキシン低値があればナルコレプシータイプ 1 になる．ただ脳脊髄液検査が世界的な汎用性をもつとは考えられず，国際診断分類の基準の中心にすえる妥当性には疑義が残る．HLA 遺伝子型は診断基準には採用されていない．

❺ 治 療

ナルコレプシーは治療により日常生活や社会適応の改善が期待できる．そのため早期診断と治療導入のための知識の普及と適切な診断治療体制の整備が重要である．治療は生活指導・環境調整と，薬物療法を組み合わせて行う．

1）非薬物療法

a．疾病受容

過眠症を「睡眠の病気」として本人および周囲が理解・受容することが治療の第一歩である．患者や家族が過眠症状を「なまけ癖」「やる気の問題」と考え，ナルコレプシーの疾患特徴を無視した無理な努力を重ねる場合が多くみられる．

b．生活指導

また寝てもどうせ眠くなるからと睡眠リズムが不規則になる場合もみられる．睡眠不足は日中の眠気のさらなる悪化をきたすため，健常者以上に睡眠時間の確保など規則的な生活習慣の維持が大切である．様々な理由で夜間睡眠の確保が困難な場合は，通勤通学時間や休み時間に短時間の計画的昼寝（10〜30 分程度）をとることが有効である．

c．環境調整

学校の理解は非常に大切である．計画的仮眠がとれる場所が学校内に存在すると治療的である．情動脱力発作の理解も大切で，連絡がうまくいかないと体育がみな見学指示になってしまう場合もある．中学や高校入試の際に眠り込んでしまう病気であることを伝えると，別室での受験など配慮を受けられる学校も存在する．

2）薬物療法

薬物療法はナルコレプシー患者では治療反応性が高い．しかし対症療法にすぎず，寝不足をなくすものではない点は強調すべきである．また患者は消極的で諦めやすい性格変化をきたしやすく，服薬指導や副作用の知識と対応の仕方をあらかじめ十分伝えることが，治療上大切である．

3）過眠症状

中枢神経刺激薬を用いる．現在わが国ではモダフィニール（モディオダール®：半減期 9.9〜14.8 h），メチルフェニデート（リタリン®：半減期 2.6〜2.7h，作用時間 4〜6h），ペモリン（ベタナミン®：半減期小児 7〜8.6h，成人 12h）の 3 剤が主に用いられる．刺激薬を夕方以降に服用すると夜間睡眠が障害されるため，半減期を念頭において服用時刻に注意することが特に重要である．短期的副作用は交感神経刺激作用が中心で，動悸，焦燥感，口渇，食欲抑制，頭痛，羞明などが見られる．長期的副作用としては，耐性・依存の形成および神経過敏から精神病症状の惹起が問題となる．一般

には過眠症での依存形成は少ない（1〜3％以下）が，常用量以上の服用では精神病症状が増加するとされる．休日は減薬・休薬を試みるなどの工夫に加え，神経過敏症状がみられた場合は，刺激薬減量や抗精神病薬併用で夜間睡眠を確保することを心がける．なおメチルフェニデート（リタリン®）は2007年に乱用が社会問題となり，医療機関，医師，薬局が登録制となり流通委員会が管理する体制となった．

4）レム関連症状

情動脱力発作および入眠時幻覚や睡眠麻痺に対しては，レム睡眠抑制作用がある薬剤を用いる．最も強力なのは三環系抗うつ薬のクロミプラミン（アナフラニール®）で著効を示す．連用すると半減期21時間で安定する．悪心や眠気の副作用がなければ，金縛りや悪夢に対して就寝前，情動脱力発作に対しては日中と服用時刻の問題はない．

おわりに

睡眠医療認定機関と一般診療機関の分業について，日本睡眠学会のホームページに，「睡眠医療入門キット」として連携の方法が，また「日本睡眠学会ガイドライン」としてナルコレプシーの診断治療やクリニカルクエスチョンの資料があるため，参照されたい．ナルコレプシーの病態研究については脳科学辞典[3]の記載をご覧いただければ幸いである．

文献

1) Plazzi G, et al: Brain 2011;134(Pt 12):3480-3492.
2) Dahmen N, et al: Sleep 2009;32(7):962-964.
3) 本多　真：ナルコレプシー．脳科学辞典 http://bsd.neuroinf.jp/wiki/ナルコレプシー，2012.
4) 吉田　祥，他：睡眠医療 2008;2(3):331-323.

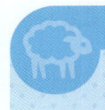

第2章　子どもの睡眠関連疾患各論とその治療

10　歯ぎしり

大阪大学大学院歯学研究科高次脳口腔機能学講座口腔解剖学第二教室，大阪大学医学部附属病院睡眠医療センター
加藤隆史

　子どもの睡眠の様子について詳しく聞いていくと，睡眠中にギリギリ，キュッキュッ，カリカリといった音をさせる歯ぎしりを目撃している両親が少なくないことに気づく．両親が歯ぎしりを心配するのは，音が非常に大きく頻度が高い場合が多い．しかし，歯をこすりあわせて音を出しているということで，歯ぎしりについては小児科医でなく歯科医師に相談することが少なくない．歯ぎしりが，医学的な問題として捉えられることは多くないが，近年の報告では，睡眠中の歯ぎしりと，小児の心理状態，顎顔面形態の発達や睡眠障害との関わりを指摘するものもある．一方で，歯科領域では，成人で発生する歯ぎしりが，歯の咬耗や破折，顎関節症や頭痛などの口腔顔面痛，義歯やインプラントの破損などの誘因となる可能性が懸念されているが，小児の歯ぎしりの顎口腔領域への影響に関する情報はまだ少ない．本項では，小児の歯ぎしりの病態を概説し，睡眠中の歯ぎしりを訴える小児(もしくはその親)に対して，日常の診療でどのような対応が可能か解説する．

❶　定義と分類

　歯ぎしりの本態は，睡眠中に一時的に咀嚼筋(閉口筋)が活動上昇し，上下の歯が擦りあわされることにある．国際睡眠関連疾患第3版(ICSD-3)では，睡眠中に歯ぎしりを主徴とする咀嚼筋活動が頻発するものを睡眠時ブラキシズム(sleep [-related] bruxism：SB)と定義している[1]．比較的単純なパターンの運動を繰り返す睡眠関連運動異常症(sleep related movement disorders)に分類されている．乳歯萌出期・乳歯列期(2歳〜6歳ごろ)の小児では，覚醒中に歯をこすり合わせるような下顎運動を示すことがあるが，このような口腔習癖はSBと異なる．SBには，背景疾患がない一次性(本態性)のほかに，他疾患と併存するか，もしくは投薬によって生じる二次性(医原性・薬原性)のものがある[2]．「ブラキシズム(bruxism)」という用語は，覚醒・睡眠に関わらず歯を食いしばったり，歯ぎしりをすることを指すこのため，実際に歯ぎしりが疑われる小児患者を診る際，図1のような分類を念頭におくべきである．

❷　疫学

　SBの発生率は，小児から成人で大きく変動する．2〜3歳の幼児では約10%，それ以降の小児では10〜40%に増加するが，10代後半では10%強に減少し，さらに20〜40代では約5〜10%，60歳以上になると2〜3%にまで減少する[3〜5]．一般にどの年代においても性差はほとんどない．成人で歯ぎしりを自覚する人の多くが子どもの頃から歯ぎしりがある．歯ぎしりを自覚する成人の約50%の家族・親族が歯ぎしりを自覚するなど，家族性の可能性がある[2]．近年，成人の歯ぎしりで，セロトニン関連遺伝子の遺伝子多型が報告されており，遺伝的要因を有する可能性もある[6]．

❸　リスク因子(表1)

　心理的に不安傾向や多動傾向がある子どもでの発生率が高い傾向にある[7]．また，就寝時の母子分離不安が強い子どもや就寝時に親と添い寝をする子どもは，そうでない子どもよりも歯ぎしりを指摘される頻度が高い[4]．日本の調査では，夜の

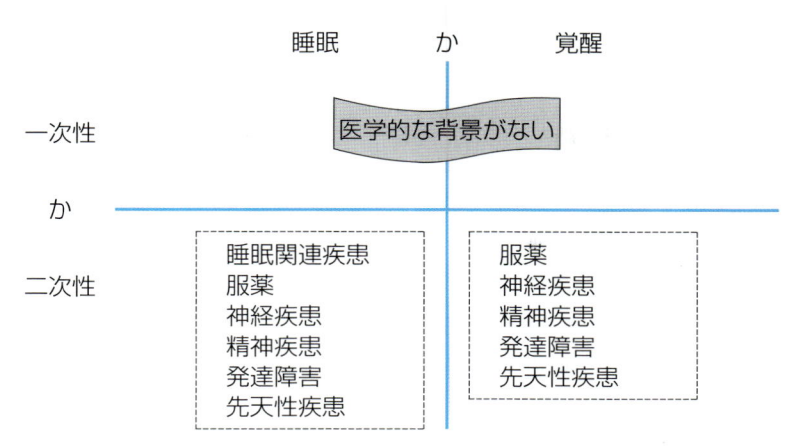

```
                    睡眠   か   覚醒
                            │
        一次性          医学的な背景がない
                            │
            か               │
                            │
        二次性    ┌─────────┐ │ ┌─────────┐
                  │睡眠関連疾患│ │ │服薬      │
                  │服薬       │ │ │神経疾患  │
                  │神経疾患   │ │ │精神疾患  │
                  │精神疾患   │ │ │発達障害  │
                  │発達障害   │ │ │先天性疾患│
                  │先天性疾患 │ │ └─────────┘
                  └─────────┘
```

図1 ブラキシズムの分類

表1 小児の歯ぎしりのリスク因子

年齢
生活習慣・家庭環境
・長時間のゲーム，夜のおやつ
・帰宅時間の遅い両親に合わせた生活
・受動喫煙
心理的因子
・就寝時の不安（separation anxiety）
・ストレス
行動的因子
・口腔習癖（咬爪癖），注意欠如/多動性障害
睡眠障害
・睡眠随伴症
夜尿症，睡眠時遊行症，寝言
・睡眠呼吸障害
睡眠時無呼吸症候群
・いびき
投薬
・メチルフェニデート
・セロトニン再吸収阻害剤
・ノルアドレナリン再取り込み阻害剤
その他疾患
・頭痛
・てんかん
・アレルギー性鼻炎
・ダウン症候群
・Angelman症候群，脳性麻痺
顎顔面形態的因子
・扁桃/アデノイドの肥大，高口蓋

おやつ・長時間のゲームの習慣化，毎日習い事や塾通い，仕事などによる両親の帰宅が遅い家庭環境が，歯ぎしりの発生率が高かった[3]．これら心理状態，生活様式や家庭環境とSBとの因果関係は今のところ定かでない．

また，歯ぎしりは様々な睡眠関連疾患との併存が報告されている．SBと睡眠時随伴症は遺伝的要因を共有している可能性があり，睡眠時遊行症や寝言や，いわゆる「夜泣き」をする子どもでは発生頻度が高い[8)9)]．また，閉塞性睡眠時無呼吸症候群（obstructive sleep apnea syndrome＝OSAS）との併存も多いとされている．小児の閉塞性睡眠時無呼吸症候群では，扁桃やアデノイドの肥大，顎顔面の低形成や歯列不正などが関わることが多く，アデノイドの外科切除で歯ぎしりが減ったとする報告もある[9)]．今のところ，歯ぎしりと顎顔面形態との直接的な因果関係はないと考えられる．

睡眠時随伴症を有する子どもと同様に，SBを有する子どもでは過覚醒や多動など注意欠如/多動性障害（attention dificit hyperactive disorder：AD/HD）様の行動を有する傾向が高い[7)8)]．また，メチルフェニデートやアトモキセチンの服薬後にSBが生じたAD/HDの患者症例もある[10)]．成人では中枢神経作動薬（神経遮断薬，セロトニン再取り込み阻害薬等）がSBを悪化させる可能性が示唆されているので，これらの薬を服用する子どもには注意を要する[2)]．

そのほか，ダウン症候群や脳性麻痺の小児ではSBを示す頻度が高い．成人のてんかん患者における歯ぎしりは報告があるが，小児ではよくわ

かっていない[2]. 頭痛，アレルギー性鼻炎を訴える子どもでは歯ぎしりの発生率が高い[9]. 成人では喫煙，カフェイン・アルコール摂取がリスク因子として報告されているが，小児の歯ぎしりと受動喫煙の関係も指摘されている[11].

❹ 臨床徴候と臨床診断

SBの主な臨床徴候として，①睡眠中の頻繁な歯ぎしり雑音，②歯の咬耗，③起床時の咀嚼筋の痛みや疲労感，頭痛，開口困難感，④歯を食いしばった時の咬筋の肥大，が挙げられる[1)2)9)]（表2）.

このうち，最も感度が高いのは歯ぎしりイベントが目撃されているかどうかである．歯ぎしりの音は，本人でなく家族や同部屋の人に指摘されるまで気づかないことが多いので，小児の場合，両親や家族から歯ぎしりの様子を聞き出す必要がある．歯ぎしりの音が睡眠中に発せられていることも確認する．また，音の大きさや頻度の日間変動から，生活様式や睡眠習慣の変化や，服薬との関連を推測することができる．

歯の咬耗は，歯の表面を軽く乾燥させるとわかりやすい．切歯の先端や臼歯の咬合面は通常丸みを帯びているが，歯ぎしりによって咬耗すると平坦な部分ができ，対向する歯とぴったりと合わさる．小児では2歳から6歳ごろまでが乳歯，6歳から永久歯との交換が始まるため，乳歯と臼歯が混在する混合歯列となる．通常，歯の切端や咬頭はやや丸みを帯びているが，咬耗があると平坦になる．一般に乳歯は非常に柔らかいため，重度の歯ぎしりでは咬耗が激しくなり，象牙質が露出して歯の知覚過敏が生じることがある．この場合，小さな子どもでは痛みのためうがいや食事をしたがらないこともある．

咀嚼筋の痛みは，むしろ疲労感や強張り感となることが多く，起床時や午前中に強く，日中に消失する．この症状は，両側の下顎角付近にある咬筋や側頭部にある側頭筋に起こりやすい．また，側頭筋の症状を頭痛として訴えることもある．しかし，小児では，これら症状を正確に把握することが難しいことが多い．また，いびきやOSASを有する小児でも頭痛様症状を呈することがあるので，頭痛を訴える場合はこれらの疾患の問診も併せて行う．

咬筋の肥大は，何度か奥歯で歯を噛みしめるよう指示しながら，両手で下顎角部を触診して咬筋のボリュームの増減を調べる．ただし，成人では咬筋の肥大がわかりやすいが，咀嚼筋の発達が十分でない小児では判断が難しい．

さらに，小児科医がSB患者に対応するための情報として，リスク因子の有無を聞きだすことが中心となる．その内容は，基本的に小児の睡眠関連疾患について問診する内容と同様と考えてよい．これらは，生活様式や睡眠習慣のほか，併存する疾患や服薬状態である．また，いびきや寝言，異常行動などの睡眠中の問題や，日中の眠気や疲労に関する情報を収集し，OSASや睡眠時随伴症（睡眠時遊行症，夜驚症，寝言，夜尿症）などの睡眠関連疾患の有無についても確認する．一般的に，小児の睡眠時ブラキシズムを主訴として小児科に来院する患者はあまり多くなく，別の疾患の診断治療を進めていくうちに，両親から歯ぎしりのことを知らされることがある．OSASなどの睡眠関連疾患が疑われる小児では，終夜睡眠ポリグラフィ（polysomnography：PSG）時に歯ぎしりが判

表2　歯ぎしりの臨床徴候のチェックポイント

- 歯ぎしり音
    睡眠中かどうか
    音の大きさ，回数の日間変動
- 歯の咬耗
    歯の切端や先頭が平坦になっている（象牙質が露出しているか）
    平坦な部分で上下の歯が合わさる
    痛みを訴えるもしくは，痛みが疑われる行動
    （齲蝕や歯髄炎などの歯科疾患による可能性もある）
- 起床後の顎の痛み，違和感，疲労感
    小さな子どもではわかりにくい
    頭痛との鑑別
- 食いしばり時の咬筋の肥大
    両側性かどうか
    （小児ではわかりにくい）
- 上気道狭窄となる解剖学的因子
    睡眠時無呼吸症候群に関連する症状

明することもある．

❺ 睡眠検査

SBの確定診断にはビデオポリソムノグラフィ（vPSG）検査が優れている．通常の記録項目に咀嚼筋（咬筋や側頭筋）の筋電図記録を追加することが望ましく，ビデオ記録は睡眠中の身体の運動や，様々な咀嚼筋活動を選別することに役立つ[2]．多くのSBが良性であることを考慮するとvPSG検査が必要となる症例は限られると思われるので，検査の時間的・身体的負担を軽減するために，家庭でビデオを記録してもらうことである程度代用できる．しかし，他の睡眠関連疾患も同時に疑われる場合，vPSG検査を行うことが望ましい．PSG記録は，通法に従って睡眠段階や覚醒指数のスコアリングと同時に表に示す基準に従い，ビデオを併用して咀嚼筋のイベント（後述するRMMA）をスコアする．[2] 成人では睡眠1時間当たり4回を超えるイベントが発生し，ひと晩あたり2回以上歯ぎしり音を伴えば，中等度以上のSB患者と診断するが，小児の基準はいまのところない．

❻ 病態生理

小児におけるSBのPSGを用いた病態生理に関する研究は極めて少ないため，成人の研究報告と合わせて病態生理について言及する．PSG検査の際に咀嚼筋の筋電図を同時に記録すると，1Hz程度のリズムで反復する咀嚼筋活動（rhythmic masticatory muscle activity：RMMA）が頻繁に発生するのがわかる．その大半で歯ぎしり音を伴うが，中にはあまり音がしないRMMAが頻発する被験者もいる．歯ぎしりを伴わないRMMAは，健常成人の約60％でも観察されるので，SBはRMMAが過大・過多になったものと考えられる[2]．

RMMAのほとんどがノンレム睡眠のStage N1，N2に発生し，深いノンレム睡眠からレム睡眠に移行する期間に集中する．また，睡眠周期の第2，3回目にあたる真夜中で頻繁に発生する[2]．RMMAの発生に一過性の覚醒が関わっていることは小児・成人のいずれにおいても報告されている[2)12]．具体的には，一過性の脳波活動の変化（micro-arousal，EEG arousal）や交感神経活動の上昇，心拍数上昇を伴い，さらにこれらのイベントはRMMAの発生に先立つという一連のカスケードが存在する（図2）．また，歯ぎしりとともに四肢筋の活動や寝返りなどの体動が生じることも多い．小児のSB患者の睡眠構築や睡眠の質は他の医学的疾患がなければ概ね正常範囲にあるが，眠気などを訴えることがあるほか，健康状態や行動に何らかの異常傾向を認める可能性がある[2)7)8)12]．

歯科領域では，SBの原因は不適切な歯の咬み合わせだと考えられていたが，今日では否定されている[2)9]．しかし，OSASを併発する小児では，顎顔面形態の発達が不十分で嚙み合わせがよくない小児もいる．成人では，Lドーパやクロニジンの投与によってRMMAが減少することが報告されており，カテコールアミンや自律神経系の関与が示唆されているが，小児ではよくわかっていない．

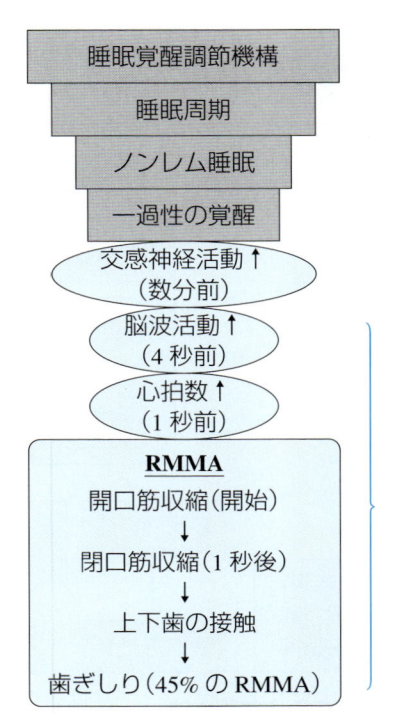

```
睡眠覚醒調節機構
    ↓
  睡眠周期
    ↓
 ノンレム睡眠
    ↓
 一過性の覚醒
    ↓
 交感神経活動↑
  （数分前）
    ↓
  脳波活動↑
   （4秒前）
    ↓
   心拍数↑
   （1秒前）
    ↓
   RMMA           呼吸の増強
開口筋収縮（開始）   血圧上昇
    ↓            四肢筋活動
閉口筋収縮（1秒後）   体動
    ↓            嚥下発生
 上下歯の接触
    ↓
歯ぎしり（45％のRMMA）
```

図2 歯ぎしり発生の生理的カスケード

❼ 臨床対応法（図3）

　一般的に SB を治療する方法はないが，小児の歯ぎしりの場合，良好な経過で終わるケースも多いので，歯科的な症状（顎の痛み，歯の咬耗）や頭痛症状が重篤でなければ経過観察で対応可能と思われる[9]．両親が歯ぎしりを心配する場合は SB の病態や経過について説明し理解してもらった上で，SB のリスク因子の除去に努めてもらう．ここでは，生活様式や睡眠習慣の重要性を認識するとともに，その改善の実施，ストレスや不安の軽減が中心となる．

　歯の咬耗や咀嚼筋・顎関節の痛みなど歯科的症状を訴える場合，歯ぎしりの音があまりに大きく両親が不安であれば，歯ぎしりによる顎や歯への影響や音のコントロールを小児歯科へ依頼する[9]．歯科的対応方法としては，主に硬質レジンを用いた堅いスプリントやビニール製の柔らかいマウスガードで上顎の歯列を覆い，上下の歯が直接接触しないようにする．小児では，下顎・歯列の成長や歯の交換に伴い，スプリントの調整や再製が必要になるので，作成が比較的簡単で費用も安いやわらかいマウスガードを使用するほうがよいと思われる．

　歯科的療法はあくまでも，歯の保護や咀嚼筋・顎関節への機械的負担を軽減させる対照療法である．小児ではこの方法の効果や安全性に関するエビデンスは乏しいが，乳歯列期の幼児では症状を

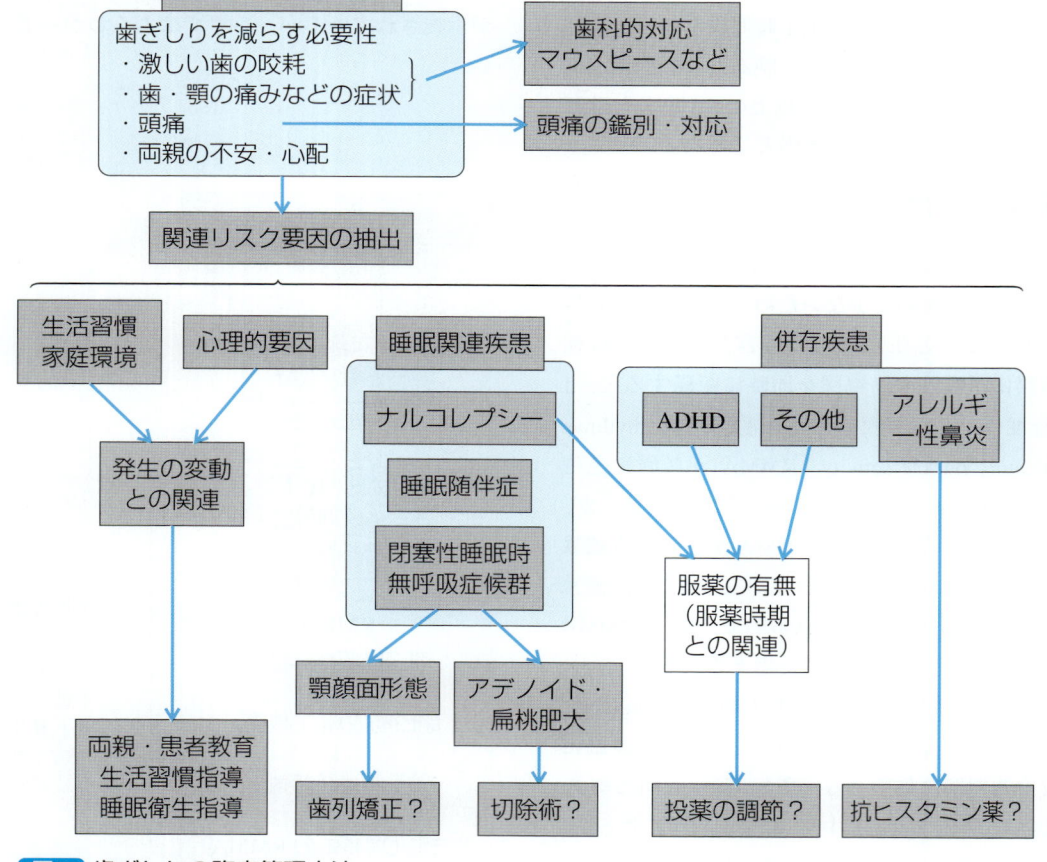

図3　歯ぎしりの臨床管理方法
（あくまでエキスパート・オピニオンのレベルである）

緩和したという臨床報告がある[13]．さらに，このような装置の長期使用が歯列や下顎の成長に与える影響は不明である．また小児の場合，装置の装着に協力を得られないこともある．

SBに対する薬物治療は，成人でも確立されていない．小児では，ヒドロキシジン（アタラックス®）により自覚症状が減少したという報告がある[14]．

服薬によるSBの発生や悪化が疑われる症例では，SBによる臨床症状の重症度と服薬を要する基礎疾患のバランスを考慮して投薬量を調整する必要が生じる．いびきやOSASとSBを併発する小児では，アデノイド・扁桃摘出術によって歯ぎしりが減少する可能性がある[9]．また，10代の患者では，OSAS用の口腔内装置を使用して，いびきや頭痛の減少とともに歯ぎしりを減じたという報告がある[15]．このように，併発する睡眠関連疾患へ対応することによって軽減が見込まれる歯ぎしりもある．

文献

1) International Classification of Sleep Disorders: Diagnostic and Coding Manual, 3nd ed. Westchester, Illinois: American Academy of Sleep Medicine, 2014
2) Kato T, et al: Sleep bruxism and other disorders with orofacial activity during sleep. In: Sleep and Movement Disorders 2nd eds, edited by S Chokroverty, W Hening and A Walters. Elsevier-Saunders, Philadelphia, 555-572, 2013.
3) Suwa S, et al: Sleep bruxism and its relationship to sleep habits and lifestyle of elementary school children in Japan Sleep and biological rhythms 2009;7:93.
4) Laberge L, et al: Pediatrics 2000;106:67-74.
5) Kato T, et al: Sleep Breath 2012;16(4):1159-65.
6) Abe Y, et al: J Sleep Res. 2012;21(3):289-296.
7) Insana SP, et al: Sleep Med 2013;14(2):183-188.
8) Lam MH, et al: Sleep Med. 2011;12(7):641-645.
9) Huynh N, Guilleminault C: Sleep bruxism in children. In Lavigne GJ, Cistulli PA, Smith MT (eds): Sleep medicine for dentists: a practical overview. Chicago: Quintessence, 125-131, 2009
10) Bahali K, et al: Eur Child Adolesc Psychiatry 2014;23(12):1233-1235.
11) Montaldo L, et al: Tob Control 2012;21(4):392-395.
12) Herrera M, et al: Sleep. 2006;29(9):1143-1148.
13) Giannasi LC, et al: J Bodyw Mov Ther. 2013;17(4):418-422.
14) Ghanizadeh A, Zare S: J Oral Rehabil. 2013;40(6):413-417.
15) Carra MC, et al: Sleep Med. 2013;14(7):656-661.

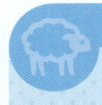

11 稀だが知っておくべき睡眠関連疾患

大阪大学大学院連合小児発達学研究科
谷池雅子，岩谷祥子

はじめに

われわれが睡眠専門外来にて経験した症例を中心に記載した．

1 レム睡眠に関連したパラソムニア

1）レム睡眠行動異常症（sleep behavior disorder：RBD）（表1）

a．本態的な特徴

RBDでは，レム睡眠において夢内容と一致した運動や発語を含む行動が起こる．通常レム睡眠時に低下する筋トーヌスが抑制されないため，暴力的な夢と関連した，不快で，激しい行動を起こす．他傷・自傷の訴えから受診につながることが多い．

b．有病率，リスク因子

RBDの有病率は成人人口の0.5％前後といわれており，通常50歳以上の男性に認められる疾患である．その多数は本態性であるが，近年，成人においてParkinson病やLewy小体型認知症，他系統萎縮症などの神経変性疾患の発症前にRBDが認められることが注目されている．

小児のRBDを診療したときにはナルコレプシー，脳幹腫瘍，発達障害をはじめとする基礎疾患の検索と抗うつ剤の使用との関連が言われており，パラソムニアとくにRBDを疑う小児を診療するときはこれらの疾患や服薬の有無を確認をすべきである．とりわけ，ナルコレプシーに伴うRBDは，性差がないことや，早期発症で，異常行動に攻撃性が少ないことなど，他のRBDとは一線を画するサブタイプであると考えられている．ナルコレプシーの最初の症状としてRBDが出現しているかもしれないこと，カタプレキシーに対する治療によってRBDが増悪するかもしれないこと，は臨床的に重要である．

c．病理・病態発生

Jouvetらは，実験的にネコの橋被蓋部を破壊すると，レム睡眠期でも筋活動低下が起こらずに，飛び上がったり，眼の前に獲物がいるように攻撃するなど夢幻様行動をきたすことを報告した．レム睡眠時には，脳幹網様体からの下行性の投射が，脊髄の抑制性介在ニューロンを活性化することにより脊髄運動ニューロンの活動を抑制するため，筋活動は低下するが，上記の実験ネコでは，この抑制系が損傷されて，夢幻用行動を示したと考えられる[1]．同様のメカニズムがヒトのRBDでも働いていると推測されている．

d．診断・鑑別診断

終夜睡眠ポリグラフィ（overnight polysomnography：PSG）にて，本来は筋活動が低下するはずのレム睡眠中に，十分に筋活動が低下しないか，逆に筋活動が上昇した所見が得られる．この所見を，筋活動低下を伴わないレム睡眠（REM sleep without atonia：RWA）と呼び，RWAに一致して夢が行動化された（acting out a dream）異常な行動が観察されることによって診断がなされる（表1）．ナルコレプシー患者においてはRBDの症状はなくてもしばしばRWAが認められることが知られている．

RBDの鑑別診断には，ノンレムパラソムニア，夜間てんかん発作，律動性運動障害，心的外傷後

表1 レム睡眠行動異常症の診断基準

A～D が満たされていることが必要である．
A．睡眠中に発声または/かつ複雑な運動を伴うエピソードが反復して認められる．
B．これらの行動は PSG にてレム睡眠中に起こることが記載されるか，もしくは，夢が行動化したという臨床歴に基づいて，レム睡眠中に起こっていると推定される．
C．PSG にて，RWA が示される．
D．その状態は，他の睡眠関連障害や精神疾患，内服治療の影響，また物質濫用にてよく説明できない．

PSG：終夜睡眠ポリグラフィ，RWA：筋活動低下を伴わないレム睡眠
〔American Academy of Sleep Medicine: The International Classification of Sleep Disorders: Diagnostic & Coding Mannual. 3rd ed. Westchester: American Academy of Sleep Medicine, 2014.〕

ストレス障害，詐病などがあげられ，確定診断には常時の見守りをしながら PSG をすることが必要である．まずは，家人による異常行動の記録（時間帯も重要：レム睡眠が入眠期すぐに出現するナルコレプシーに合併している場合を除いて，睡眠開始後1.5～2時間経ってから症状が出現することが多い）と，本人の夢幻体験の報告が診断に極めて重要である．基礎疾患の検索も欠かせない．

e. 治療

成人にも小児にもベンゾジアゼピン系が奏効することが知られている．

2）悪夢障害（表2）

a. 臨床症状

悪夢は，恐怖，不安感を伴って夢にうなされる状態である．悪夢障害では悪夢が繰り返し認められ，通常，悪夢のため目が覚めてしまい，起床時に悪夢の内容を詳しく述べることが可能である．悪夢は生々しく，一貫性があり，不快な内容に展開していく．典型的には睡眠の最後3分の1に認められる．悪夢により睡眠回避や断眠が生じ，日中の眠気がもたらされることがある．

悪夢は子どもにおいては非常によくみられるが，言語機能の未熟な幼児においては錯乱性覚醒や，夜驚症との鑑別は困難である場合がある．

b. 疫学・誘発因子

悪夢は通常，3～6歳に始まり，6～10歳でピークに達し，それ以降減少する．60～75%の小児が悪夢を経験しているが，悪夢を高頻度で経験するのは1～5%程度である．3～5歳までの小児の10～50%が両親を心配させるほどの悪夢をみると推測される．PTSD 患者では，外傷後3か月以内に悪夢が出現するのは80%と高率となり，生涯悪夢が持続するケースもある．小児では発生率に性差はない．ノルアドレナリン，セロトニン，ドパミン，GABA，アセチルコリン，ヒスタミンに作用する薬剤使用時にも悪夢が出現することがある．

c. 検査

PSG では，主観的な悪夢症状に一致して心拍数と呼吸数が増加し，レム睡眠から突然中途覚醒してしまうことが確認される．できればこの時に夢を見ていたか，見ていればその内容を確認すれば良い．PTSD 後1か月や急性ストレス障害におけるトラウマ後すぐの悪夢は，レム睡眠のみならず，ノンレム睡眠とりわけ Stage N2 に認められることがある．

d. 鑑別診断

夜驚症，RBD，てんかん，睡眠麻痺，夜間パニック発作

e. 治療・予後・合併症

一過性，軽症で，機能障害を呈していない場合には必ずしも治療の対象にはならないが，PTSD や急性ストレス障害（ASD）に合併する悪夢障害をはじめ，機能障害を呈する場合には治療の対象となる（表2）．親には，よく子どもの話を聞き，安

表2 悪夢障害の診断基準(ICSD-3)

A～Cが満たされていることが必要である．
A. 多様で，極めて不快で，よく想起される夢(たいていは，生存や安全性，身体の保全に対する脅しを含む)．
B. 不快な夢から覚醒すると当人はすぐに見当識を回復し，はっきりと覚醒する．
C. 夢の経験やそれから覚醒することにより生まれる睡眠障害は，以下の1項目以上によって報告される社会上，職業上，また他の重要な機能領域における臨床的に問題となる苦痛や損傷を与える．
　1. 気分の障害(例えば，悪夢の影響・不安/不快の持続)
　2. 就寝への抵抗(例えば，就寝時の不安，睡眠や引き続く悪夢への恐怖)
　3. 認知機能障害(例えば，悪夢を想像するということが侵入してくる，注意力の障害，記憶の障害)
　4. 養育者や家族機能へのマイナスの影響(例えば，夜間の混乱)
　5. 行動上の問題(例えば，就寝を避ける，暗いところを怖がる)
　6. 昼間の眠気
　7. 疲労感，または低エネルギー
　8. 職業/教育上の機能の障害
　9. 個人間/社会機能の障害

〔American Academy of Sleep Medicine: The International Classification of Sleep Disorders: Diagnostic & Coding Mannual. 3rd edition. Westchester: American Academy of Sleep Medicine, 2014.〕

心させる(夢は夢であり現実でないことを伝え，今は親が一緒にいるから大丈夫であると伝える)ようにアドバイスする[2]．年長児の，とりわけ，PTSDに伴う悪夢については認知行動療法，またはimagery rehearsal治療，また薬物療法(プラゾシン)が行われる[3]．

❷ 睡眠関連性律動性運動障害 Sleep-related rhythmic movement disorder(RMD)

a. 本質的な特徴

RMDの特徴は，入眠前または睡眠中に認める，大きな筋群の収縮による反復性のステレオタイプな律動性の運動である．典型的には乳児，小児に認められ，body rocking(手と膝をついて全身を，または，座って体幹を揺らす)，head banging(うつぶせになって頭や体幹を持ち上げて，枕や寝具に頭を打ちつける，または座位で後頭部を壁に打ちつける)，head rolling(仰向けで右左と頭を回転させる)などのタイプがある．時に律動的なハミングや発声が伴う．

睡眠中のみならず，覚醒中の静かな活動時(音楽を聞くとか)にも認められうる．運動の頻度は通常0.5～2/秒であり，15分以内で終了することが多い．当該の運動について子どもは覚えていない．多くの健常の乳児・小児に認められる．正常の睡眠を障害したり，昼間の機能を障害したり，または自傷につながる時のみ疾患として取り扱う．

b. 疫学

発症時期は，body rockingは6か月，head bangingは9か月，head rollingは10か月頃とされており，9か月時には59%の乳児が少なくとも一つのタイプを表していると報告されているが，body rockingが最も多い．18か月には有病率は33%，5歳には5%に減少する．1～2歳代に自然消滅することが多く，成人期まで持続しても，成人期に発症，また増悪することは非常に稀である．性差は示されていない．

c. 誘発因子・病因

乳幼児において，前庭部の刺激に鎮静効果があることや，環境性のストレスや，環境性の刺激がないことも要因であるといわれている．Body rockingを認める子どもにおいて不安のスコアが高かったことが報告され，自己刺激が，とりわけ知的障害児・自閉症スペクトラム障害児においては要因ではないかとも示唆されている．最近，中

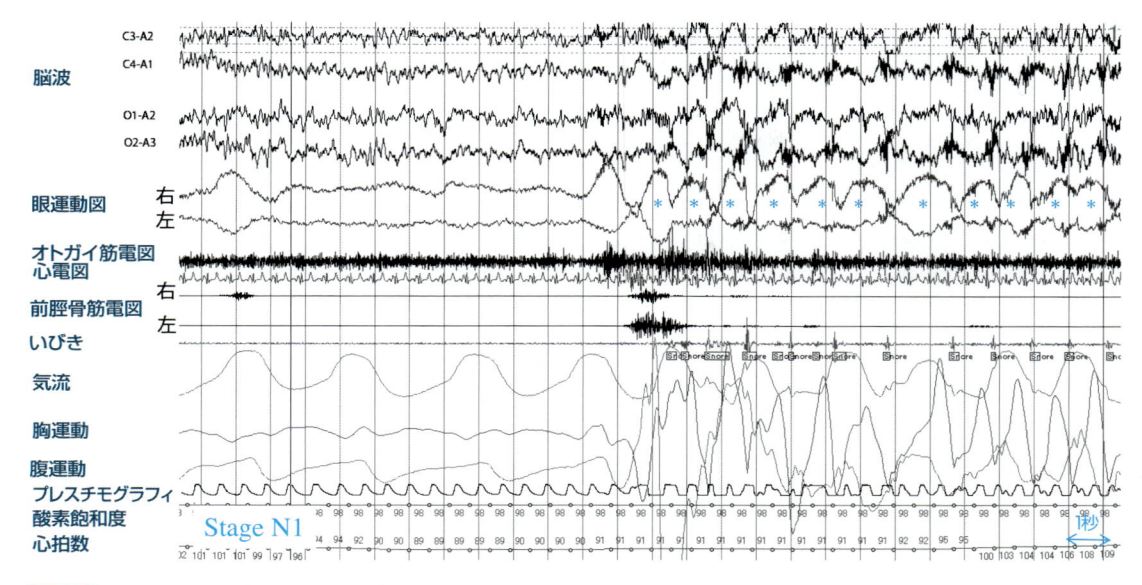

図1 head banging 児の PSG 記録
Stage N1 時に，約 1Hz の周期で，腹臥位で頭を持ち上げ，枕にうちつける．脳波，眼運動図，いびきチャンネルにアーチファクトとして記録されている（*）．

枢性の運動パターンジェネレーターの抑制系のコントロールが RMD において障害されていると示唆されている．

レストレス・レッグズ症候群（restless legs syndrome：RLS）や閉塞性睡眠時無呼吸症候群（obstructive sleep apnea syndrome：OSAS），注意欠如/多動性障害（attention deficit hyperactivity disorder：AD/HD）との合併が報告されている．とりわけ RLS においては，律動性運動は，足を動かそうとする衝動を軽減する戦略として使われている可能性がある．OSAS に合併した RMD は，しばしば OSAS に対する治療で改善するので留意すべきである．

d. 治療・予後・合併症

ホームビデオが診断に有用である．head banging が，もっとも厄介なタイプであり，自傷のリスクが高いのみならず，大きな音をたてるので，他の家族のストレスになり，年長児においては社会的心理的にも悩みの種となる．養育者と安全対策について十分に相談することが重要である．有効性が確かめられた治療法はなく，抗ヒスタミン薬や，ベンゾジアゼピン系やカルバマゼピンが有効との報告もあるが，内科的治療に抵抗性のものも少なくない．就寝前に意図的に律動性の運動を行う，リズミックな音を睡眠環境に加えるなどの試みも報告されている．

PSG 検査では多くの律動性運動は Stage N1 または N2 で起こるが（図1），ノンレム/レム睡眠の両方で認めるもの，レム睡眠のみで認めるものなどさまざまである．

e. 鑑別診断

ステレオタイプな運動を呈するものとして，自閉症スペクトラム障害，または常同運動障害が鑑別にあがる．これらは睡眠中よりも昼間にステレオタイプな運動を呈するので，RMD の診断は，律動性の運動が主として睡眠に関連して認められるときのみにとっておくべきである．

❸ 睡眠関連性喉頭痙縮 Sleep-related laryngospasm

a. 臨床症状

睡眠中に気流が（ほぼ）完全に途絶し，患者は突

然に覚醒する．5〜45秒の呼吸の阻害の後に喘鳴が数分間引き続き，ゆっくりと正常の呼吸に回復する．発作はパニックと窒息の恐怖を伴い，チアノーゼが認められることもある．頻回の喉頭性喘鳴や頻脈，間欠性の上気道閉塞は家人にとってはいびきと区別がつかないことがあり，問診だけではOSASとの鑑別が難しい患者もいる．

b. 誘発因子
胃食道逆流（GER）やOSASが保存することがある．また神経変性疾患の一つである多系統萎縮症に合併することがある．

c. 病態
気管平滑筋の機能異常，後鼻漏，またはGERが上気道を刺激すること，または傍気管の軟部組織の腫脹が誘因ではないかと考えられているが，不明である．

d. 検査所見
発作はどの睡眠段階でも認められるが，とりわけレム睡眠にて最も重症となる．PSG検査にて，いびきと同じチャンネルにより，ピッチが高い，吸気性の音として閉塞に関する波形が録音される．脳波記録にて，夜間の喉頭痙縮としてのみ認められるてんかん発作が明らかになることがある．上気道のファイバー検査や，GERの検索が必要である．

引用文献
1) 立花直子：Brain & Nerve 2009;61:558-568.
2) 柴田光規：悪夢．五十嵐隆・神山　潤（編），睡眠関連病態．中山書店，2010:66-67.
3) 谷池雅子：子どものPTSDと睡眠障害．友田明美他（編），子どものPTSD―診断と治療．診断と治療社，2014:123-131.

参考文献
・Berry RB: Parasomnias. In: Berry RB（eds）, Fundamentals of Sleep medicine. Philadelphia, Elsevier, 2012 : 567-591.
・神山　潤：睡眠の生理と臨床―健康を育む「ねむり」の科学．診断と治療社，2003.
・American Academy of Sleep Medicine: The International Classification of Sleep Disorders: Diagnostic & Coding Mannual, 3rd ed. Westchester, American Academy of Sleep Medicine, 2014.
・Sheldon SH, et al: The parasomnias : in Sheldon SH, et al.（eds）Principles and Practice of Pediatric Sleep Medicine. Philadelphia, Elsevier, 2005.

Column　夜泣き

夜泣き

東京都立府中療育センター小児科　**福水道郎**

夜泣き（Sleep-related nighttime crying）[1]は診断に使用する病名ではなく，明確な定義もないが，わが国の多くの乳幼児に起こる「これといった原因もなしに毎晩のように決まって泣き出す」現象を指す用語である．欧米では就眠時の寝かしつけ困難や夜泣きなどを中心とする問題は，乳幼児，小児期の行動性不眠（behavioral insomnia）[2]として扱われている．これらの問題に対して欧米では乳幼児，親の双方に向けた発達行動小児科学的，心理学的，人類学的な方法など，多面的なアプローチがなされているが，わが国での検討は少ない．

1　乳幼児期の睡眠の問題

乳幼児期の睡眠の問題に関する重要な機能として睡眠と覚醒の制御（regulation），睡眠の強化（consolidation）があげられる[3]．制御は覚醒から睡眠へスムーズに移行する機能（寝付きがよい）で，強化は完全覚醒までの年齢相当の睡眠時間を連続的に維持する機能（朝まで良く眠る）である．就寝時に寝かしつけるのが困難であったり，頻繁に夜間覚醒したり（夜泣き）するのはこれらの崩壊状態と考えられる．親と子どもの二者関係を中心とした乳幼児期の睡眠のシステム理論のモデルを図1に示す．このモデルに挙げられている因子のすべてが夜泣きを中心とする睡眠の問題に関わっている．

1）睡眠開始の問題

睡眠開始時の問題は眠る場所に行くのと眠りにつく両方の問題を含んでいる．乳幼児はたとえ最終的にひとりで眠れたとしても，眠る直前に授乳

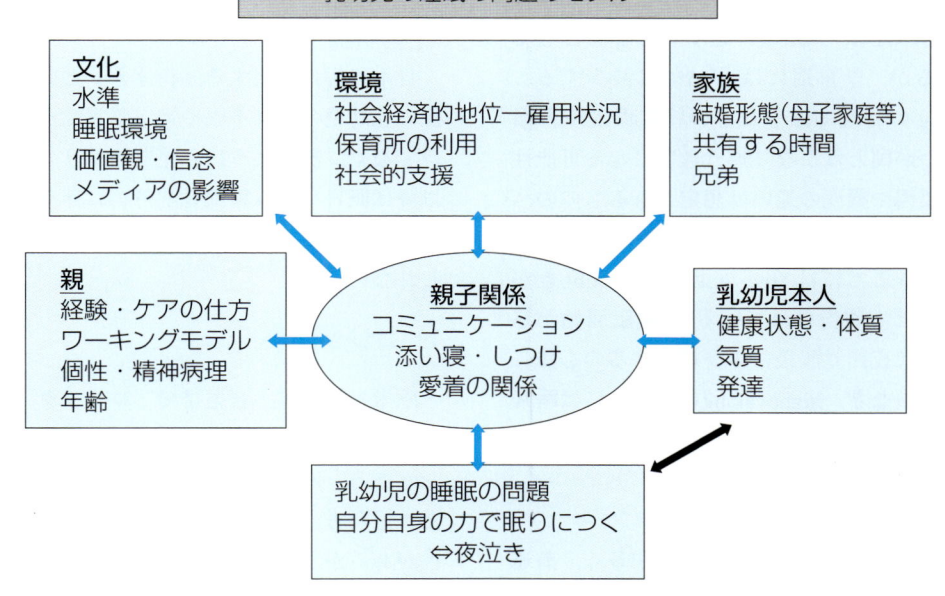

図1　親と子どもの二者関係を中心とした乳幼児期の睡眠の問題に関わるシステム理論のモデル

〔Sadeh A, et al: Infant Mental Health Journal 1993;14:17-34. より作成〕

や揺り椅子，抱っこされるなど親の助け（養育者と子どもの相互作用）を借りることがよくみられる．特に親が生後9か月以降の乳幼児に対し，より早期から行ってきたこれらの相互作用の変更を試みる場合，子どもはしばしば眠る場所に行くのを嫌がるようになる．また，睡眠開始時の問題は，親が一貫性のない，不適切な就寝時間（昼寝，夜間）を設定することも原因となり，睡眠覚醒サイクルにおける睡眠相の後退や日常のスケジュールの変更につながってしまう．

2) 睡眠持続の問題

ほとんどの乳幼児は毎晩1回以上短い時間起きている．親の気づかない夜間の覚醒は，覚醒後すぐに眠りに戻れない明らかな覚醒とは区別すべきで，これが夜泣きのあるなしに結びつくと考えられる．夜泣きを中心とした夜間覚醒の問題はself-soothing（夜間起きたときも親の助けを借りずに自力でまた眠りにつく）できず，signaling（親に信号を送って起きたことを知らせ，介入を求める）をすることである．欧米の報告では約20%の乳幼児がnightwaking（日本でいう夜泣きに相当すると考えられることばで，夜間覚醒時子どもが頻繁に養育者の介入を求めること）をする子どもとして認識されるが，学童期には1〜5%に減少する．nightwakingの発現率は子どもの就寝環境や習慣が異なるわが国とはかなり違う数字になる可能性がある．要因や程度の違いは想定されるものの，日本では約60%の親が1歳半までに夜泣きを経験し，3歳頃までには80%以上の児で夜泣きが解消されるとも報告されている[1]．睡眠開始が難しい子どもは夜間覚醒後に再び就眠するのも難しいことが多いなど，nightwaking（夜泣き）には睡眠開始の問題も絡んでいると考えられる．

3) 小児の不眠症（p 165 参照）

以下の不眠症は夜泣きを伴うことが多く，前述した睡眠の問題に関するシステムの中に問題がある．後述の鑑別診断で出てくる病態とは，行動様式や出現する年齢，覚醒・睡眠相等の違いもある．

a. 小児の行動性不眠

小児の行動性不眠（behavioral insomnia of childhood）は2つに分かれる．1つは主に4か月〜3歳でみられる睡眠開始時型（sleep onset type）で，眠るときに本人の体を揺すなどの入眠過程があることが多く，これらがないと眠れず，夜間頻回の夜泣きを伴う．もう1つが主に3〜8歳の子どもでみられるしつけ不足型（limit-setting type）である．寝床になかなか行けず，夜泣き等を伴う夜間覚醒後に再び就床するのも困難だが，親がしつけを強化し，行動をうまく扱えば，入眠，睡眠持続もスムーズとなる．ICSD-3では，この2つの混合型も記載されている[2]．また詳しくは後述するが，適切な睡眠衛生を構築できていないことも不眠につながり，これらの行動不眠とも関連する．

b. 適応障害性不眠

持続3か月未満であり，ICSD-3では短期不眠症の項目に入る[2]．乳幼児はあたらしく理解しがたい日中の経験に容易に過剰な刺激を受け怖がる．大人にとっては些細な日常のできごとも大きなストレスとなり，夜泣き等の睡眠の破綻に結びつく．

2 鑑別診断

日本で俗に使用する「夜泣き」という言葉は上記の乳幼児の行動不眠や適応障害性不眠を指すだけでなく，次のように乳児期はコリック，幼児期以降は概日リズム睡眠覚醒障害に伴う夜間覚醒や睡眠時随伴症などともオーバーラップするのかもしれない．

1) コリック

欧米の教科書・育児書で"コリック"という乳児期の過剰な泣き（Excessive crying）（表1）[4]の概念がある．欧米では，養育者からの虐待，養育者と乳児双方にとっての疲労や苦悩につながる可能性があるが，日本人にはなじみがあまりない．これが夜泣きと重なる部分があるのではないかとも考えられるが，コリックは8割以上が覚醒時に始まる．予期せず，夕方に多発し，痛そうな顔をし

ていて，何をしても泣き止まないが，泣きやむと8割方が入眠する．時期的に生後2週間から6週間くらいに始まり3〜4か月くらいには消失することから，日本における夜泣きのように，通常早くても生後3〜4か月頃に始まり，その後1歳代くらいまで多くみられることが多い夜泣きと直接重なる部分は少ないと考えられる．コリックも明確な定義がなく，最もよく使われるWesselらの基準は，1日3時間以上の啼泣が1週間に3日以上あり，それが3週間以上続くという3の規則をもつものである．コリックの頻度は，定義や解析方法によって頻度に違いがあり，欧米では5〜40％との報告がある．最近の文献では，小児片頭痛との関連の指摘や，シプロヘプタジンやメラトニンによる治療の可能性が示唆されている．

2) 概日リズム睡眠覚醒相障害群[2]

養育者が適切に介入しても改善がみられないことが，前述の行動性不眠等との違いであり，乳幼児期発症のものは乳幼児不眠の鑑別診断に入る可能性がある．

a. 睡眠覚醒相後退障害

一般的に成人では午前1〜6時に就眠し，午前遅く，あるいは午後に覚醒することをいう．小児ではこれより早く睡眠覚醒相後退障害に入る可能性がある．近年は1歳半，3歳児でも大人の生活リズムの後退によって影響を受け，半数近くの児が22時以後に入眠する．遅寝は遅起きの習慣がつき，睡眠不足に陥る可能性がある．

b. 非24時間睡眠・覚醒リズム障害（フリーランニング）

通常の外部環境のもとで，24時間よりも長い睡眠・覚醒周期を示す障害である．視覚障害者での報告も多いが，小児期ではAngelman症候群，精神遅滞にみられる．

c. 不規則型睡眠・覚醒リズム

睡眠，覚醒の出現が不規則になり，夜間にしばしば覚醒し，昼間に睡眠がみられるようなパターンを示す．先天性や乳幼児期の脳障害，脳変性疾患などでよくみられる．

3) 睡眠時随伴症（表2）[5]

ノンレム関連睡眠時随伴症は通常徐波睡眠期からの覚醒期に生じるので，夜間睡眠の最初の1/3に多い．幼児期以降思春期頃まで見られるが自然消失する．病態生理の詳細は不明である．座る，起立，歩行，逃走など複雑な移動行動よりなる睡眠時遊行症（夢遊病），強い恐怖を示し，悲鳴や啼泣，交感神経系の興奮（頻脈，呼吸速迫，皮膚紅潮，発汗，散瞳，筋緊張亢進）が目立つ夜驚症（睡眠時驚愕症），驚愕，徘徊や恐怖はないが，呻き，泣いたり，叫んだり，手足をバタバタさせるような精神的錯乱行動をする錯乱性覚醒の3つに分けられている．発生率は睡眠時遊行症の子どもでは約17％で，夜驚症の子どもで1〜6％程度という．錯乱性覚醒の子どもの有病率は約17％である．一般に子どもでは症状から覚醒障害の3病態を鑑別できることが多いが，子どもでも年長児に多い興奮性睡眠時遊行症と恐怖から逃れようとしている夜驚症等の鑑別をするのが困難なことがある．

表1 乳児の過剰な泣きの主な器質的原因

中枢神経系：中枢神経奇形（Chiari I型），乳児片頭痛，硬膜下血腫，脳炎脳症，偽脳腫瘍
消化器系：便秘，牛乳蛋白アレルギー，胃食道逆流，乳糖不耐症，直腸裂溝，腸重積
感染：髄膜炎，中耳炎，尿路感染症，ウイルス疾患
外傷：虐待，角膜の擦過傷，眼の異物，口腔咽頭内の異物，骨折
循環器系：上室性頻脈，冠動脈奇形
代謝疾患：グルタル酸尿症I型
その他：母体からの薬物の影響（母乳栄養の場合）

これらの器質的原因はコリックの5％以内を占めるに過ぎない
〔Roberts DM, et al: Am Fam Physician 2004;70:735-740. より作成〕

表2 睡眠時随伴症の鑑別点

	ノンレム関連睡眠時随伴症	睡眠関連てんかん	悪夢
夜間の時間帯	入眠後60〜90分が多い．	いつでも，入眠後・寝起きに多い．	入眠後後半から最後の1/3
行動パターン	様々，夜驚症や錯乱性覚醒では泣くこともみられる．	いつも同じパターン．発声・啼泣もみられることがある．睡眠からの急激な覚醒，四肢の全般性強直間代運動，焦点性の四肢運動，顔面れん縮，自動症，尿失禁（夜尿症との鑑別要），舌を噛む，発作後の錯乱と睡眠等が認められる．	脅えていて泣くこともある．発声，自律神経症状は少ない．運動症状の出現はまれである．
意識レベル	覚醒しない，あるいは混乱しており，十分覚醒させることが困難．	覚醒しない，発作後は十分覚醒させることができる．	覚醒する．
記憶の有無	なし	なし	鮮明
家族歴	陽性	様々	陰性
頻度	多い	まれ	非常に多い
睡眠ステージ	徐波睡眠の第一，第二周期の終わりにかけて認められる．錯乱性覚醒は昼寝や夜遅くのノンレム睡眠からも生じる．	ノンレムに多い	入眠後後半から最後の1/3のレムに起こりやすい．レム睡眠から中途覚醒が繰り返し認められる．てんかんに随伴する悪夢はビデオ脳波記録で鑑別．
昼間の眠気	なし	あり	なし

〔Rosen GM, et al: Parasomnia In. Perlis ML, et al: Eds. Treating Sleep Disorders: Principles and Practice of Behavioral Sleep Medicine Hoboken: Wiley 2003;pp393-414. より一部改変〕

また子どもでも睡眠時遊行症，寝言，夜驚症が合併することも少なくない．

ノンレム関連睡眠時随伴症の中には啼泣がみられるものがあり，主に悪夢やてんかん（表2）との鑑別が必要である．悪夢は幼児期に始まり小児期に多い（p 22〜28 参照）．

3 予防と対処方法

1）予防

a．睡眠衛生
まず，適切な睡眠衛生（ABCD）を構築する．
A．早寝早起き，規則正しい生活リズム

疲れすぎると夜間に睡眠が分断することも多いので，早い時間に昼寝をとらせ，夜は早く寝かせ，その子にとって適切な睡眠スケジュールを作る．

B．適切な睡眠習慣

入眠直前は走り回ったり，外で遊んだり，テレビやビデオを観たり，興奮させ，多くのエネルギーが必要な活動はさける．お風呂やお話のような静かで楽しい活動を入れた，継続できる就床時の睡眠習慣を構築する．生後6か月以降は睡眠習慣としての入眠直前の摂食も避ける．入眠直前に近い睡眠習慣は子どもの寝室で行い，睡眠習慣を終えたら，眠気はあるが起きているうちに就床させ，すぐに親は部屋を離れる．

C. 移行対象（睡眠補助具）

　ぬいぐるみや毛布などの移行対象（transitional object）≒睡眠補助具（sleep aid）は親がそばにいなくても子どもに安心感を与えるので子どもに与えてみる．毎日の睡眠の習慣の一部として，移行対象も一緒に子どもをあやしたりなぐさめたりすると，移行対象への愛着を作りやすい．子どもによっては，移行対象は受け入れられないことがある．

D. 適切な寝室の睡眠環境

　日没後は暗めにするなどの光量調節や就床前から入眠するまでの手順を含め，朝覚醒するまで一定の睡眠環境にする．

2）対処方法

　対処方法としてもポイントは，前述ABCDの基本を再構築した上で，自分で眠りにつくことを再度覚えさせることである．そうすれば，夜間自然に覚醒したときにself-soothe（親の介入を必要とせず，自分自身の力で眠りにつく）ようにさせることができる．まず起きているうちに子どもを寝室に連れて行き，寝床のそばにいて，継続して眠りにつけるようになったら3～4日毎に少しずつ子どもから離れ，ついには子どもからは見えないようになるまでにしていく（Extinction法）．

　ほとんどの子どもが親と一緒の部屋で添い寝をしていることが多いわが国では夜間中途覚醒時には特に難しいが，子どもが夜泣きをするようになっても最初はそばで見守るだけにとどめたほうがよい．見守りは短めにして，見守り以外のことは優しく声をかける程度にとどめる．見守りにより，「親がまだそこにいて大丈夫だ」と子どもを安心させる．その後上記のExtinction法を試みる．あやしたり，ゆすったり，抱っこして様子をみてもよいが，見守りのみよりは夜泣きが解消するまでに時間はかかると考えられる．

文献

1) Fukumizu M, et al: Pediatrics 2005;115(1 Suppl): 217-224.
2) American Academy of Sleep Medicine (eds): International Classification of SLEEP DISORDERS, 3rd ed, Darien IL: 2014.
3) Sadeh A, et al: Infant Mental Health Journal 1993; 14:17-34.
4) Roberts DM, et al: Am Fam Physician 2004;70: 735-740.
5) Rosen GM, et al: Parasomnia In. Perlis ML, et al: Eds. Treating Sleep Disorders: Principles and Practice of Behavioral Sleep Medicine Hoboken: Wiley 2003;393-414.

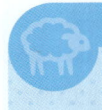

第3章 身体・精神疾患に合併する睡眠障害

1 先天異常症候群・染色体異常症

大阪府立母子保健総合医療センター遺伝診療科
岡本伸彦

1 先天異常症候群とは

　先天異常症候群は，先天的な形態異常や機能異常を一定のパターンで共有し，疾患単位として確立したものである．比較的よく経験する疾患は20種類程度であるが，稀少な疾患を含めると，多数存在する．先天異常症候群の中には染色体微細欠失症候群（隣接遺伝子症候群）も含まれる．他に先天異常症候群の原因としては発生・形態形成に関与する遺伝子の変異が多い．疾患によって特有の合併症を認めるため，正確な診断とフォローアップが重要になる．この章では，代表的な染色体異常や先天異常症候群にみられる睡眠障害について述べる．疾患毎に特有の睡眠障害を認める場合があり，注意が必要である．

2 各論

1) ダウン症候群 (Down syndrome)

　ダウン症候群（トリソミー21）は最も多い染色体異常症である．600出生に1人の割合でみられ，単一の疾患としては最も頻度の高い知的障害の原因である．合併症としては先天性心疾患（心内膜症欠損症，心室中隔欠損症，心房中隔欠損症など）や消化管疾患（食道閉鎖，十二指腸閉鎖，ヒルシュスプルング病，鎖肛など），甲状腺機能異常症などがある．ダウン症候群では閉塞型睡眠時無呼吸（OSA：obstructive sleep apnea）（図1）の合併も多い．ダウン症候群児の身体的特徴として，顔面正中部低形成，下顎低形成，舌が大きい，上気道が狭いなどがある．加えて筋緊張低下や肥満など，

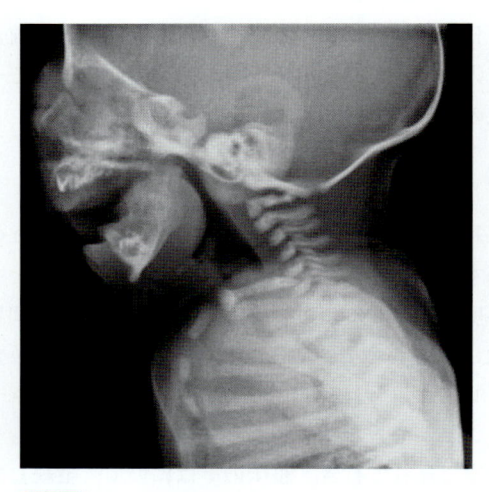

図1 OSAをきたしやすい dysmorphalogy
小下顎および下顎後退を呈する Robin sequence 乳児例にみられた舌根沈下，上気道閉塞．

OSAを生じやすい因子が存在する．

　108例のダウン症候群児を対象とした研究において64.7%で睡眠呼吸障害（SBD）を認めたという報告がある[1]．熟睡できない，夜間覚醒，日中の眠気や活動性低下などの症状が多い．知的障害のため，他者が注意して観察し，睡眠障害を把握する必要がある．

　必要に応じて耳鼻咽喉科で上気道の精査を行い，扁桃・アデノイド切除術の適応があるか検討する．ただし，扁桃・アデノイド切除術を施行しても十分改善が認められない例もある．

　ダウン症候群では学童期以降，肥満を伴う率が増加するが，栄養指導を実施する．肥満の合併はOSAの増悪因子となる．

2）プラダー・ウィリー症候群
（Prader-Willi syndrome）

プラダー・ウィリー症候群は1956年にはじめて報告された．15q11-13の微細欠失（父親由来）や片親性ダイソミー（UPD）などこの領域のゲノム刷り込み異常が病態に関与する．出生10,000から15,000人に1人の割合で診断される．

新生児期の筋力低下，筋緊張低下と哺乳困難が最初の症状である．アーモンド様の眼瞼裂，魚様の口，前頭部の幅が狭いなど特異顔貌を認める．低皮膚で頭髪の色が茶色っぽい．3歳ころから食欲亢進と肥満，精神発達遅滞が顕著となる．以前は肥満が進行してから診断される例もあったが，早期診断により疾病の理解を深め，栄養指導を行い，チーム医療に基づいた長期的対応を考えることが重要視されている．成長ホルモン治療が体組成改善に有効である．肥満が顕著になるとOSAを合併することがある．睡眠障害のため，日中の傾眠傾向がみられる．

食欲をコントロールする視床下部の機能異常がみられる．早期からの栄養指導，生活指導を行い，肥満を予防する必要がある．

Nagaiらは，プラダー・ウィリー症候群児で予期せぬ突然死例がみられることを注意喚起した[2]．死亡の背景として，呼吸制御の異常や視床下部の異常の可能性がある．特にすでに肥満を合併した症例ではGH治療によりアデノイドや扁桃の増殖が生じ，上気道の閉塞が悪化する可能性があり，GH治療開始にあたって細心の注意が必要である．

Sedkyらは，プラダー・ウィリー症候群のOSAについて終夜睡眠ポリグラフィ（PSG）で精査した14件の研究，224例のまとめを報告した[3]．OSAの頻度は79.9%（n＝179/224）であった．OSAの小児例では，53.1%は軽症，22.3%は中等症，24.6%は重症であった．ナルコレプシーも35.7%でみられた．

アデノイド・扁桃摘出術でOSAの一定の改善効果はあるが，術後も症状が持続する場合がある．

3）アンジェルマン症候群
（Angelman syndrome）

1965年にAngelmanが3例を「Happy puppet」として報告した．症状しては，重度精神遅滞，てんかん，失調，あやつり人形様の歩行，容易に誘発される笑い，特異顔貌，皮膚低色素症など特徴とする．脳波では高振幅徐波がみられ，診断的価値が高い．染色体15q11-13の微細欠失（母親由来）が判明した．母親由来の *UBE3A*（Ubiquitin-protein ligase E3A）遺伝子の欠失ないし発現異常，機能異常が基本的な病態である．

アンジェルマン症候群では睡眠障害の合併が多い．頻繁な夜間覚醒は特徴的である．睡眠異常（入眠困難と睡眠維持困難），不規則な睡眠覚醒リズム，一定期間持続する笑いなどの夜間の異常行動などが報告されている．概日リズムの異常が背景に存在する．

Takeyasuらは，アンジェルマン症候群の血中メラトニンレベルを測定した結果，有意に夜間のメラトニン濃度が低いことを報告した[4]．治療としてはメラトニンやそのアゴニストあるいはその他の睡眠薬処方が有用である．

4）スミス・マジェニス症候群
（Smith-Magenis syndrome）

Smithらが1986年に隣接遺伝子症候群として報告した．17番染色体短腕の *RAI1* を含む微細欠失が基本病態である．90%の症例はFISH法で欠失を認める．非欠失例は *RAI1* 遺伝子の変異による．知的障害は中度から重度が多い．特異顔貌，短指など骨格異常，行動異常などを認める．行動異常は，多動，自傷行為，体に異物を入れる，上半身を自分で抱く行動，睡眠障害などである．

睡眠障害として，複数回の夜間覚醒，レム睡眠の減少，総睡眠時間の減少などを認める．

RAI1 遺伝子は転写調節因子である．最近，circadian locomotor output cycles kaput（CLOCK）遺伝子の転写に関与することが判明した[5]．CLOCK遺伝子は *PER2*，*PER3*，*CRY1*，*BMAL1* など概日リ

ズム関連遺伝子群に関与し，この結果，スミス・マジェニス症候群の睡眠覚醒周期の異常が生じる．

De Leersnyder らは，スミス・マジェニス症候群のメラトニン分泌について分析を行い，メラトニン分泌の概日リズムの相の移動を認めた[6]．スミス・マジェニス症候群でのメラトニン分泌は午前6時ごろに始まり（対照では，午後9時前後），最高値は午後12時ごろ（対照では午前3時30分ごろ）であり，分泌終了は午後8時ごろ（対照は午前6時ごろ）であった．つまり，スミス・マジェニス症候群ではメラトニンが日中に分泌されていることが明らかになった．

5）ウィリアムズ症候群（Williams syndrome）

妖精様といわれる特徴的顔貌，大動脈弁上狭窄，肺動脈狭窄，高カルシウム血症，低身長，発達障害などを主徴とする．ニュージーランドの循環器医 Williams が 1961 年に報告した．染色体 7q11.23 の微細欠失（1.5～2 Mb）による隣接遺伝子症候群である．この領域に存在するエラスチン遺伝子欠失が心血管系と結合組織異常の原因である．また LIMK1 遺伝子欠失は視空間認知障害の原因と考えられている．注意欠如／多動性障害（AD/HD）の合併例がある．

Mason らは 35 例のウィリアムズ症候群児の睡眠について研究した[7]．入眠困難，入眠後の落ち着きのなさ，中途覚醒など睡眠障害の合併がみられる．PSG の結果，睡眠効率の低下が顕著であった．

6）ベックウィズ・ウィーデマン症候群（Beckwith-Wiedemann syndrome）

ベックウィズ・ウィーデマン症候群は，過成長を基本的特徴とする先天異常症候群である．Exomphalos：臍帯ヘルニア，Macroglossia：巨舌，Gigantism：巨人症の三主徴の頭文字をとって EMG 症候群ともいう．11p15 領域のゲノム刷り込み異常が原因であるが，詳細な機序は複雑であり，成書に譲る．ベックウィズ・ウィーデマン症候群は SBD を伴いやすい．巨舌により，閉塞性無呼吸を合併することがあり，舌縮小術を考慮する．Follmar らは，118 例の本症候群例において，48％（n＝57）に SBD を認めたと報告した[8]．巨舌よりも，アデノイドや扁桃肥大の影響が強かった．喉頭軟化症，哺乳障害，胃食道逆流も影響した．

7）ATR-X 症候群（X-linked α-thalassemia/mental retardation syndrome）

本症候群は，特徴的顔貌，軽度の α サラセミア（HbH），重度精神運動発達遅滞，外性器異常などを特徴とする X 連鎖性症候群である．遺伝子座位は Xq13 で，責任遺伝子は Zinc finger 型 DNA 結合ドメイン，DNA ヘリカーゼドメインをもつ転写調節因子である XNP である．頻度は少ないが，認識可能な症候群である．ブリリアントクレシルブルー染色による赤血球内の封入体の検出が簡便な診断方法であり，一般の検査室でも実施可能である．

本症候群では睡眠障害を高率に伴う．自験例では入眠困難，中途覚醒，夜間の異常行動が多くみられた．特に低気圧など気象条件に敏感に反応し，不機嫌状態が長時間持続する例が多い．胃食道逆流症など消化管運動機能異常を高率に合併することも特徴である．

8）コルネリア・デ・ランゲ症候群（Cornelia de Lange syndrome）

本症候群は，1933 年にアムステルダムの小児科医 Cornelia de Lange が記載した．しかし，1916 年に Brachmann が報告していたので，正式名称は Brachmann-de Lange 症候群である．責任遺伝子は NIPBL 遺伝子など複数が知られている．出生体重は 2,500 g 未満が多い．成長発達障害を伴う．難聴合併例がある．顔貌は特徴的で，濃く癒合した眉毛，カールした長い睫毛，小さく短い鼻，前向き鼻孔，小顎症，短頸などを認める．多毛例が多い．手足は小さく，肘や膝関節の屈曲拘縮がみられる場合がある．アザラシ肢症，欠指，合指など重度四肢異常例がある．

本症候群について睡眠障害の調査の報告があ

る．入眠困難，中途覚醒，覚醒困難が多くみられた．不眠と概日リズムの異常は本症候群の主要症状の一部と考えられる．

9）ルビンシュタイン・テイビ症候群（Rubinstein-Taybi syndrome）

ルビンシュタイン・テイビ症候群は，幅広い拇指趾，特徴的顔貌，精神発達遅滞を特徴とする先天異常症候群である．16p13.3にあるCREB-binding protein（*CREBBP*）遺伝子が責任遺伝子である．かぎ鼻，変形した耳介，高口蓋，眼瞼裂斜下，などの特異顔貌を認める．症状としては，哺乳・摂食不良，眼科異常（斜視・屈折異常），循環器系疾患，胃食道逆流と嘔吐，慢性便秘などに注意する．ケロイド体質である．悪性リンパ腫合併例がある．本症候群においてもOSAの合併例が多い．筋緊張低下，上気道の解剖学的特徴，アデノイド・扁桃肥大などは増悪因子である．ルビンシュタイン・テイビ症候群では肥満の合併例もあり，体重増加にも注意が必要である．Choiらは，肺高血圧症を合併したRubinstein-Taybi症候群例を報告した[9]．

10）マルファン症候群（Marfan syndrome）

マルファン症候群はフィブリリンなど結合組織の異常による疾患である．下顎後退，細い頸部，鼻腔での空気抵抗の増加などにより，閉塞性無呼吸を生じやすい．いびきをかく，無呼吸，中途覚醒，日中の易疲労性などを認める．Rybczynskiはマルファン症候群において心臓合併症の状態と無呼吸の程度の関連を調査した[10]．左室駆出率，N-terminal pro-brain natriuretic peptide血中濃度，下降大動脈径拡大，心房細動，などが有意に関連したと報告した．

11）頭蓋縫合早期癒合症（Craniosynostosis syndrome）

アペール症候群やファイファー症候群，クルーゾン病など頭蓋縫合早期癒合症では，頭蓋底の発育障害から上気道の閉塞をきたしやすい．OSAの合併に注意する必要がある．

12）レット症候群（Rett syndrome）

基本的には女児のみが罹患する先天異常症候群である．*MECP2*遺伝子変異が原因である．罹患児は出生，および新生児期は特に問題なく経過し，最初の6〜18か月の精神運動発達は一見正常である．頭囲の発育は停滞し，小頭症となる．レット症候群の特徴は手の合目的運動が消失し繰り返す上肢の常同運動に置き換わることである．自閉症的症状，パニック様発作，歯ぎしり，発作性の無呼吸や過呼吸，けいれん，歩行失調や失行，振戦などがみられる．成長障害や体重増加不良を認める．空気嚥下症，便秘，機能性巨大結腸がみられる．てんかん発作は50％で合併する．側彎症の合併も多い．

オーストラリアでの調査ではレット症候群患者の80％以上に睡眠問題がみられた[11]．加齢とともにその頻度は減少した．夜間に笑い続けたり，叫ぶ行動が多くでみられた．点変異よりも*MECP2*欠失例のほうが笑う行動が多かった．レット症候群ではメラトニン分泌の異常があり，メラトニンやその作動薬の投与が睡眠障害を改善する可能性がある．

まとめ

主要な染色体異常症，先天異常症候群について睡眠障害の病態について記載した．これらの疾患群では筋緊張低下や解剖学的な特徴から，OSAを生じやすい傾向があるが，中枢性の機序の併発についても配慮が必要である．肥満が増悪因子になる可能性があり，適宜栄養指導を実施すべきである．

文献

1) Miguel-Diez J, et al: Sleep 2003;26:1006-1009.
2) Nagai T, et al: Am J Med Genet A 2005;136:45-48.
3) Sedky K, et al: J Clin Sleep Med 2014;15:403-409.
4) Takaesu Y, et al: Sleep Med 2012;13:1164-1170.

5) Williams SR. et al: Am J Hum Genet 2012;90:941-949.
6) De Leersnyder H, et al: J Pediatr 2001;139:111-116.
7) Mason TB, et al: Sleep Med 2011;12:892-897.
8) Follmar A1, et al: J Craniofac Surg 2014;25:1814-1817.
9) Choi HS, et al: Korean J Pediatr 2012;55:212-214.
10) Rybczynski M, et al: Am J Cardiol 2010;105:1836-1841.
11) Wong K, et al: J Sleep Res(in press)

第3章 身体・精神疾患に合併する睡眠障害

2 骨系統疾患・内分泌疾患

大阪大学大学院医学系研究科小児科学
北岡太一

1 骨系統疾患に合併する睡眠障害

1）骨系統疾患について

　骨系統疾患として分類される疾患は多岐に渡り，現在456疾患が40のグループに分類されている（表1）．その内，原因遺伝子が判明しているものは316疾患に及ぶ[1]．一疾患グループの中で軽症から致死性まで重症度に幅があることもある．周産期から小児期にかけての呼吸器関連症状が生命予後に影響する疾患も存在する．骨系統疾患における睡眠障害のリスク因子としては，顔面骨低形成，頭蓋頸骨移行部狭窄，胸郭低形成，頭蓋石灰化亢進に伴う神経圧迫など，気道の解剖学的・機能的な狭窄・閉塞に関わるものが挙げられる．日常臨床で遭遇する機会の多い骨系統疾患の一つである軟骨無形成症では，文献により報告は様々であるが，約40％に睡眠時無呼吸症候群（sleep apnea syndrome：SAS）を合併する[2]．

2）軟骨無形成症と睡眠障害

　軟骨無形成症は，近位四肢優位の四肢短縮型低身長をきたす骨系統疾患で，軟骨分化のkey regulatorである線維芽細胞増殖因子受容体3（FGFR3）をコードする遺伝子の変異が原因である．軟骨無形成症の約98％はp.G380R変異を有しており，この機能獲得型変異のためFGFR3の恒常活性から軟骨分化が静止軟骨層以降にすすまないため，軟骨内骨化が妨げられる．頭蓋底の成長は軟骨内骨化によるため頭蓋底の形成不全が生じ，このため大後頭孔狭窄による脊髄圧迫のリスクが高くなる．さらに頸静脈洞の狭細化から頸静脈内圧上昇が起こり，脳脊髄液の還流不全が生じるため，水頭症の原因となる．延髄圧迫や水頭症は中枢性無呼吸のリスクにつながる．また，顔面骨は主に膜性骨化によって成長するが，頭蓋底の成長との密接な関連があるため，頭蓋底の形成不全は顔面骨の低形成につながり，顔面中央部が扁平，陥凹した状態（mid-face hypoplasia）となる．顔面中央部の低形成のため上気道は狭細傾向となり，相対的なアデノイド・扁桃肥大を呈することにより，閉塞性無呼吸のリスクが生じる（表2）．

　軟骨無形成症児の診療において，いびきの程度など睡眠中の呼吸リスクに関する問診は欠かせない．感冒などの感染症罹患時には，上気道症状の増悪により睡眠呼吸障害が顕著となるため，問診にてSASの増悪が懸念される症例では，睡眠中の呼吸評価が必要となる[3]．評価の方法についての詳細は他稿を参照いただきたいが，終夜睡眠ポリグラフィ（polysomnography：PSG）を施行し，apnea hypopnea index（AHI），中枢性，閉塞性それぞれの程度を評価し，治療方針を検討することになる．筆者らの施設では，外来で夜間のいびき等の状態を問診し，簡易検査としてパルスオキシメーターを利用して夜間のSpO_2および脈拍をモニターしている．脈拍上昇を伴うSpO_2低下などSASを示唆する結果が得られ，程度が強いことが示唆される場合，PSGでの評価を行っている．一度の評価でAHIのスコアから軽症と判定されても，経過中に症状の増悪を認めることもあり，再評価の結果によっては治療介入を講じる必要もでてくる．

表1 骨系統疾患の国際分類（2010年版）

1. FGFR3 軟骨異形成症グループ
2. II型コラーゲングループおよび類縁疾患
3. XI型コラーゲングループ
4. 硫酸化障害グループ
5. Perlcan グループ
6. Aggrecan グループ
7. Filamin グループおよび関連疾患
8. TRPV4 グループ
9. 短肋骨異形成症（多指合併/非合併）グループ
10. 多発性骨端異形成症および偽性軟骨無形成症グループ
11. 骨幹端異形成症
12. 脊椎骨幹端異形成症
13. 脊椎骨端（骨幹端）異形成症
14. 重症脊椎異形成症
15. 遠位肢異形成症
16. 遠位中間肢異形成症
17. 中間肢，近位肢中間肢異形成症
18. 彎曲骨異形成症
19. 狭細骨異形成グループ
20. 多発性脱臼を伴う骨異形成症
21. 点状軟骨異形成症グループ
22. 新生児骨硬化性異形成症
23. 骨変形を伴わない骨硬化性疾患グループ
24. 骨幹端，骨幹罹患を伴う骨硬化性疾患
25. 骨形成不全症と骨密度低下を示すグループ
26. 骨石灰化障害を示すグループ
27. 骨変化（多発性異骨症）を伴うリソソーム蓄積症
28. 骨溶解症グループ
29. 骨格成分の異常発育グループ
30. 過成長症候群グループ
31. 遺伝性炎症性/リウマチ様骨関節症グループ
32. 鎖骨頭蓋異形成症グループ
33. 頭蓋骨癒合症候群
34. 頭蓋顔面骨罹患を主とする異骨症
35. 脊椎，肋骨罹患を主とする異骨症
36. 膝蓋骨異骨症
37. 短指症（骨外病変を伴う/伴わない）
38. 四肢低形成/欠失グループ
39. 多指，合指，母指三分節症グループ
40. 関節形成不全，骨癒合症グループ

〔Warman ML, et al: Am J Med Genet A 2011;155A:943-968.〕

治療は，表2のように原因や症状に応じたものとなる．大後頭孔狭窄による脊椎圧迫を認める症例では，大後頭孔減圧術について検討する必要が生じる．報告により幅はあるが，4歳までに減圧術が施行される割合は 6.8〜28% とされている[3]．閉塞性の SAS では，夜間就寝時のマスク持続陽圧呼吸療法（CPAP）の導入またはアデノイド扁桃摘除術となる．マスク CPAP はマスク装着を嫌がり，小児においては治療導入に難渋することも経験するが，軟骨無形成症時の SAS 重症例では，CPAP 装着により呼吸が楽になることを導入初日より体感するためか，コンプライアンスは良好であり，著者らの経験では低年齢児でも十分導入が可能である．前額突出のためマスクフィッティングに難渋することも多いが，最近はデバイスが良くなり以前より装着感が良くなっている印象である．

TOPIC 喉頭軟化症や気管軟化症も睡眠時無呼吸のリスク[4]

軟骨無形成症 236 例を後方視的に検討したところ，13 例（5.5%）に気管軟化症・喉頭軟化症を認めた．全例に PSG での評価がなされ，OSAS の頻度は，軟化症を認めなかった 223 例中 72 例に対し，軟化症を認めた症例では 13 例中 12 例と有意に高値であった．小児における気管軟化症の頻度は 1,445〜2,500 人に 1 人との報告があり，さらに先天性喘鳴の 45〜94% で喉頭軟化症を認め，先天性喘鳴の頻度が 1〜1.5% と報告されていることから，小児における気管軟化症・喉頭軟化症の頻度は約 0.5〜1.5% と推察される．今回の検討では軟骨無形成症における気管軟化症・喉頭軟化症の頻度は 5.5% であり，軟骨無形成症における睡眠時無呼吸症候群の原因として気管軟化症および喉頭軟化症は重要な因子であることが示唆される．

❷ 内分泌疾患に合併する睡眠障害

1）小児肥満と睡眠障害

肥満が睡眠障害の要因となることは小児においても成人と同様と言える．日常臨床において遭遇する肥満には，単純性肥満に加え，内分泌疾患，種々の症候群，薬剤性などの要因による二次性肥満（表3）があり，肥満を呈した小児の診療において睡眠障害の有無を評価することも忘れてはならない．小児肥満症診断基準細則の中には，睡眠時無呼吸が治療を要する医学的問題の一つとして挙

表2 軟骨無形成症における睡眠時呼吸障害の要因

要因	関連症状	治療
相対的なアデノイド・扁桃肥大	顔面骨低形成	アデノイド扁桃摘除術
水頭症を伴う筋性上気道閉塞	頸静脈洞狭窄による頸静脈圧上昇	VPシャント術, マスクCPAP
水頭症を伴わない筋性上気道閉塞	舌下神経管狭窄	大孔減圧術

〔Horton WA, et al: Achondroplasia. Lancet 2007;370:162-172.〕

表3 二次性(症候性)肥満について

内分泌性肥満	Cushing症候群, 甲状腺機能低下症, 偽性副甲状腺機能低下症, インスリノーマ, 多嚢胞性卵巣症候群など
先天異常症候群	Bardet-Biedl症候群, Prader-Willi症候群, Turner症候群, 21トリソミーなど
視床下部性肥満	間脳腫瘍, Frohlich症候群など
薬物による肥満	抗てんかん薬, 副腎皮質ホルモンなど
運動制限による肥満	腎疾患, 喘息, 心疾患, 精神運動発達遅滞などに伴うもの

〔朝山光太郎, 他：肥満研究 2002;8:204-211.〕

げられている.

内分泌性肥満のように二次性肥満では, 原疾患に対する治療が肥満の改善につながる. 食事指導, 運動指導などの生活スタイルの見直しは基本的なことであるが, 不適切な睡眠が肥満に影響する可能性も指摘されており, 睡眠の質に関する評価も必要となる. 睡眠が障害されると, 眠らない時間(起きている時間)が長くなることから摂食機会が増加し, エネルギー消費の変化や食欲亢進などが引き起こされ, 睡眠障害が肥満に影響するとされている. 睡眠時間の内分泌学的な影響についての研究では, ①睡眠時間が短くなるとレプチンが低下すること, ②耐糖能についても睡眠時間の短縮と関連すること, ③睡眠時間の制限により空腹を刺激するグレリンが上昇することが報告されている[5]. 睡眠障害が肥満の増悪因子となり得るため, 肥満の診療にあたっては, 食事, 運動, 睡眠の3つの要素を考慮した生活指導が大切と言える.

2) 成長ホルモン分泌と睡眠

睡眠に関連して成長ホルモン分泌が促されることは知られており, 特に徐波睡眠の初期に成長ホルモン分泌が増加することが報告されている[6]. したがって, 睡眠障害により徐波睡眠が欠失あるいは制限されていると成長ホルモン分泌が低下する可能性が示唆される.

成長に対する睡眠呼吸障害の影響として考えられる機序は, 成長ホルモンの分泌低下, 呼吸努力の増大に伴う夜間のエネルギー消費の増加, 口腔咽頭スペースの狭小化に伴う食欲低下, および二次性の過活動に伴う日中のエネルギー消費の増加が挙げられる. アデノイド扁桃摘除により結果として成長の改善が得られたというコホート研究では, アデノイド扁桃摘除術後, 身長, 体重, IGF-1, IGFBP3の有意な増加を認めると報告されている[7]. 小児の成長を考える上で, 内分泌学的な視点は重要であるが, 睡眠の質についての評価も念頭におきたい.

3) Prader-Willi症候群と睡眠障害

Prader-Willi症候群(PWS)は, 新生児期からの筋緊張低下, 哺乳不良, 運動発達遅滞, 幼児期からの肥満, 低身長, 性腺機能不全などを特徴とする症候群である. 日常診療においては, 成長ホル

モン治療を導入し，定期的にフォローしていくが，睡眠時の呼吸障害が問題になる症例があり注意を要する．

　PWS患児における睡眠時の呼吸障害は，肥満の有無にかかわらず，中枢性あるいは閉塞性のSAS，覚醒異常，レム睡眠異常，高二酸化炭素血症への反応不良，日中の嗜眠傾向などが問題となる．閉塞性のSASについては肥満に関連して起こりやすく，粘稠な唾液，脊椎後側彎，アデノイド増殖，呼吸筋低緊張などが要因となる．睡眠呼吸障害に伴う合併症として，高血圧，心血管病変，肺性心などがあり，特に肺性心は生命予後に関わる重要な因子である．夜間のSASが睡眠を障害して日中の嗜眠傾向につながっている可能性もあるため，PSGによる精査が必要である．

　治療に関しては，アデノイド・扁桃肥大については耳鼻科へコンサルトして摘除術を考慮する．また，PWS患児では呼吸中枢機能（呼吸駆動）の弱さによる中枢性の呼吸障害を認めることがある．これに関しては，成長ホルモン治療が無呼吸や低換気を改善する効果が指摘されているが[5)8)]，成長ホルモン治療の有無により予後に差はないとする報告もある[5)]．

まとめ

　軟骨無形成症のように睡眠時無呼吸症候群の合併を有する骨系統疾患においては，定期的な睡眠時呼吸評価が大切となる．また小児肥満，Prader-Willi症候群，内分泌疾患においても睡眠障害を合併する場合があり，日常診療の中で睡眠に関する情報収集も行い，睡眠の質が妨げられている可能性が示唆される症例では適切なタイミングでコンサルトを行う必要がある．

引用文献

1) Warman ML, et al: Am J Med Genet A 2011;155A:943-968.
2) Sisk EA, et al: Otolaryngol Head Neck Surg 1999; 120:248-254.
3) Ireland PJ, et al: Appl Clin Genet 2014;7:117-125.
4) Kimberly ED, et al: Am J Med Genet A 2014;164A:407-414.
5) Alonso WJ, et al: Ped Endocrinol Rev 2010;7:292-299.
6) Van Cauter E, et al: J Clin Invest 1997;100:745-753.
7) Bonuck KA, et al: Arch Dis Child 2009;94:83-91.
8) 永井敏郎，他：Prader-Willi症候群の基礎と臨床，診断と治療社，22-23, 2011

参考文献

・Horton WA, et al: Lancet 2007;370:167-172.
・朝山光太郎，他：肥満研究 2002;8:204-211.

第3章 身体・精神疾患に合併する睡眠障害

3 心疾患

三重大学大学院医学研究科 [1)]臨床医学系講座麻酔集中治療学，[2)]小児科学
澤田博文[1)2)]，**大橋啓之**[2)]，**三谷義英**[2)]

❶ 睡眠障害と小児循環器疾患の関わり

　睡眠障害のなかで，睡眠呼吸障害（Sleep disordered breathing：SDB）は，様々な機序により，心機能や血行動態に影響を及ぼすことが明らかにされている．SDBは睡眠中の呼吸障害の総称であり，最も軽症のいびき（primary snoring）から重症である閉塞型睡眠時無呼吸（obstructive sleep apnea：OSA）までの一連のスペクトラムを形成する．成人領域の研究では，SDBは，高血圧，心不全，冠動脈疾患，心房細動，肺高血圧の各疾患に高率に合併することが示されている．SDBの小児における有病率は1～5％程度であるが，小児においても，心機能，血行動態に影響を与えることが明らかになっている[1)～3)]．また，先天性心疾患児にSDBを合併することはまれではなく，その場合，血行動態へ大きく影響することがある．特に，肺循環に対する影響は臨床的に問題となり，SDBと心疾患の双方に治療介入を要することがある．SDBは，OSA以外には，中枢性の呼吸制御障害による中枢性睡眠時無呼吸（central sleep apnea：CSA）があるが，心不全でみられるチェーン・ストークス呼吸（Cheyne-Stokes respiration：CSR）はCSAに伴う呼吸パターンである．

　本項では，SDBが心血管系に与える影響について概説し，先天性心疾患にSDBが合併した場合の診療上の問題，さらに，心疾患の結果として起こるSDBについて解説する．

❷ 睡眠呼吸障害（SDB）が心機能血行動態に与える影響

　SDBのなかで，OSAの心血管系への影響については，上述のように，成人領域での意義が確立されているが，小児においてもエビデンスが蓄積されつつある[1)～3)]．

1）無呼吸に伴う睡眠の途絶（sleep fragmentation）と交感神経活動

　睡眠中の無呼吸に伴う睡眠の断片化（sleep fragmentation）は，OSAでの睡眠中の交感神経系の亢進に関与していることが示唆されている（図1-①）．交感神経に関しては，後述する，胸腔内圧の大きな変化や間欠的低酸素も，肺の伸展受容体，化学受容体，圧受容体の刺激を介して作用すると考えられている．これらの交感神経系亢進は，末梢血管を収縮させ，血圧上昇に関与する．

2）OSAにおける胸腔内圧の大きな変動（intrathoracic pressure swings）

　胸腔内圧は，正常呼吸時には，$-3～-10$（cm H_2O）の範囲であるが，OSA患者では，吸気時胸腔内圧は-50 cm H_2O にまで低下し，この異常に大きな変動は，一晩中繰り返される（図1-②）．間欠的な高い陰圧は，心室収縮に対して逆方向の力の作用となり，後負荷の上昇と同様の効果となる．また，胸腔内の高い陰圧は，静脈還流の増大につながり，右心系の容積負荷をもたらし，さらにこれは，心室中隔を左室方向に変位させ，左室の拡張を阻害する．このように，胸腔内圧の変化

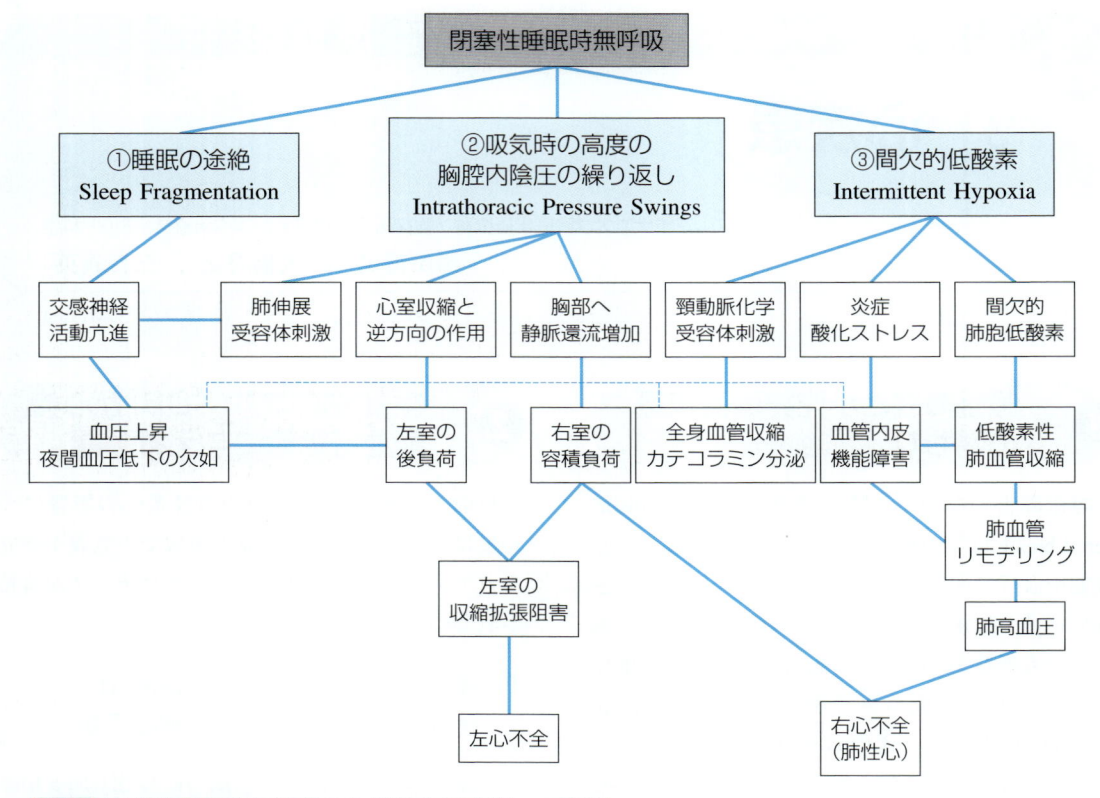

図1 閉塞性睡眠時無呼吸の心機能血行動態への影響

の増大は心室収縮拡張機能障害をきたし，心不全の増悪につながる．また，肺が大きく拡張することは，肺の伸展受容体を介して，交感神経活動を高めるとされている．

3）間欠的低酸素の影響
肺循環と体循環への影響

　SDBによる間欠的低酸素は肺循環に対し，しばしば重大な血行動態変化をもたらし，臨床上最も重要である．最新の肺高血圧臨床分類（ニース分類）では，呼吸器疾患を原因とするグループ3肺高血圧の1項目にSDBが挙げられている．

　低酸素に陥ると，急性反応として換気の低下した肺胞への無効な肺血流を減少させるため，その区域の肺血管は収縮する（低酸素性肺血管収縮）（図1-③）．つまり，SDB患児では，睡眠中この肺血管収縮が肺全体で起こるため，繰り返し肺血圧を生じている．夜間の肺高血圧が長期間に及ぶと，持続的な肺高血圧を生じ，日中覚醒時にも肺高血圧を認めるようになり，高度であれば，右心不全につながる[4]．動物実験では，慢性的な，間欠的低酸素への暴露は，持続性低酸素に準じ，肺血管に機能と構造の変化（リモデリング）をもたらすことが示されており，臨床的にも肺血管に持続性の機能的な変化をきたすことが示されている．

　一方で，低酸素は，体循環でも，頸動脈小体の化学受容体を刺激し，カテコラミン分泌の増加などを介し，全身血管を収縮させ，夜間の血圧上昇の一因となる．

4）血圧への影響

　SDBは，成人と同様に，小児でも，血圧異常をきたすことが明らかにされている[3]．血圧は，正常では，夜間睡眠時が最も低くなり，覚醒前から起床後に上昇し，夕方から夜間に下がるという

日内変動を認める．OSA では，正常コントロールと比べて，夜間睡眠中の血圧が 10～20 mmHg 程度高いと報告されている．つまり，OSA では夜間の血圧低下(nocturnal dip)が，認められず，これは，左室機能障害につながる．実際，小児 OSA では左室壁の肥厚がみとめられ，心室リモデリングをきたす．さらに，OSA の疾患スペクトラム上，軽症のタイプの primary snoring でも，これらの血圧異常が認められることは，留意する必要がある．

5）血管内皮機能への影響

SDB 患児では，血管内皮機能異常を来すことが，示されている[1]．OSA 小児において，血管閉塞解除後の血管拡張反応(flow-mediated dilatation：FMD)の低下が認められ，これは，扁桃アデノイドの摘出により回復することが示されている．OSA 患者では血漿中エンドセリンレベルの上昇や，一酸化窒素(NO)誘導体の減少が認められており，いずれも持続陽圧呼吸(CPAP)療法により回復することが示されている．これらの血管内皮機能障害もまた，OSA 患者の血圧上昇にも寄与すると考えられる．また，OSA では，末梢血中の血管内皮前駆細胞(EPC)と stromal cell-derived factor-1(SDF-1)が低下しており，血管内皮障害の修復機構の低下が示唆されている．

6）炎症の亢進

OSA では全身の炎症機序の亢進を伴うことが示唆されている[1]．小児において C-reacting protein(CRP)，Interleukin(IL)-6，interferon(IFN)-γ や TNF-α などの炎症性サイトカインや細胞接着分子が上昇していることが示されている．炎症制御に重要な制御性 T リンパ球(Treg)の減少が示されているが，機序として Forkhead box P3(FOXP3)のメチレーションの増加が認められ，エピジェネティックな遺伝子発現制御の異常の関与を示す報告もある．これらの，炎症機序の亢進は，一酸化窒素合成酵素の阻害を介して，血管内皮機能障害の原因となる可能性が示されている．また，肺血管病変の進展にも，炎症は深く関わっており，肺血管リモデリングの一因となる可能性もある．

7）凝固の亢進

OSA 患児では血液凝固能の異常を呈することが知られ，肺塞栓をはじめ，血栓塞栓症状をきたすことが報告されている．

❸ 先天性心疾患と睡眠呼吸障害

先天性心疾患(congenital heart disease：CHD)は全出生児のおよそ 1% に見られる比較的頻度の高い疾患である．CHD の治療経過中に SDB をみとめることはまれではなく，高度の呼吸循環不全をきたすことがあり注意を要する．上述の OSA による心機能血行動態の変化すべてを考慮する必要があるが，血圧や心室機能への影響は，通常 subclinical レベルにとどまる一方で，肺循環系への影響は重大な血行動態変化をもたらし，治療を要することがある．臨床的には，OSA 単独で，高度の肺高血圧を呈することは少ないとされており，実際，問題となるのは，CHD のほか，慢性肺疾患やダウン症候群などの基礎疾患を有する小児である．

1）基礎疾患のある児：ダウン症候群や慢性肺疾患

ダウン症候群は，巨舌，アデノイド肥大など構造的に上気道閉塞をきたしやすいためしばしば SDB をきたすが，高率に CHD を合併し，さらに，肺血管閉塞性病変が早期に出現しやすいため，肺高血圧のリスクが高い．また，早産，低出生体重児で，慢性肺疾患などの呼吸器疾患を合併する場合は，OSA による高度肺高血圧を呈する事がある．OSA を合併し，右心不全(cor pulmonale)を呈した，超低出生体重児の所見を図に示した(図 2)．

2）左右短絡疾患

心室中隔欠損，動脈管開存や心房中隔欠損などの左右短絡疾患では，肺高血圧を伴う．通常，肺血流増加を主因とする肺血管抵抗の低い肺高血圧であるが，稀に早期に肺血管抵抗上昇を認める症

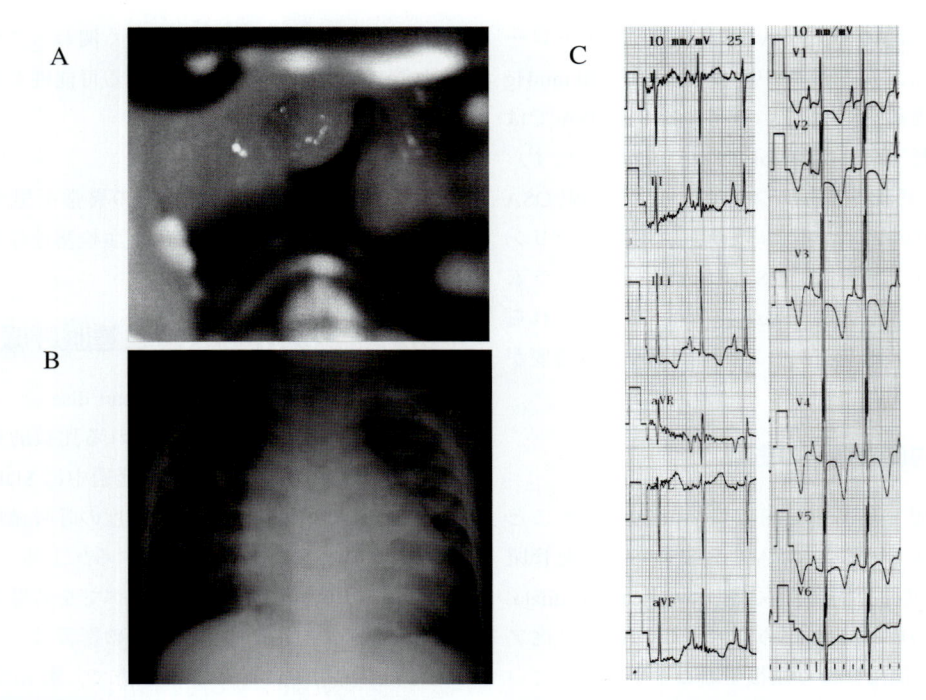

図2 超低出生体重，慢性肺疾患で経過観察中，扁桃肥大による睡眠時閉塞性無呼吸を合併し，肺高血圧，急性右心不全を発症した児の所見
A．肥大した扁桃．B．胸部X線，著明な心拡大を認める．
C．心電図所見．II，V1，V2誘導での尖鋭なP波を認め右房負荷の所見である．

例がある．OSAを合併する場合，心疾患による短絡血流では説明できないほどの高度の肺高血圧を呈する場合があり，治療方針を決定する際に配慮が必要である．とくに，手術適応を決定するための肺循環動態評価には，気管挿管下の調節呼吸管理の上で慎重に行うことが重要である．

3）単心室循環（グレンまたはフォンタン手術後）

OSAの診療上，フォンタン循環の患児には特別な注意が必要である．単心室循環の患児では，静脈圧を駆動圧として肺循環を維持するグレン手術に続けてフォンタン手術を行うが，循環成立のために，極めて低い肺動脈圧（通常平均15 mmHg以下），肺血管抵抗（3 wood単位以下）が必要である．そのため，SDBによりもたらされる肺循環障害が軽度であっても，その影響を大きく受ける．SDBに対する治療を積極的に行うことにより，循環動態を改善させることが可能であった例の経過を図3に示す[5]．

4）治療上の注意

SDB児に合併する心疾患の治療について，扁桃摘出術，CPAP，high flow nasal cannulaがある．これらの治療が，SDBによって引き起こされる心血管系の病態の多くを改善すると報告されており，積極的に治療を行うべきである．SDBを伴う心疾患児で治療方針を決定する上で，終夜睡眠ポリグラフィによる評価を行うことは，有用である一方で，低年齢，呼吸障害などのため，実際に施行することが困難な場合も稀ではない．上述のような心疾患を合併する場合，Primary snoringや，扁桃肥大単独の所見では手術適応に至らないケースでも，肺循環への影響の大きさを考慮して，総合的に手術適応を判断する必要があるため，耳鼻咽喉科医と綿密に連携し治療に当たる必要がある．

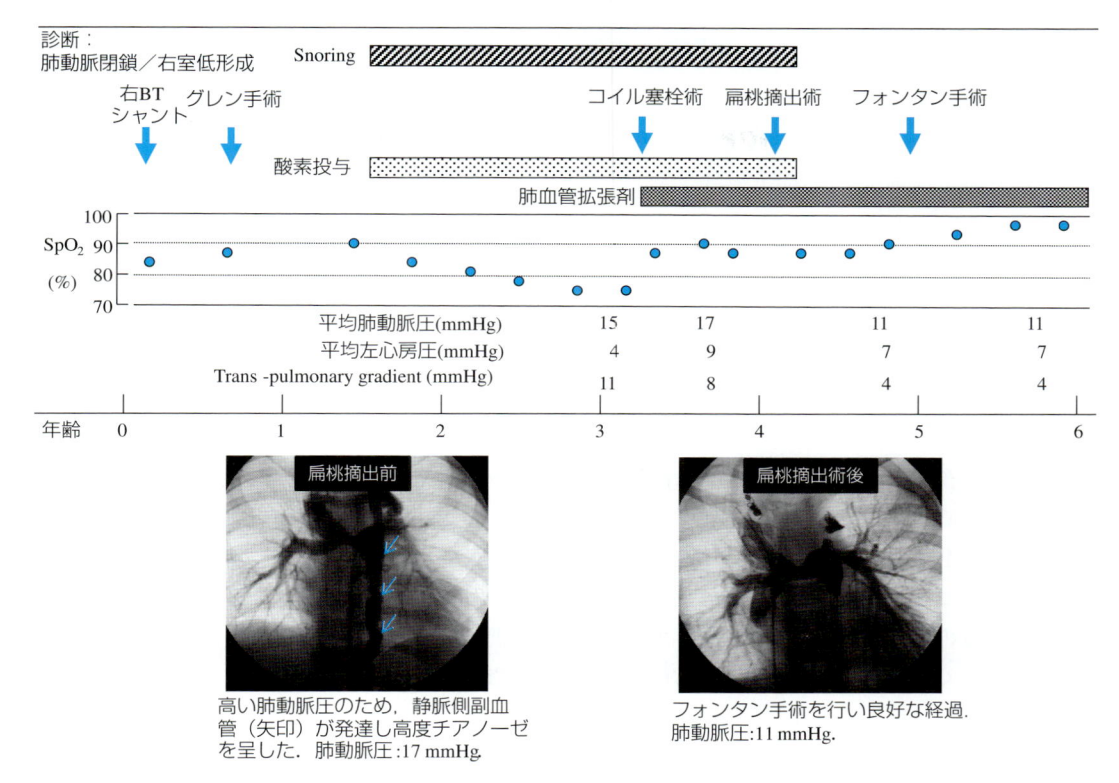

図3 扁桃摘出術により改善した肺動脈圧上昇を伴うフォンタン型循環不全の経過
〔Sawada H, et al: J Thorac Cardiovasc Surg 2007;133(5):1371-1373. から改変〕

4 心疾患の結果として起こる睡眠障害

1) チェーン・ストークス呼吸

心不全による低心拍出に伴うCSRがある．CSRは，基本的にはCSAに伴う呼吸パターンである．心不全患者における，CSRの発生機序は，呼吸調節機序により説明される．換気量は，覚醒時にはCO_2およびO_2により調節されているが，睡眠中はCO_2による制御が優位となる．心不全患者では低酸素血症，交感神経緊張などによるCO_2に対する閾値の上昇が起こる．循環時間の延長により，$PaCO_2$の呼吸中枢への伝達が遅れ，$PaCO_2$による呼吸調節が不安定化し，呼吸と無呼吸を繰り返す呼吸様式となる．

2) その他の睡眠と関連する心疾患

夜間，睡眠時に症状の出やすい疾患として，心室細動を生じ突然死とも関連するQT延長症候群の一部やブルガダ症候群，肺血栓塞栓症があげられ，繰り返す夜間睡眠時の呼吸異常やけいれんを主訴として受診する場合があり，鑑別として重要である．

文献

1) Tan HL, et al: Nat Sci Sleep 2013;25(5):109-123.
2) Horne RS, et al: Pediatrics 2011;128(1):e85-92.
3) Gozal D, et al: Circulation 2007 13;116(20):2307-2314.
4) Adegunsoye A. et al: Pulm Med 2012:273591.
5) Sawada H. et al: J Thorac Cardiovasc Surg 2007; 133(5):1371-1373.

4 アレルギー疾患

大阪大学大学院医学系研究科小児科学
谷河純平

はじめに

　慢性で，特に夜間に症状を呈する疾患は睡眠に影響を与える可能性が高い．小児科の日常診療で最も遭遇することが多い慢性疾患には，喘息に代表されるアレルギー疾患がある．外来診療においては，患児の母の「昨日の夜は咳がひどくて，あまり眠れていなくて」などの訴えは，日常的に聞かれる訴えである．後に述べるように，十分にコントロールできていない喘息の患児では，夜間に咳嗽で睡眠の中断を余儀なくされる．そして長期的にコントロール不良な状態が続くと，それに伴って慢性的な睡眠不足となるので，それがもたらす影響も懸念される．

　しかし，アレルギー疾患を有する小児の睡眠に関する研究は少なく，その睡眠の質まで検討された研究は極めて少ない．そこで本項では，アレルギー疾患が睡眠に影響を与える機序や，アレルギー疾患の中でも小児科の日常診療で遭遇する機会が多い，気管支喘息，アレルギー性鼻炎，アトピー性皮膚炎について，それぞれ疾患ごとに睡眠に与える影響，診療上の注意などを示し，日常よく使用する薬剤の睡眠に対する影響も併せて紹介する．

1 アレルギー疾患と睡眠の病態生理学な関係

　睡眠の過程や質に影響を与える原因として，夜間の症状の増悪が最も代表的なものである．この要因の一つとして，炎症性サイトカインやその他の炎症性メディエーターに影響するコルチゾールが夜間に低下することで，炎症を増悪させ，症状の増悪をきたすと考えられている．加えてコルチゾールを介さなくても，炎症性メディエーターはそれ自身日内変動をすると言われており，これが夜間の喘息やアレルギー性鼻炎での気道閉塞の増悪や，アトピー性皮膚炎の夜間の搔痒閾値の低下に関係すると考えられている．

　たとえば，アレルギー性鼻炎ではサーカディアンリズムの影響で，早朝に鼻粘膜のうっ血が最も強くなることが知られており，これが睡眠を妨げる要因となり得る．従来は，鼻腔のうっ血が閉塞性無呼吸やごく短い覚醒を引き起こして，睡眠障害や日中の疲労をもたらす原因の主たるものと考えられてきたが，最近の調査では，いびきや鼻漏，鼻のかゆみなども睡眠障害の原因となりうると報告されている．また，アレルギー反応の炎症性メディエーターとして代表的なものであるヒスタミンは，それ自身が睡眠覚醒サイクルや覚醒に関与すると言われており，病気のコントロールが悪い状態では，睡眠に影響を与える可能性がある．また，アレルギーを有する患者では，IL-1β，IL-4，IL-10が健常人より高く，レム睡眠までの潜時の延長，レム睡眠の時間の減少と相関があったという報告もある[1]．他にも，システイニルロイコトリエンと徐波睡眠や睡眠を妨げる呼吸の増加，ブラジキニンと睡眠時無呼吸の増加，サブスタンスPとレム睡眠までの潜時の増加や中途覚醒などとの関係が示唆されている[2]．

　気管支喘息では，咳嗽の夜間の増悪も睡眠を妨げる要因となるが，これには後鼻漏や睡眠時の姿勢による粘液産生の増加が影響している．また，

睡眠時の環境によって抗原に曝露されるため咳嗽が増悪することがある．たとえば寝室のエアコンから排出される抗原や清潔でない寝具，ペットとの同室などの場合である．

アトピー性皮膚炎も喘息などと同様に，複合的な要素で掻痒が増悪し睡眠を妨げる．アトピー性皮膚炎の患児に対して，メラトニンの夜間の分泌を反映すると考えられている尿中代謝産物である，サルファトキシメラトニンを早朝尿で検討した研究では，アトピー性皮膚炎の患児では高く，この値が高い方が睡眠効率が良いことが判明した．メラトニンは睡眠に関係するだけでなく，免疫系や炎症反応などへの関与も示唆されており，この研究から，メラトニンがアトピー性皮膚炎において病態の改善に関与している可能性が示唆されている．

❷ 各疾患における睡眠への影響

従来より睡眠評価のゴールドスタンダードである終夜睡眠ポリグラフィ（PSG）は，まだまだ小児科領域においてはその施行の困難さもあり一般的とは言い難い．一方で，アトピー性皮膚炎の児では，従来の研究などから，PSGを用いた睡眠評価とアクチグラフによる評価がある程度相関していることが示されており，アクチグラフは比較的簡便に用いることができるので，このようなデバイスを用いた客観的な治療評価を積極的に取り入れることが望ましい．

1）気管支喘息

気管支喘息では，夜間の咳嗽により覚醒し，連続した睡眠が得られない場合が多い．このような状況は，結果として日中の活動にも影響をきたす．その一つの例として，気管支喘息の児は，健常児に比べ昼寝が多いという調査がある．また，PSGと両親への質問票を組み合わせた研究によれば，夜間の発作がある子どもの喘息の患者の場合，両親の報告に比べPSG上の睡眠の中断回数が多く，睡眠が断片的になっている．このことは，たとえば外来において，患者の保護者から「夜も時々咳をしているが，眠れています．」と話していても，実はごく短い時間覚醒していて，本人や周囲が気づいていないだけで睡眠が中断されている可能性もあり，夜間に睡眠がとれているか質問する際には，注意しておく必要があるだろう．

さらに気管支喘息の子どもでは，健康な子どもに比べ記憶や注意課題での点数が低く，学校での学習に問題を抱え，抑うつ傾向があり，心身症状が多い．一方で，これらは治療により夜間の症状が改善すると，そのいずれもが改善したと報告されている．他にも夜間の発作の増加と，学校の欠席数や問題行動の増加との関係を示唆する研究もある．また，睡眠への影響は気管支喘息の重症度と相関があり，気管支喘息が重症なほど睡眠を障害されやすいことも示されている．

2）アレルギー性鼻炎

アレルギー性鼻炎は，睡眠に関する問題を生じやすく，アレルギー性鼻炎を抱える子どもでは，睡眠に関する問題を抱えている割合が多い．米国での調査でも，40％に睡眠に影響があるとされ，32％が入眠困難であり，26％に中途覚醒を認めている．また，1か月あたり5回以上夜間の症状を自覚した患者では，慢性的な日中の過度な眠気や，寝ても疲れがとれない状態を経験する[1]．

客観的な方法で睡眠を評価した研究は極めて少なく，通年性のアレルギー性鼻炎の成人を対象にアクチグラフを用いたものや，アレルギー性鼻炎の小児に対して，睡眠質問票とPSGを用いた研究などがあるが，いずれも，特に小児では，症状が重症になると日中の眠気と生活の質の低下が増悪することを示している．

3）アトピー性皮膚炎

アトピー性皮膚炎と睡眠の質に焦点を当てた研究も少ないが，年令を問わずアトピー性皮膚炎の患者では，健康人に比べて睡眠が障害されることが，報告されている．睡眠を妨げる行動としては，主に体をひっかく行動が挙げられるが，それ以外にも体をこすりつけるなど，複雑な運動も関与し

ている．アクチグラフとPSGを用いた研究では，症状がより重症で，ひっかき回数が多いと睡眠効率が低下し，睡眠効率が低下すると日中の疲労感が増すことが示されている．また，乳児期にアトピー性皮膚炎を発症した子どもと健常児を前向きに比較した研究では，10歳時点で，心理学的な問題，特に情動に関する症状を有している割合が優位に高いことが示されており，症状が長期間続いた方が情動に関する問題を有する割合が上昇する．アトピー性皮膚炎とAD/HD（Attention-deficit / hyperactivity disorder：注意欠如／多動性障害）との間に関連があり，さらにアトピー性皮膚炎の重症度と相関している可能性も指摘されている．これらは，症状が長期間続くと子どもの精神的な発達において影響を及ぼすことを示唆しており，他疾患と同様に積極的な治療を行い，なるべく良い状態を維持する必要がある．

❸ アレルギー疾患に対する薬剤の睡眠への影響

1）ヒスタミンの作用

アレルギーの治療薬で最も処方する機会が多い薬剤の一つに抗ヒスタミン薬がある．抗ヒスタミン薬とは，遊離されたヒスタミンがヒスタミン受容体と結合して血管拡張などを引き起こし，その結果，鼻汁，膨疹などをきたすことを防ぐ目的で使用され，古くから用いられている．一方で，当初よりその副作用としての眠気が問題になることが多かった．また，ヒスタミンは，アレルギー反応における役割だけではなく，現在では睡眠—覚醒に対して，かなり重要な役割を果たしていることが判明してきている[4]．そのメカニズムについて少し触れておくと，ヒスタミン受容体には現在H1, H2, H3, H4の4種類が知られており，このうちH1受容体とH3受容体が覚醒に対して重要な役割を果たしていると考えられている．ヒスタミンニューロンは，覚醒時に活動しており，睡眠時にはほとんど活動していない．ヒスタミンニューロンは，視床下部の後方にある結節乳頭核に主に分布しており，そこから主に前頭葉や側頭葉などの大脳皮質や，視床，脳幹など広い範囲に投射しており，その影響は広範な脳活動に及ぶと考えらえる．ヒスタミンは，H1受容体を介して覚醒を促進する働きがあり，実際その受容体の働きを阻害すれば，覚醒が妨げられ，ノンレム睡眠，レム睡眠ともに増加することが知られている．H3受容体は，自己受容体であり，ヒスタミンの遊離，合成に関与している．H3受容体を刺激すると，覚醒が持続されることが知られており，ナルコレプシーに対する治療などに応用されている．

2）抗ヒスタミン薬

アレルギー疾患の治療で用いるのは，主にH1受容体に影響する薬剤であり，大きく第一世代と第二世代に分かれる．第一世代は，効果発現が比較的早いなどの特徴を持つものもあるが，受容体の選択性が低いことと，血液脳関門の透過性が高いものが多く，眠気やけいれんなど中枢神経系への副作用が起こりやすいと考えられている[5]．第二世代の抗ヒスタミン薬は，効果の発現まで時間がかかるものもあるが，受容体の選択性が高く鎮静作用の弱いものが多い（表1）．

前述したように，アレルギー疾患では，夜間の睡眠障害をきたすことが多いため，この抗ヒスタミン薬の副作用である眠気を利用して，夕食後や寝る前に第一世代の抗ヒスタミン薬を処方するということが臨床ではしばしば行われる．特に子どもでは，睡眠の質を客観的に評価された研究はほとんどないが，成人の研究例では，夕方や夜の抗ヒスタミン薬の内服でも，日中の眠気が強くなり，活動のパフォーマンスが下がるという研究がある．また，子どもでも，第一世代と第二世代の薬剤の影響を比較した場合，第一世代の薬剤で有意に記憶課題の成績が落ちることが明らかとなっている．これらから治療上，抗ヒスタミン薬が必要な場合は，なるべく眠気が少ない第二世代以降の治療薬を選択することが重要である．

なお，小児科診療においては，明らかなアレルギー疾患でなくとも，上気道炎などの際に，鎮咳

表1 抗ヒスタミン薬と鎮静作用

	鎮静作用		
	なし	軽度	強い
第一世代			d-クロルフェニラミン(ポララミン®) ジフェンヒドラミン(レスタミンコーワ®, ベナ®)
第二世代	オロパタジン(アレロック®) エバスチン(エバステル®) エピナスチン(アレジオン®) フェキソフェナジン(アレグラ®) セチリジン(ジルテック®) レボセチリジン(ザイザル®) ロラタジン(クラリチン®) ベポタスチン(タリオン®)	メキタジン (ニポラジン®, ゼスラン®) アゼラスチン(アゼプチン®)	ケトチフェン(ザジデン®) オキサトミド(セルテクト®)

鎮静作用なしに該当する薬品でも，鎮静作用が全くない訳ではなく，個人差も大きいことに注意が必要．中でもフェキソフェナジン(アレグラ®)とロラタジン(クラリチン®)の鎮静作用は弱く，添付文書上でも自動車の運転制限がない．また，小児科診療でしばしば用いられるクレマスチン(タベジール®)，アリメマジン(アリメジン®)，ヒドロキシジン(アタラックス®，アタラックス-P®)，シプロヘプタジン(ペリアクチン®)などは，いずれも第一世代であり，鎮静作用は強いと考えておいた方がよい．
〔Yanai K, et al: Pharmacol Ther 2007;113:1-15. より作成〕

薬や去痰薬と一緒に第一世代の抗ヒスタミン薬が投与されることがある．そもそも，上気道炎などの症状の緩和に関しても，その効果は議論が分かれるところであり，子どもでは熱性けいれんを有している子どももいるため，抗ヒスタミン薬がけいれん閾値を下げる作用があることなど中枢神経系への影響まで考えると，安易な処方は控えるべきである．

3) 抗ロイコトリエン薬

抗ロイコトリエン薬もアレルギー疾患の診療ではよく使用される．一般的に副作用が少なく，使いやすい薬剤であるが，睡眠に影響を与える可能性が指摘されている．特にモンテルカスト(シングレア®，キプレス®)は，ヨーロッパの市販後調査で，投与中に悪夢が出現し，中止後改善した症例があったと報告されている．症例数は少ないが，留意する必要がある．

まとめ

これまで述べてきたように，アレルギー疾患では睡眠障害の合併率が高い．図1に示すように，炎症性物質など分子病態レベルでの影響から，症状に伴う睡眠への影響，その結果としての日常生活，性格行動，学習のパフォーマンスなど行動レベルでの影響まで，その影響は多層にわたっている．さらには，アレルギー疾患，睡眠行動はともに，個人の生活環境などにも影響を受けるため，アレルギー疾患と睡眠の問題に対処する際は，多方面からのアプローチが必要である．

一般小児科診療において，アレルギー疾患は多く遭遇するが，睡眠への影響や，長期的に睡眠が障害された時の生活や発達への影響は意外に多い可能性がある．アレルギー診療では，良好な睡眠がとれているかも併せて評価することも重要であろう．

睡眠障害の改善のためには，いずれの疾患においても原疾患のコントロールをしっかり行うことが最も重要である．治療においては，第二世代でも抗ヒスタミン薬は眠気をきたし，パフォーマンスの低下を起こしうることが報告されており，その必要性を十分に検討し，処方する場合は，より中枢神経系への影響など副作用が少ないとされているものを選択するべきである．

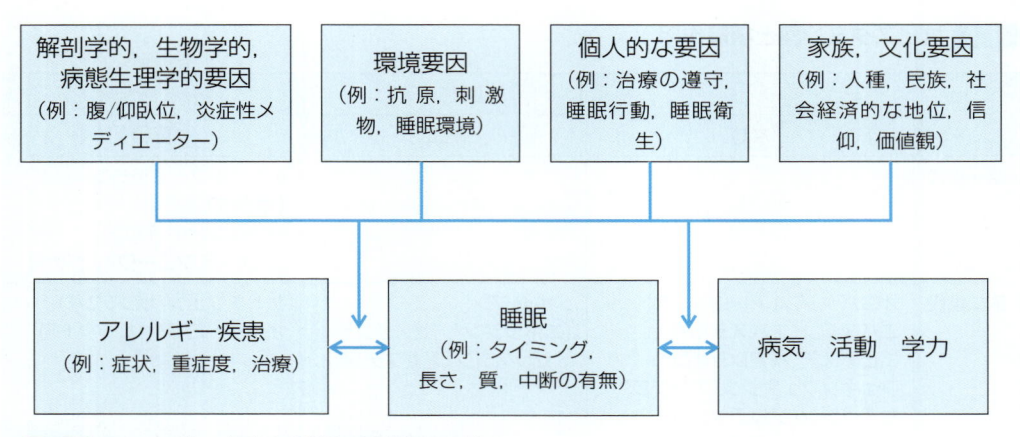

図1 アレルギー疾患と睡眠の関係のモデル

[Koinis-Mitchell D, et al: J Allergy Clin Immunol 2012;130:1275-1281. を一部改変]

文献

1) Koinis-Mitchell D, et al: J Allergy Clin Immunol 2012;130:1275-1281.
2) Sardana N, et al: Asian Pac J Allergy Immunol 2011;29:297-306.
3) Kelsay K: J Allergy Clin Immunol 2006;118:198-201.
4) Thakkar MM: Sleep Med Rev 2011;15:65-74.
5) Yanai K, et al: Pharmacol Ther 2007;113:1-15.

第3章　身体・精神疾患に合併する睡眠障害

5　神経筋疾患

大阪大学大学院連合小児発達学研究科
富永康仁

はじめに

神経筋疾患においては，睡眠障害を合併することが多いため，小児を診療する際には，睡眠障害をつねに念頭においておく必要がある．

1　睡眠障害をきたす神経筋疾患

筋力低下を主症状とするすべての疾患で，睡眠呼吸障害を発症する可能性がある．骨格筋に原因がある筋原性疾患と，筋を支配する神経に異常があって骨格筋が萎縮する神経原性疾患の二つに大別される．その他，先天性代謝異常症でも発症しうる（表1）．（染色体異常症や先天奇形症候群については他項にゆずる．）

2　神経筋疾患における睡眠呼吸障害の発症機序

呼吸運動は，呼吸筋（図1）により行われる．特に肋間筋と横隔膜が協同して収縮・弛緩し，胸腔内に陰圧と陽圧を交互にかけることにより肺が他動的に膨張・収縮することで換気が行われる．なお呼吸筋の中でも横隔膜が最も呼吸運動に関与している．

神経筋疾患では，全身の筋力低下により呼吸筋も徐々に障害され，とくに横隔膜は早期より障害される．これら呼吸筋の低下により上気道では気道抵抗性が増し，肺では換気量の低下をきたす．また胸郭の可動域も小さくなり，肋間筋の柔軟性が低下し胸郭コンプライアンスが低下する．傍脊柱筋の筋力低下による脊椎側彎症の合併があればさらに低下する．その結果，肺の換気量低下によ

表1　睡眠障害をきたす神経筋疾患

		病型
筋原性疾患	筋ジストロフィー	デュシェンヌ型筋ジストロフィー ベッカー型筋ジストロフィー 福山型筋ジストロフィー 肢帯型筋ジストロフィー 筋強直性ジストロフィー　他
	先天性ミオパチー	ネマリンミオパチー セントラルコア病 先天性筋線維タイプ不均等症 ミオチュブラーミオパチー　他
神経原性疾患	脊髄性筋萎縮症	Ⅰ型　Ⅱ型　Ⅲ型
その他の先天性 代謝異常症		糖原病Ⅱ型（Pompe病） ミトコンドリア異常症　他

り低酸素血症と高二酸化炭素血症を来たして慢性呼吸不全を呈するようになる（図2）．

睡眠呼吸障害は，この慢性呼吸不全に進行していく過程で早期に発症する．呼吸運動は，覚醒時には呼吸中枢により刺激を受けて呼吸運動を促進することで適応しているが，睡眠時には呼吸中枢の反応性が低下する．また臥位に伴う舌根沈下と咽頭筋の緊張低下により上気道がより狭小化するため，気道抵抗が増大する．肺ではもともとの換気量低下だけでなく，臥位により肺気量が低下する．そのため覚醒時よりも換気障害を呈しやすい．

さらに，特にレム睡眠においては外眼筋と横隔膜を除く全身の筋力低下が生じるため，呼吸活動が横隔膜にさらに依存するようになる．その結果，神経筋疾患に特異的な横隔膜の障害がレム睡眠において顕在化し，低酸素血症と高二酸化炭素血症をきたし，睡眠リズムの乱れや夜間中途覚醒による睡眠の分断をきたし，睡眠呼吸障害を発症する．注意すべきは，これらの症状は非常に緩徐に進行するため，たとえ慢性呼吸不全の状態にいたっていても患者自身はほとんど症状を訴えない場合があることである．また知的障害を合併する例では，症状やその重症度を親や介護者からの問診から推定せざるを得ない．そのため自覚症状がなくても，定期的に客観的な呼吸や睡眠の評価を行うことが最も重要である．

❸ 睡眠障害を疑う症状

睡眠関連症状の他に，筋力低下・慢性呼吸不全によるものがあり，多様な症状を呈する（表2）．

❹ 診察のポイント

前述した症状につき，患児や介護者に問診を行う．

1）問診

患児：易疲労，嚥下困難，息苦しさ，朝方の頭痛や日中の眠気など．

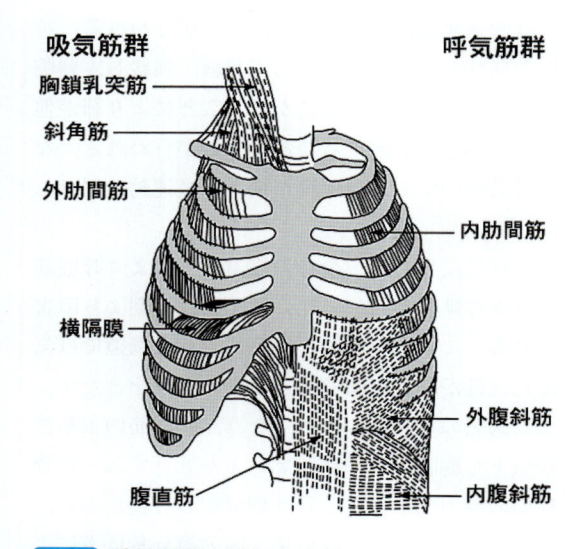

図1 呼吸運動に関与する筋

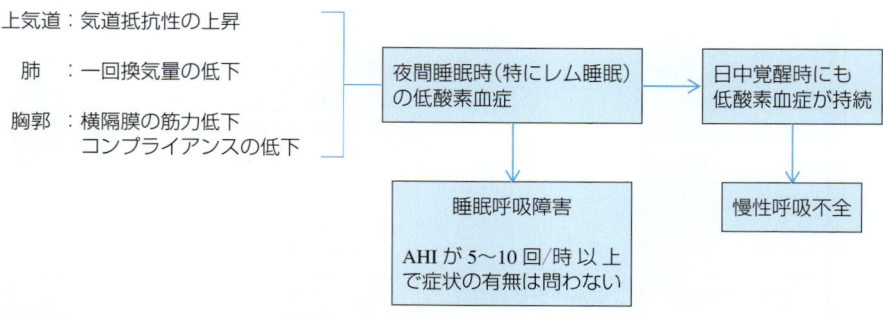

図2 神経筋疾患における睡眠呼吸障害の発症機序
〔Panitch HB: Pediatrics 2009;123:S215-S218.〕

表2 睡眠障害を疑う症状

症状の主要因	症状
筋力低下	易疲労性　嚥下困難　筋肉痛 夜間の体位交換の頻度が増加
慢性呼吸不全	息苦しさ　悪心　喀痰の増加 喀痰の排出困難 移動時や食事中のチアノーゼ
睡眠中の呼吸障害	いびき　無呼吸　中途覚醒 朝にボーっとする　朝方の頭痛 日中の眠気　イライラ感　不安感
全身症状	集中力低下　成績不振　記憶障害 食欲不振　肥満　体重減少　下腿の浮腫

家族・介護者：患児の睡眠状態（いびきや無呼吸，中途覚醒の有無）や呼吸状態（SpO_2），日常的ケア（体位交換・吸引回数の頻度），精神状態（機嫌や眠気）など．

2）診察

身長　体重　バイタルサイン（呼吸数・心拍数・酸素飽和度）
口腔：舌根沈下や扁桃肥大の有無
胸腹部：心雑音や呼吸音，腹部膨満や蠕動音の有無
呼吸様式：浅在性呼吸，陥没呼吸，奇異性呼吸[注1]がないか．

3）検査

a．血液ガス分析

低酸素血症・高二酸化炭素血症を評価する．自覚症状に乏しくても定期的に行うことが重要である．入院の場合，朝の覚醒直後に実施すれば睡眠中の評価にもなりうる．

b．脊椎単純X線

小児では，成長期に脊柱側彎症の発症あるいは増悪を認めることがある．そのため同時期には半年に1回程度実施する．なお乳幼児期より脊柱側彎症を呈する例ではより早期から定期の評価を行なう．

c．スパイロメトリ

呼吸筋の機能低下により，拘束性換気障害のパターンをとることが多い．%VCが50%以下に低下すると睡眠呼吸障害を来たしやすくなり，20%以下になると高頻度にきたすとされる．また測定に際し可能であれば座位と臥位で測定する．健常児の場合，座位と臥位の測定で差異は生じない．しかし神経筋疾患では呼吸筋の低下，特に横隔膜の筋力低下があるため，臥位の測定でVCが座位での測定よりも有意に低下する[2]．

d．パルスオキシメトリ

自覚症状に乏しくても定期に行なう．睡眠呼吸障害の評価には，覚醒時と睡眠時を比較する必要があり，就寝前から測定を開始する．睡眠呼吸障害の発症初期では，最も筋緊張が低下するレム睡眠期にSpO_2低下を認めやすい．測定中のいびきや中途覚醒，体位変換の有無などを家族や介護者に記載してもらうとより詳細に評価できる．

e．終夜睡眠ポリグラフィ

睡眠呼吸障害を示唆する症状や，パルスオキシメトリにより夜間の低酸素血症の存在が疑われる場合に行ない，夜間の無呼吸・低呼吸の頻度や程度（＝AHI），各睡眠段階の持続時間や睡眠構築をみることで睡眠の質を評価する．神経筋疾患では，胸腹部の呼吸運動モニターにより努力性呼吸や奇異性呼吸をも評価する．二酸化炭素分圧（$PtcCO_2$）もしくは呼気終末二酸化炭素分圧（$PetCO_2$）はNPPV導入の適応やその呼吸器条件の設定の参考になる．

5　NPPV導入の基準[3]

慢性の肺胞低換気症状を認める場合や，定期的な昼間や睡眠時の呼吸モニターにより$PtcCO_2$ま

[注1] 奇異性呼吸：シーソー呼吸ともいい，睡眠中の呼吸努力を示す所見のひとつとされる．また，脊髄性筋萎縮症によく認められる．肋間筋に対して横隔膜の筋力が維持されているため，吸気時に腹部が膨らみ胸部が陥凹する呼吸様式である．

たは $PetCO_2$ >45 mmHg，あるいは SpO_2 ＜90％ が5分以上続くか，全モニター時間の10％以上であれば，夜間のNPPVを行う．必要に応じて昼間にもNPPVを追加する．

6 症例呈示

1）24歳男性：デュシェンヌ型筋ジストロフィー

【病歴】

6歳時に筋生検にてデュシェンヌ型筋ジストロフィーと診断．16歳より歩行不能となった．定期受診での問診では呼吸困難や日中の眠気などは訴えがなかった．思春期以降に脊柱側彎症が進行した（図3）．24歳時のスパイロメトリでFVC 0.68 L（%VC 15.3％），$FEV_{1.0}$ 0.62L（$FEV_{1.0}$% 15.6％）と著明な低下を認めた．同時期の夜間睡眠時パルスオキシメトリ（図4）でも平均 SpO_2 が95.8％，最低値が89％と低値で，4％の SpO_2 低下が26回（2.8回/時）あった．血液ガス分析でも pCO_2 51.7 mmHgと高値のため，NPPV導入とした．

NPPV導入後は，自覚症状は改善しパルスオキシメトリでも平均 SpO_2 の上昇と改善を認めている．

2）10歳男児：筋強直性ジストロフィー

【病歴】

胎児期に羊水過多，新生児期に呼吸微弱にて2か月間人工呼吸管理を受けた．経過より筋強直性ジストロフィーを疑われ遺伝子検査にて診断．2歳台で歩行獲得．軽度の知的障害も合併．睡眠時無呼吸があり10歳時に当科紹介．母から問診にて，「朝起きられない」「学校でもよく眠っている」との訴えがあった．夜間のパルスオキシメトリ（図5）で平均 SpO_2 が95.8％，最低値が86％と低値で，4％以上の SpO_2 低下が16.7回/時．血液ガス分析

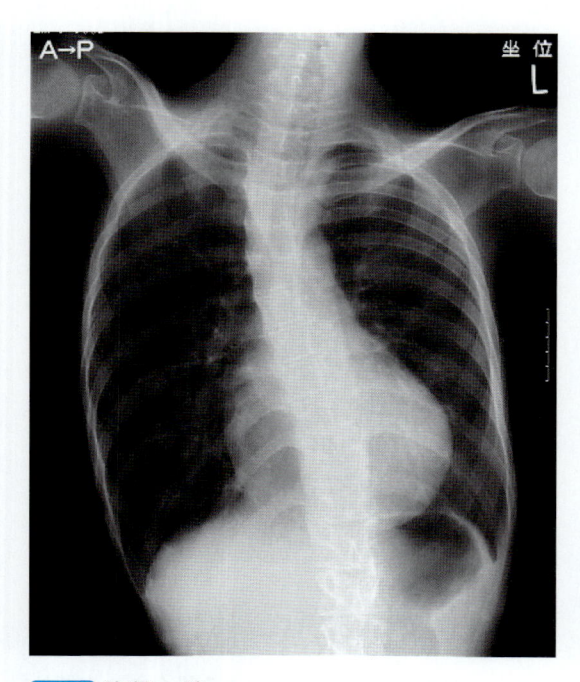

図3 胸部X線
脊椎側彎症と心拡大を認める．

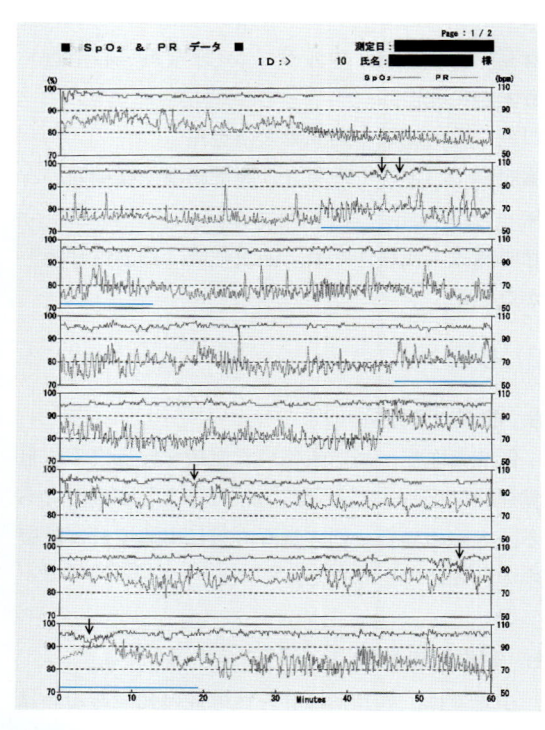

図4 夜間睡眠時パルスオキシメトリ（24歳男性）
上の線が SpO_2 で下の線が脈拍を示す．入眠後に脈拍が70回/分程度に低下するが，その後にも頻回の SpO_2 低下と脈拍上昇を認める（↓）．持続性に脈拍が上昇する時間帯（—）では，持続的な低換気，分泌物の貯留または体位変換による覚醒によるアーティファクト（この時は脈拍も低下することが多い）などが疑われる．

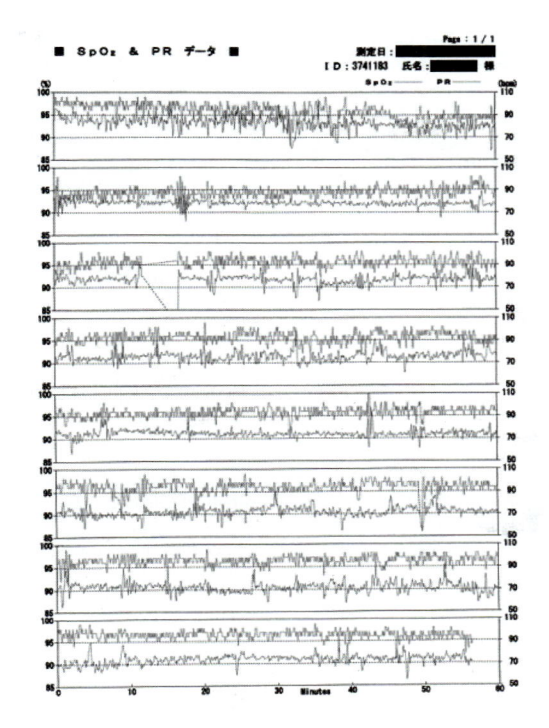

図5 夜間のパルスオキシメトリ(10歳男児)
SpO₂は入眠前には98%程度であるが睡眠中は95%前後に低下する．また一過性のSpO₂低下と脈拍上昇の変動が多い．

でもpCO₂ 54.0 mmHgと高値であった終夜睡眠ポリグラフィでは，AHI 10.0回/時，SpO₂ 最低値は86%で，ノンレム睡眠時に中枢性無呼吸が頻回に認められた．NPPV導入し日中の眠気は軽減したが，現在も残存している．

TOPIC 筋強直性ジストロフィーの睡眠障害[4)5)]

　筋強直性ジストロフィー(DM1)は，筋力低下・筋萎縮，ミオトニアに加え白内障・糖尿病・不整脈知的障害などの多臓器障害を特徴とする常染色体優性の疾患である．

　染色体19q13.3のDM protein kinase遺伝子(DMPK)の3' 非翻訳領域におけるCTG異常伸長が原因で発症する．DM1では日中の眠気を合併することが多く(報告により50%～88%)，その原因として閉塞性睡眠時無呼吸による夜間の低換気に加え，中枢神経系の睡眠調節異常が推定されている．さらにDM1では周期性四肢運動障害の合併が多く，ドパミン系の神経伝達物質の障害が推定されている．支持する所見として髄液中オレキシンの低値がある．そのため実際にNPPV導入しても日中の眠気の軽減が不十分な症例も経験する．

文献

1) Panitch HB: Pediatrics 2009;123:S215-S218.
2) Fromageot C, et al: Arch Phys Med Rehabil 2001; 82:123-128.
3) 日本呼吸器学会：NPPVガイドライン(改訂第二版)；2015.
4) Laberge L, et al: Curr Neurol Neurosci Res 2013; 13:340.
5) Romigi A, et al: Eur J Neurol, 2011;18:1139-1145.

第3章　身体・精神疾患に合併する睡眠障害

6　脳性麻痺，重症心身障害児

森之宮病院小児神経科
北井征宏

❶ 脳性麻痺の分類

脳性麻痺の病因・病態による分類と症状（麻痺型）との対応を表1に示す．超早期産児のビリルビン脳症（核黄疸）および小脳病変は，周産期医療の進歩に伴い近年その重要性が認識されつつある病態である．原因にかかわらず，重度の知的障害および重度の肢体不自由が重複している状態（表2に示す大島分類の1～4に相当）が重症心身障害児である．

表1　脳性麻痺の病態と麻痺型

	原因，病態，病変	麻痺型
早期産	IVH 　水頭症 　PVHI* PVL 核黄疸 小脳病変	痙性四肢麻痺 片麻痺 痙性両麻痺，痙性四肢麻痺 アテトーゼ，ジストニア 失調
正期産	HIE 　基底核視床病変 　基底核視床＋中心 　溝周囲病変 　多嚢胞性脳軟化症 　傍矢状部脳障害 中大脳動脈梗塞 PVI* 脳形成異常	アテトーゼ アテトーゼ＋痙性 痙性四肢麻痺 痙性両麻痺 片麻痺 片麻痺 片麻痺，四肢麻痺

IVH：intraventricular hemorrhage（脳室内出血）
PVHI：periventricular hemorrhagic infarction（脳室周囲出血性梗塞）
PVL：periventricular leukomalacia（脳室周囲白質軟化症）
HIE：hypoxic ischemic encephalopathy（低酸素性虚血性脳症）
PVI：periventricular venous infarction（脳室周囲静脈性梗塞）
＊：PVHIとPVIはほぼ同義である．正期産PVIは早期産IVH後のPVHIと同様の病態が（おそらく）胎内で生じたものである．
注）同一の病態でも重症度により麻痺型が異なる，重複する病態により複数の麻痺型が混在する，など必ずしも1対1対応ではない

❷ 脳性麻痺，重症心身障害児における「睡眠」の重要性

(1) 脳性麻痺児の睡眠障害は，運動，認知，行動，てんかんすべてに関連する[1]．
(2) 脳性麻痺児の睡眠障害は，母親の睡眠および抑うつと関連する[2]．
(3) 食事，遊び，運動，認知などあらゆる活動のベースは日中の「適度な覚醒度」である．
(4) 運動・認知機能に目に見えた向上が見込めない重症児においては「睡眠リズムの改善」そのものがリハビリ，療育の第一目標になることもある．

❸ 睡眠障害の原因

脳性麻痺，重症心身障害児における睡眠障害には，さまざまな要因（睡眠リズム障害，中枢性呼吸障害，てんかん，筋緊張亢進，舌根沈下，アデノイド・扁桃肥大，小顎，胃食道逆流，嚥下障害，鼻炎・副鼻腔炎，骨格変形，痛みなど）が複合的に関与している．したがって，一つの原因を治療したとしても100％改善するわけではないこと，しかし部分的にでも改善することで得られるメリットは少なくないこと，を事前に説明しておく必要がある．逆に，睡眠障害が他の様々な問題の一因になっていることも多く，睡眠障害が主訴ではなくても，最も現実的に介入可能で効果が期待できる問題が睡眠障害である可能性も常に念頭におくべきである．（a．症例1参照）

表2 大島分類

知能指数	運動能力				
	走れる	歩ける	歩けない	座れる	寝たきり
70〜80	21	22	23	24	25
50〜70	20	13	14	15	16
35〜50	19	12	7	8	9
20〜35	18	11	6	3	4
〜20	17	10	5	2	1

❹ 睡眠の評価

1）家庭での評価

a. **パルスオキシメトリ**（詳細はp178参照）：簡便で繰り返しやすいため，スクリーニング，治療前後の評価などに有用．家庭での「普段の睡眠」を客観的に評価できる．

b. **睡眠・覚醒リズム表**（詳細はp196〜210, 付録p235参照）：投薬調整など介入の前後で比較することにより，治療効果が目で見て分かりやすい．睡眠表を記録することによって養育者があらためて気づけることも多い．

2）外来での評価

a. **血液ガス**：高CO_2血症，呼吸性アシドーシスの有無
b. **心電図**：右心負荷所見の有無
c. **頭部側面X線**：上気道狭窄（特にアデノイド肥大）の評価
d. **耳鼻科受診**：扁桃腺・アデノイド肥大，副鼻腔炎の有無，気管切開の適応
e. **頭部MRI**：脳性麻痺の病態評価として重要．睡眠障害のみの評価として施行することはないが，上気道狭窄，特にアデノイド肥大（矢状断），副鼻腔炎の評価が可能．

3）入院での評価（専門施設への紹介が必要）

a. **終夜睡眠ポリグラフィ**（Polysomnography：PSG）（詳細はp211参照）：睡眠障害の正確な評価と診断，手術やCPAP，NIPPVの適応および治療効果判定．

b. **終夜脳波**（睡眠中に好発するてんかん症候群についてはp128参照）：てんかんが睡眠を阻害している可能性があれば積極的に考慮すべきである．

❺ 一般小児科外来での診察

1）外来診察だけでは判断できない

家庭での夜間の睡眠を日中の外来診察のみで正確に評価することは難しい．また，脳性麻痺児（特にアテトーゼ型）の筋緊張は環境や精神状態によって大きく変動するため，診察場面の様子と家族の訴えが一致しないこともまれではない．家族の訴えを丁寧に聞く，睡眠時の動画をとってもらう，睡眠・覚醒表をつける，などの工夫により「家庭での睡眠」をなるべく正確に評価する努力が必要である．

2）外来診察で得られる情報も重要

脳性麻痺，重症心身障害児は，姿勢変換や急な刺激に敏感なため，バギーで入室してきた児をすぐに聴診したり抱っこするのではなく，まずバギーのままで全体像（覚醒度，表情，呼吸状態，支持面への適応，自発運動）を評価し，ある程度診察場面に慣れてから介入する．バギーから抱っこ，抱っこからベッド，ベッド上での姿勢変換など支持面の変化に過敏に反応しすぎないか，姿勢によって呼吸状態に変化はあるか，医療者の抱っこと母親の抱っこで様子が異なるか，などを観察する．特に「背臥位でベッドや床面にリラックスして適応できるか」は睡眠障害に直結する大切なポイントである．

❻ 睡眠障害に対する介入（表3）

表3に示した治療法の中で，とくに近年急速に普及し注目されるのはボツリヌス毒素筋注療法とバクロフェン髄注療法（intrathecal baclofen：ITB）

表3 脳性麻痺，重症心身障害児の睡眠障害に対する介入

内科的治療		
薬物療法		眠剤，抗てんかん薬，筋緊張緩和薬
呼吸補助療法 エアウェイ		CPAP，NIPPV
外科的治療		
耳鼻科		アデノイド・扁桃腺摘出術 気管切開・喉頭離断術
小児外科		胃ろう造設，噴門形成術
整形外科		変形・拘縮・痙性に対する手術 選択的後根切断術 ボツリヌス毒素筋注療法
脳神経外科		ITB DBS
リハビリテーション		
理学療法		ROM訓練，拘縮・変形予防，支持面への適応，呼吸リハビリ
作業療法		日常の姿勢設定，睡眠姿勢の検討
摂食・言語療法		嚥下評価

CPAP：continuous positive airway pressure（持続陽圧呼吸療法）
NIPPV：non-invasive positive pressure ventilation（非侵襲的陽圧換気）
ITB：intrathecal baclofen（バクロフェン髄注療法）
DBS：deep brain stimulation（脳深部刺激療法）
ROM：range of motion（関節可動域）

療法である．ボツリヌス毒素筋注療法は，「痙縮」には有効だが「拘縮」には無効，「痙縮」だけでなく「機能」も改善されるためには適切なリハビリテーションの併用が必要といった限界はあるが，全身的な副作用が少なく，効果をみながら投与量・部位を調整しつつ繰り返し施行できるメリットがある．ITB療法は，ポンプ埋め込み手術が必要で，小児では体格の問題（3歳以上，15 kg以上が望ましいとされる）もあるが，従来の治療ではコントロール困難な重度痙縮に対しても効果が期待でき，トライアルで事前に有効性を確認できるメリットもある．睡眠への影響に関しては，重症児の股関節痛と随伴する睡眠障害に対するボツリヌス毒素筋注療法の有効性，重度痙縮を伴う成人の睡眠障害に対するITB療法の有効性が報告されている[3,4]．一方で，ITB療法が睡眠中の呼吸状態に悪影響を与えるとする報告もあるため[5]，有効性，安全性いずれの面からも治療前後には睡眠・呼吸に関する評価が必要と考えられる．

前述の通り，睡眠障害の原因は複合的であるため，内科治療，外科治療，リハビリテーションそれぞれの長所短所を理解し，うまく組みあわせることで，最小限の副作用と最大限の効果が得られるよう工夫が必要である．そのためには，睡眠だけでなく生活全体に目を向けること，各分野の専門家が協力することが重要であり，小児科医には幅広い視点と多職種連携における調整役としての役割も期待される．（b. 症例2参照）

❼ 薬物療法

（詳細はp 220を参照）

1）最善の方法は「こまめな調整」

症例ごとの至適投与量，投与方法を事前に予測することは不可能であり，試行錯誤しながらこまめに調整することが最も現実的である．

2）薬の減量も大切な治療

重度重複障害では多剤併用になりやすく，身体状態に変化が少ない，本人からの訴えも少ない場合は，漫然と同一処方を継続しがちになる．自発運動や周囲への反応が少ない重症児だからこそ，さらに覚醒度，随意性を低下させる抗てんかん薬，睡眠薬，筋弛緩薬を必要以上に処方することは避けるべきである．明らかな副作用がないように見えても，中止してはじめて反応がよくなる，笑顔が増える，といった変化に気づくことも多い．「効果がない薬を漫然と継続しない」「やめて状態が変わらなければ中止する」という明確な方針で投薬整理すべきである．診察場面だけで判断できない場合は，家族や療育園，学校，訪問看護師などと連携することにより，生活全体として少しでもメリットが大きくなるような投薬調整を心がけたい．（C. 症例3，d. 症例4参照）

3）本人の声も大切に

脳性麻痺児は，運動および認知障害のため，年長児になっても養育者から話を聞き，養育者と相談して治療方針を決定することが多い．しかし，一定のコミュニケーション能力をもつ子であれば，薬の効果や副作用を本人に確認し，子ども自身が「どう感じ，どうしたいか」という意見も尊重すべきである．

8 Family centered approach

脳性麻痺児の睡眠は家族の睡眠や精神状態に大きく影響するため，「脳性麻痺，重症心身障害児のいる家庭」を全体としてサポートする体制が必要である．

家族の状況によっては，児の睡眠障害自体がそれほど強くなくても，積極的に介入することが家族全体の安定につながることもある．たとえば，NICUやGCUから退院した直後のアテトーゼ型脳性麻痺や痙性四肢麻痺児では，過敏性，不機嫌，反り返りが強く，経管栄養や吸引などの医療的ケアも加わると，日々の慣れない育児と在宅ケアに追われ，精神的時間的余裕などまったくないような家庭状況に陥ることもある．夜間だけでも眠剤で一定時間母児の睡眠時間を確保する方が，気持ちの余裕をもった育児，愛着形成，障害受容につながりやすい．一方で，母親の睡眠や精神的な不安定さが子どもの睡眠障害として訴えられること，子どもの不眠の主要因になることもあり，児の睡眠に直接介入するよりも，臨床心理士や保健師と連携して家族の精神的サポートを行うことが，本質的な問題解決及び子どもの睡眠向上につながることもある．

医療的ケアが濃厚な重症心身障害児では，眠剤の使用，注入時間の工夫などで夜間の医療的ケアを減らすこと，訪問看護や訪問医療，レスパイト入院などの福祉サービスを紹介すること，親自身や兄弟との時間も大切にするよう説明すること，などにより，家族全体の身体的精神的健康を維持し，在宅ケアを無理なく継続できることを目指すべきである．

9 近年注目される新たなタイプの脳性麻痺 ～超早期産出生の核黄疸と小脳萎縮～

1）早期産核黄疸によるアテトーゼ型脳性麻痺

超早期産出生．頭部MRIでは両側淡蒼球にT2高信号（1歳前後が最も明瞭，早すぎても遅すぎても不明瞭）を認めるが，その他の脳病変を合併することはまれである（軽度の白質萎縮を伴うことはある）．聴性脳幹反応（ABR）異常があっても臨床的には難聴なし．てんかん合併なし．精神面が筋緊張に直結し，著明な筋緊張の変動が年齢とともにコントロール困難となる．重度運動障害に比して良好な知的機能が特徴（言語でコミュニケーション可能な症例も多い）．様々な合併症（嚥下障害，呼吸障害，睡眠障害，股関節脱臼，側弯，胃食道逆流）に対して医療的処置を要することも多い．過緊張，反り返りに伴う支持面への適応不良から睡眠障害につながる（図1）．（e. 症例5参照）

2）小脳萎縮を伴う失調型脳性麻痺

「28週未満，1,000 g未満出生の脳性麻痺児では64％に小脳病変を合併する」という報告もあり，超早産児における小脳病変は決してまれではない[3]．頭部MRIでは新生児期には小脳出血，慢性期には様々な程度の小脳萎縮を認める．脳室内出血をはじめとする大脳病変の合併率が高く，出血後水頭症を伴えば四肢麻痺，片側PVHI（脳室周囲出血性梗塞）を伴えば片麻痺を合併し，重度視覚障害（未熟児網膜症が原因のことが多い）やてんかんの合併も比較的多い．自閉的な認知，コミュニケーション特徴を示し，さまざまな感覚への受け入れの狭さ（足底支持を嫌がる，拒食，聴覚過敏，対人的コミュニケーション困難）が特徴．リハビリテーションだけでなく認知，コミュニケーション面に対する保育・療育の重要性が高い．発達特徴に合わせた支援が不十分であったり，環境変化などにより精神的ストレスが増えると，睡眠障害，拒食，自傷行為の悪化として表出されるこ

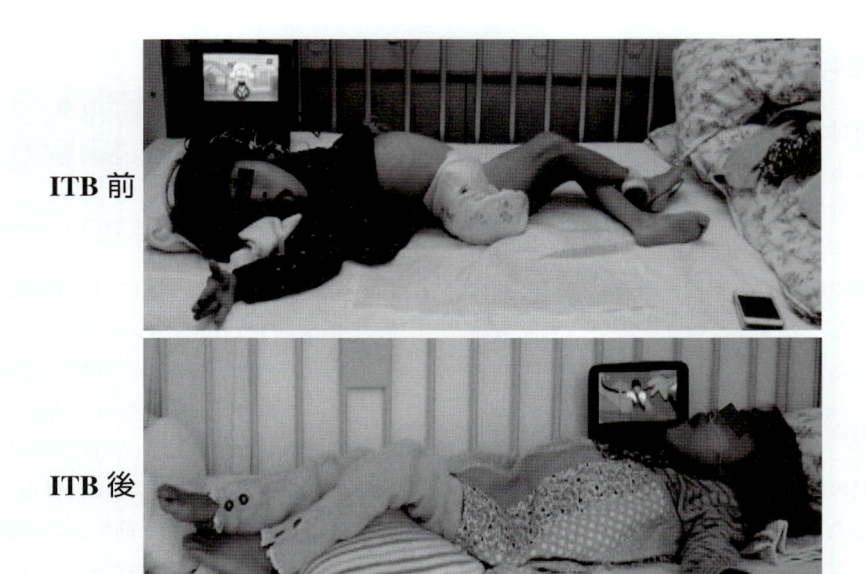

図1 早期産核黄疸によるアテトーゼ型脳性麻痺児の背臥位姿勢
（ITB 前後の比較）

ITB 前：ねじれを伴う反り返りのためベッドと背中の間には大きな空間があり，背中を広くベッドに接地させてリラックスすることができない．
ITB 後：反り返りが軽減して背中が「面として」ベッドに適応できるようになるとともに，頭部を正中位で保持することが可能となっている．

とがある．(f. 症例 6 参照)

⑩ 症　例

a. 症例 1
「6 歳男児，嚥下障害で紹介されたが……」

　脳室周囲白質軟化症(PVL)による痙性四肢麻痺．3 歳時，誤嚥を疑う肺炎で近医に入院し，嚥下評価(ST：摂食言語療法，嚥下造影)目的で当院紹介となった．食事場面の動画を確認すると，食べる意欲は高く口腔運動も良好だが閉塞性呼吸障害が明らかであった．睡眠について問診し，夜間のいびきと頻回の中途覚醒が判明した．パルスオキシメトリでスクリーニングし，大学病院睡眠外来を紹介した．PSG にて閉塞性睡眠時無呼吸症候群(OSAS)と診断され，耳鼻科にてアデノイド・扁桃摘出術を施行され，呼吸障害は著明に改善した．ST，嚥下造影は施行していないが，経口摂取良好でその後誤嚥性肺炎は一度もない．

b. 症例 2
「6 歳女児，ボトックスと CPAP の併用で……」

　乳児期発症の急性脳症にて広範な大脳萎縮を残した重症心身障害児．全身の拘縮が強く，後ろもたれ姿勢への適応不良で夜間は腹臥位で寝ていた．5 歳時，OSAS と診断され持続陽圧呼吸療法(CPAP)が必要となったが背臥位が難しいためコンプライアンス不良で気管切開も検討された．背面筋を中心としたボツリヌス療法を施行したところ背臥位への適応が著明に向上，少量の眠剤のみで夜間の CPAP を有効に継続できている．本症例では，カーシートやバギーなど日常の後ろもたれ姿勢への適応も向上したため，夜間の睡眠だけでなく，日中の移動を含め，ボツリヌス療法で生活の質が大きく向上した．

c. 症例3
「7歳男児，必要に迫られて薬を減量してみたら……」

胎児脳腫瘍術後，水頭症，尿崩症，てんかんを合併する重症心身障害児．抗てんかん薬服用にて発作コントロール良好であったが，4歳時，定期検査（採血・検尿）にて Fanconi 症候群が判明した．明らかな臨床症状は伴わなかったが，原因として抗てんかん薬（バルプロ酸）が疑われたため，バルプロ酸を減量中止したところ，検査所見は改善した．また，日中の覚醒度，反応性が明らかに向上し，笑顔や発声が増え，療育園での保育を非常に楽しめるようになった．てんかんコントロールも良好であったが，6歳頃から発作が再燃し，現在投薬調整中である．

d. 症例4
「4歳男児，療育園との連携で……」

PVL による痙性四肢麻痺．乳児期発症の点頭てんかんが ACTH 療法を含む各種てんかん治療によっても難治に経過するため4剤併用となっていた．療育園での診察時，あまりにも眠気が強く保育で起きていられない，口腔運動が不活発で食事に1時間以上かかる，と相談があり，主治医に投薬整理を依頼した．抗てんかん薬を3剤まで減量され，明らかな発作の増悪なく，日中の覚醒度が向上，保育を起きて楽しめるようになった．

e. 症例5
「10歳女児，早期産核黄疸　ITB 療法でなんとか……」

超早期産，ビリルビン脳症によるアテトーゼ型脳性麻痺．2歳時の頭部 MRI で両側淡蒼球に T2 高信号を認める．薬物療法，ボツリヌス療法，リハビリテーションを併用しても筋緊張のコントロールが困難で，反り返りが強いため臥位で支持面への適応が極めて不良であり，睡眠も不安定であった．9歳時に ITB 療法を施行し，リハビリで姿勢設定を行ったことで支持面への適応が良好となり，睡眠維持向上につながった（図1）．

f. 症例6
「13歳男児，早期産小脳萎縮　環境の変化がストレスで……」

超早期産，脳室内出血による左出血後孔脳症，高度小脳萎縮．てんかんなし．重度視覚障害を合併．拒食のため経管栄養を併用していたが11歳時に全量経口摂取可能となった．中学校進学，デイサービス開始といった環境変化に伴い，夜間の中途覚醒と自傷行為が悪化し，家族の睡眠にも影響が出るようになった．抗ヒスタミン薬開始にて睡眠維持はやや向上し，夏休みに入ってさらに睡眠リズムは安定したが，2学期がはじまるとともに再度中途覚醒が増加したため，少量のリスペリドンを開始した．睡眠障害が続くようなら環境調整（デイサービスを減らすなど）を検討予定．

まとめ

脳性麻痺，重症心身障害児における睡眠障害は重複障害の一部であり，睡眠だけでなく生活全体，本人だけでなく家族全体に目を向け，多職種が連携して「脳性麻痺，重症心身障害児のいる家庭」を全体としてサポートする体制が必要である．

文献
1) Romeo D M, et al: Sleep Medicine 2014;15:213-218.
2) Wayte S, et al: Acta Paediatrica 2012;101:618-623.
3) Bodensteiner JB, et al: J Child Neurol 2006;21:743-747.

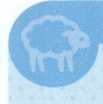

7 新生児フォローアップ

北海道大学大学院保健科学研究院創成看護学
安積陽子

はじめに

　新生児期から乳児期には，劇的な睡眠の発達が起こっている．この時期に，適切な環境を提供し睡眠覚醒の概日リズム（サーカディアンリズム）を確立し，夜に眠れる子どもを育てることは，その後の子どもの発達を促すばかりか，将来の睡眠障害の発症リスクを低下させる．子どもの睡眠障害は，母親の睡眠やメンタルヘルスを脅かすことを考えあわせると，早期から母親に子どもの睡眠発達の特徴，規則正しい生活の重要性と具体策を伝える必要がある．

❶ 新生児期から乳児期の睡眠発達

　睡眠覚醒リズムの発達は胎生期から始まるが，新生児期から乳児期の睡眠は完成に向けて未発達な状態にある．

　新生児は，1日の3分の2は眠っており，平均睡眠時間は16～18時間である．生後，睡眠時間は短縮し，2歳児で12時間前後となる．また，新生児の睡眠ではレム（rapid eye movement：REM）睡眠の比率が高く，新生児で約50％，3か月児で40％，6か月児で30％，3～5歳児で20～25％と推移する．成人では，レム睡眠期に寝言や体を動かす行動が高頻度に観察されるが，乳児の場合は泣きやぐずりで，養育者を困らせることがある．しかし，動物実験の結果からレム睡眠は乳児の脳の発達を促す役割が示されている[1]．そのため，児がよく眠りかつレム睡眠の比率が高いことは，中枢神経の発達に重要で，意味ある睡眠であることを養育者に伝えるとよい．

　図1は，出生後から生後4か月までの睡眠と覚醒のダブルプロット図である．黒は睡眠，白は覚醒を表す．この図が示すように，新生児期は3～4時間ごとの睡眠と覚醒が昼夜の区別なく繰り返されている（ウルトラディアンリズム）．その後，一日の中で眠りが多い時間帯と少ない時間帯に分かれ，昼夜のリズムが，本来ヒトがもつ25時間周期から地球の自転に規定される24時間の周期に同調されていく．この24時間の周期をサーカディアンリズムという．睡眠覚醒リズムの24時間のリズムへの同調は，早ければ生後4週から観察でき，生後8週間までに90％の児で観察でき，遅くとも生後12週までにほとんどの児で観察できる．また，ウルトラディアンリズムからサーカディアンリズムが確立する過程で睡眠覚醒リズムのフリーランという現象が起こる場合がある．これは，生物時計が外界の24時間リズムに調節する機能が発揮できず，本来の25時間周期を刻むために，睡眠覚醒リズムが毎日1時間ずつ後退する現象である．

❷ 生物時計と同調因子

　睡眠覚醒リズムを24時間の地球時間に同調させる因子には，光（明暗周期），食事，生活環境がある．つまり，朝日の受光，規則正しい食事（授乳），昼間の心身の活動，夜間の適切な睡眠環境（室温や照度）を与えることが，子どもの生活リズムを形成するために重要である．その中でも，朝の光は最も効果的な同調因子である．生物時計はあらゆる細胞に存在していることがわかったが，最も強力な時計作用をもつ生物時計は視交叉上核

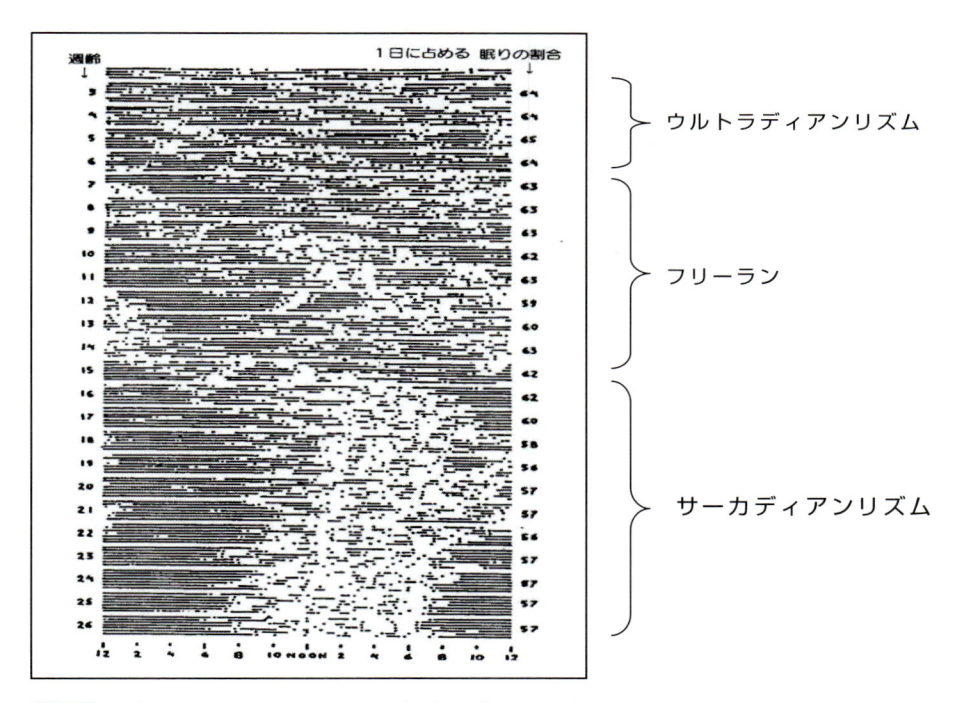

図1 新生児から乳児にかけての生活リズムの発達
〔Kleitman N. Sleep and Wakefulness. The University of Chicago, 1963〕

である．光情報が網膜視床下部路を介して，視床下部を刺激することで，睡眠覚醒リズムは24時間のリズムに同調する．なお，生物時計の位相は，朝の受光で前進し，夜の受光で後退する．これが，子どもの規則正しい生活リズムを形成させるにあたり，朝の早起き，夜の早寝が推奨される所以である．

また，社会的同調因子の一つである養育者の生活リズムは，新生児期から乳児期の睡眠覚醒リズムの確立に重要である．母子同室/同床の養育環境で，児は母親の生活リズムを手掛かりとして24時間の睡眠覚醒リズムを確立する．ここで注意しなければならないことは，母親が児の生来の睡眠覚醒リズムに合わせた生活を送ると，児の睡眠覚醒の24時間のリズムの獲得は遅れてしまうことである．母親には，新生児の小刻みな睡眠覚醒リズムに大人の生活を完全にあわせるのではなく，朝起きて夜寝る大人の生活リズムをある程度維持し，児に昼夜のリズムを知る手掛かりを与えるように伝えることが重要である．

❸ 睡眠覚醒リズムと母乳育児

母乳育児には無数のメリットがある．しかし，人工栄養児の方が母乳栄養児より，夜の覚醒回数が少ない，夜間睡眠時間が長い，などが報告されている．この傾向は，日頃の育児で母親が実感している場合が多く，母親が母乳育児をためらう，あるいは中断する一つの理由となっている．

昨今，栄養法による夜間睡眠行動の違いは，養育者の授乳行動も一因であると指摘されるようになった．母子同室/同床で，すぐに母乳を与えられる環境で養育される母乳栄養児は，啼泣すると母乳を与えられるという学習が強化されやすいという考えである．実際に，母乳栄養児の中でも，"focal feed" を行った実験群と行わなかったコントロール群を比較すると，生後8週間までに一晩中眠れるようになった児は実験群で100%，コントロール群で23%であった[4]．"focal feed" は，午後10時から12時までに哺乳させ，その後明け方まで，啼泣時には抱く，おむつを替えるなどし

て，哺乳間隔を徐々に延長させていく方法である．このような方法でも，一日哺乳量は減少しないことが確認されている．したがって，母乳栄養児の場合，夜間の泣きと授乳をリンクさせない授乳方法によって，子どもが早期から夜間まとまって眠れるように促す（学習させる）ことが可能であると考えられている．

また，睡眠誘導物質であるメラトニンに関する興味深い報告がある．メラトニンはヒトでは睡眠誘導物質であり，昼の光を浴びることで松果体から夜間帯に分泌されるが，乳児期早期には十分に分泌されていない．しかし，母体で分泌されたメラトニンは母乳に移行し，母乳に含まれるメラトニンの量は，昼間に比して夜間に多い（図2）．つまり，母体から母乳に移行されるメラトニンの分泌は24時間のリズムを刻んでいる．そのため，母乳栄養児にとって，母乳に含まれるメラトニン濃度は，昼夜のリズムを知る手掛かりとなる[5]．

母乳栄養児は人工栄養児よりも，夜泣きの原因の一つであるコリックが少ないことが報告されている[5]．さらに，習慣性いびき症（habitual snoring）や睡眠時無呼吸症候群の発症率が低いという報告も出てきている[6)7]．今よりも母乳栄養児が増え，母乳栄養の恩恵を多くの母児が受けられるように，母乳栄養と睡眠覚醒リズムの研究を充実させる必要がある．

❹ 夜泣きとその対応

夜泣きは「これといった原因もなしに毎晩のように決まって深夜に泣きだすこと」と定義され，小児の行動性不眠症に分類されている[2]．

生後3～4か月までの夜泣きの原因は，生物時計の発達が未完であることによるフリーランが考えられる．睡眠覚醒の位相が後退し，夜の覚醒時に活発になるのである．大人が規則的な生活を維持し，明暗環境など昼夜のリズムの手掛かりを乳児に与え，生物時計が機能するまでリラックスして待つことが肝要である．

3～4か月以降の場合は，サーカディアンリズム確立の遅れが原因として考えられ，その一因には就眠時の不適切な環境やしつけがある．この場合，まずフリーランと同じ対策をとる．その他の原因として，レム睡眠の関与があげられる．レム睡眠は時刻依存性が高いため，同じ様な時間帯に泣きやぐずりが発生すれば，レム睡眠期の反応と考えられる．この場合は，少しなだめると再び眠りに入るため，様子をみるように伝えるとよい．

夜泣きの原因を見極め対策を考えるには，睡眠表への記録が有用である．1週間程度，睡眠覚醒を養育者に記録させると睡眠覚醒の位相が後退しているのか，または24時間のリズムに同調し泣きやぐずりがレム睡眠期に起こっているのか把握でき，夜泣きの原因を探る手掛かりが得られる．これをもとに母親と話し合うことで，母親自らが生活リズムを振り返り，改善点を見出すことも可能である．図3は，睡眠・覚醒表の一例であり以下からダウンロードできる（http://www.hucc.hokudai.ac.jp/~i21521/index.html）．

❺ 睡眠覚醒リズムの24時間のリズムを作る大切さ

生後3，4か月頃までが，生物時計による睡眠覚醒のサーカディアンリズムを確立させるための臨界期と考えられている．この短い時期に適切な環境を与えられず，生物時計が十分に機能されな

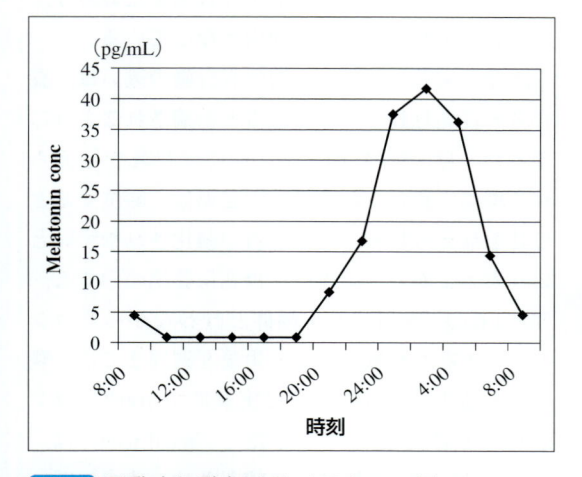

図2　母乳中に移行するメラトニン量
〔Engler AC, et al: Eur J pediatr 2012;171:729-732.〕

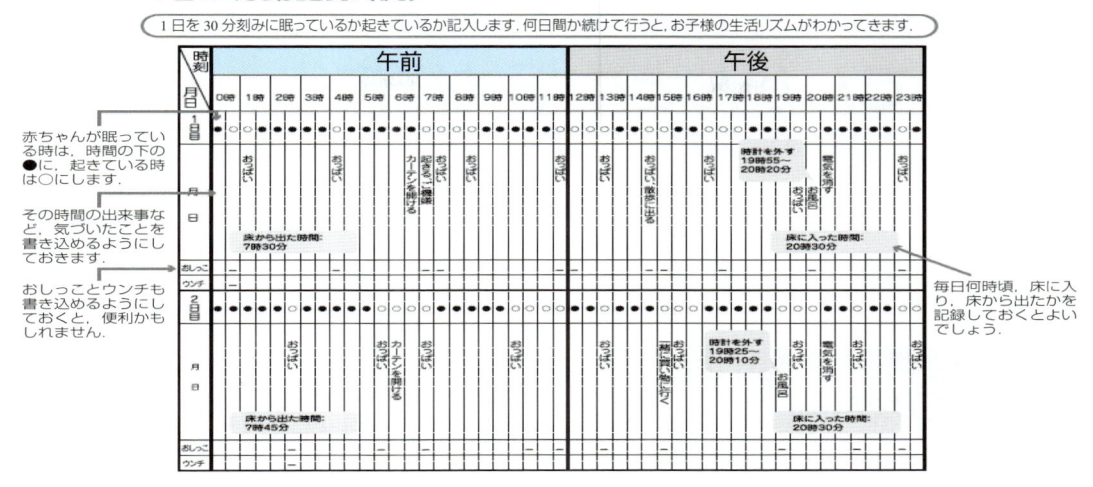

図3 睡眠日誌

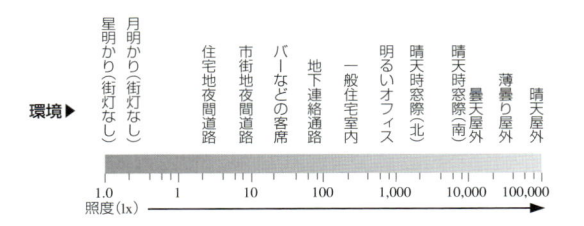

図4 環境照度のめやす

〔神山 潤：子どもの睡眠 眠りは脳と心の栄養．芽ばえ社，2003．〕

かった場合は，一生を通じて生物時計は24時間のリズムに生体リズムを同調させることができない可能性が出てくる．睡眠覚醒リズムが24時間にリセットされない状態を脱同調と言うが，この状態が続くと，概日リズム睡眠・覚醒障害に発展していく．

子どもの睡眠問題は，母親が訴える育児不安の中で多い相談事の一つである．また，睡眠問題をもつ乳幼児の母親は，抑うつ傾向や育児ストレスが高い．欧米では子どもの睡眠問題に行動科学的アプローチによる介入が行われ，子どもの睡眠問題が解消されると母親の睡眠やメンタルヘルスが改善することが実証されている[3]．残念なことに，日本では，夜泣きは一時的な現象と捉え積極的に治療する対象とはなっていない．わが国でも，乳幼児期の睡眠確立を促し，養育者のメンタルヘルスの悪化を防ぐために，予防から介入まで積極的にアプローチすべきと考える．

> **TOPIC　昼間の明るさって，どの程度？**（図4）[8]
>
> 昼間の明るさは300ルクス（lx）以下で十分です．これは，一般住宅内の明るさに相当します．ですから，普通の室内の明るさで十分です．また，曇りの日でも日光浴の効果は十分あります．

文献

1) 産業技術総合研究所：きちんとわかる時計遺伝子．太田英伸：赤ちゃんの眠りを整える保育環境，白日社 2007:183-192．
2) 神山 潤：小児でよく見る睡眠関連病態，新興医学出版社 2008:29-48．
3) Hiscock H, et al: BMJ 2002;324:1062-1065．
4) Pinilla, T et al: Pediatrics 1993;91:436-444．
5) Engler AC, et al: Eur J pediatr 2012;171:729-732．
6) Brew BK, et al: PLoS One 2014;8:e84956．
7) Montgomery-Downs HE, et al: Pediatrics 2007;120:1030-1035．
8) 神山 潤：子どもの睡眠 眠りは脳と心の栄養．芽ばえ社，2003．

第3章　身体・精神疾患に合併する睡眠障害

8　てんかんと中枢神経疾患

大阪大学大学院連合小児発達学研究科
下野九理子

❶ 睡眠と関連した発作性の運動症状の鑑別

睡眠中あるいは睡眠に関連した発作性の症状に遭遇した場合に鑑別するべき疾患を表1に示す[1]．覚醒−睡眠のどの段階と関連しているかによって分類を行った．

覚醒中の突然の眠りや，意識を失う症状の場合にナルコレプシーとてんかんを鑑別する必要がある．ナルコレプシーの急な入眠では入眠後の状態は通常の睡眠状態であり，刺激をすれば覚醒する．笑ったり，怒ったりするような情動の変化に誘発されて一瞬の脱力するものがカタプレキシーであり，誘因がはっきりしているので鑑別は容易である．一方，てんかんの欠神発作は持続時間が10〜30秒と短く，姿勢の変化を伴わず，急に動作を停止させ，発作の間のことは覚えていないが発作の開始と終了は急速である．同じてんかんの症状でも複雑部分発作の動作停止の場合には数分単位であり，動作停止のみならず，手をもぞもぞさせたり，口をもぐもぐさせるような自動症を伴う場合があり，発作後に朦朧としていることが多い．

入眠期（浅睡眠：ノンレム睡眠 stage 1〜2）の症状としては，手や足を軽くピクッとさせる生理的ミオクローヌスが新生児や乳児ではよくみられる．生理的なミオクローヌスの場合には単発であり，ミオクローヌスによって覚醒してしまうことはなく，睡眠が深くなると消失する．その他入眠期に異常感覚を訴え，足を動かさずにはいられなくなるレストレス・レッグズ症候群（restless legs syndrome：RLS）がある．この症状は本人が自覚しており，入眠期以外にもじっとしていなければならないような場面（学校の始業式や面接など）において体を動かしたくなる衝動にかられることがある（「レストレス・レッグズ症候群」の項p 36参照）．入眠期に起こりやすいてんかん発作としてはてんかん性ミオクローヌスを呈するてんかん症候群（乳児良性ミオクロニーてんかん，若年性

表1　睡眠と関連した発作性の運動症状

睡眠・覚醒ステージ		覚醒	入眠期（浅睡眠）	夜間（前半）	明け方〜朝（レム期〜覚醒直後）
睡眠疾患関連		ナルコレプシー・睡眠発作・カタプレキシー	生理的ミオクローヌスレストレス・レッグズ症候群（RLS）	睡眠随伴症（パラソムニア）・夜驚症・夢遊病・錯乱性覚醒	レム睡眠行動異常症
てんかん		・欠神発作・複雑部分発作	・ミオクローヌス発作・点頭てんかん・BECTS	・前頭葉てんかん・Lennox-Gastaut症候群	・BECTS・覚醒時大発作てんかん・若年性ミオクローヌスてんかん

BECTS：中心・側頭部に棘波をもつ小児良性てんかん（benign epilepsy with centro-temporal spikes）

ミオクローヌスてんかんなど）がある（表1）．その他，頭を前屈させ，四肢を屈曲させたり，伸展させるスパスムを10秒おきに繰り返す（シリーズ形成）点頭てんかんの発作も入眠期や睡眠から目覚めた直後に多い．中心・側頭部に棘波をもつ良性小児てんかん（BECTS）は入眠後まもなくや，朝方の起床前に流涎や顔面の引きつりから上肢の間代発作を起こすてんかんである（図1）．これらのてんかんにはそれぞれ特徴的な脳波所見があり，発症年齢と発作のタイプ，脳波所見によって診断は容易に行える（表2）．

夜間，特に2時くらいまでの深睡眠期には睡眠時随伴症（パラソムニア）が起こりやすく覚醒時に泣き叫んだり，手足をバタバタさせて暴れるような錯乱性覚醒や，叫び声をあげたり怖がったりするような夜驚症，急に起き上がって徘徊したり時には鍵を開けて外に出たりするような睡眠遊行症（夢遊病）があげられる．パラソムニア（p 22 参照）では脳波は正常で，症状の持続は数分から30分程度の持続時間である．症状のパターンは，てんかん発作ほどは一定しておらず，錯乱性覚醒の場合には覚醒後の記憶はないが，悪夢の場合には夢の内容をぼんやり覚えていることがある[2]（表3）．

一方夜間のノンレム期に発作を繰り返すてんかんとしては前頭葉てんかんやLennox-Gastaut症候群の強直発作がある．特に発作が夜間に限定される夜間前頭葉てんかん（nocturnal frontal lobe epilepsy：NFLE）と睡眠時随伴症の鑑別は難しいが，鑑別のポイントとなる点について表3に示した[3]．NFLEの発作の場合ほぼ毎日，頻回の短い発作を繰り返すところが睡眠時随伴症と最も異なる点である．前頭葉発作の自動症は，突然四肢（特に足を外転させたり，揺すったりする）を激しく動かし，時には叫び声をあげることやジストニア姿勢をとったり，体を捻じって回転することもある．診断のためには終夜ビデオ脳波（図2）が最も有効であるが，激しい体動による筋電図やアーチファクトのために発作時脳波で診断がつくことが50％程度とされている．夜間前頭葉てんかんのうち，家族性に発症し，ニコチン作動性アセチルコリン受容体（nAChR）のα4やα2サブユニット遺伝子CHRNA4, CHRNA2またはβ2サブユニット遺伝子CHRNB2の遺伝子異常が確認されている例は常染色体優性遺伝性夜間前頭葉てんかん（autosomal dominant NFLE：ADNFLE）と診断される．

1）症例1．ADNFLE　9歳7か月　男児

【家族歴】
　　母：13歳時に夜間群発する強直発作
　　　　カルバマゼピン開始後すぐに抑制され，20歳前に投薬中止
　　母方祖母：小児期に同様の発作あり
　　同胞：姉16歳　健常

【現病歴】　生来健康．発達異常なし．
9歳7か月時より入眠数時間後に唸り声をあげて両眼を見開き，両側上下肢を伸展強直，時に間代させる数十秒の強直発作が夜間に群発し，毎晩10回以上の発作が出現するようになった．発作時に本人は途中で覚醒し発作を覚えている時と，明確な記憶を残さない時があった．

【経過】　家族歴・臨床経過よりADNFLEが疑われ

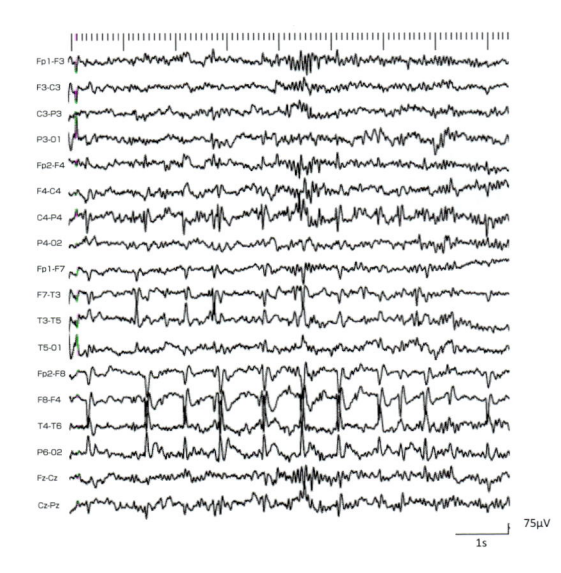

図1　中心・側頭部に棘波をもつ良性小児てんかんの睡眠時脳波
T3，T4に二相性の高振幅な棘波を頻回に認める．

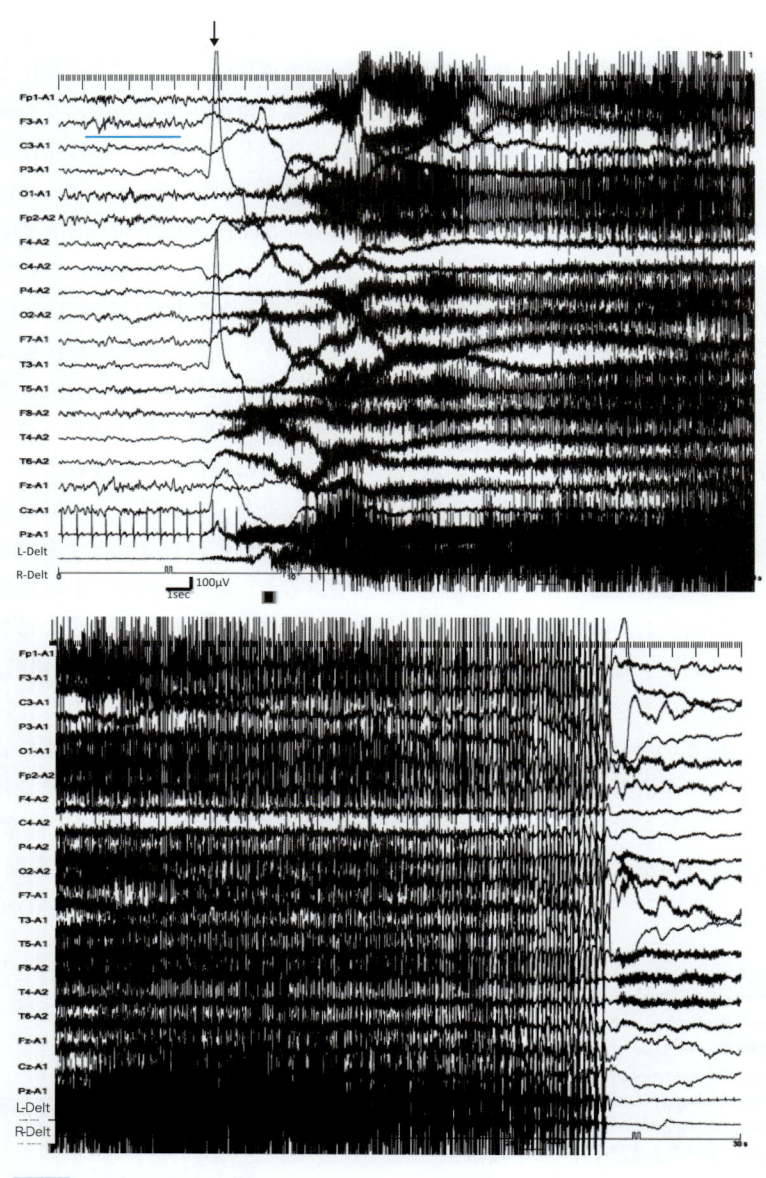

図2 症例1 発作時脳波
入眠中(stage2)に両側前頭部に 4〜6 Hz の不整な θ 律動を認め(色線部),突然四肢を伸展強直させ(↓),5秒後に全身間代発作に移行し 30〜40 秒間持続し,突然発作は止痙した.

CBZを開始し,3日目で発作は消失した.開始後10日目に薬疹が出現したため CBZ を中止し,ゾニサミドに変更した.9か月後に発作が再燃し,レベチラセタム・トピラマート・ニトラゼパム・バルプロ酸に変更するも発作は治まらず,むしろ日中の眠気が増強し,日中入眠時に発作が出現.1日80回以上の発作が出現.長時間ビデオ脳波で,ノンレム睡眠 stage 2 になると発作が群発し,中途覚醒することを繰り返していた(図2).リドカイン持続静注,フェニトイン(PHT)静注が有効で発作が消失した.PHT 内服に切り替えるも,再び薬疹が出現たため,PHT を中止し,無投薬で1年以上発作は再燃していない.

CHRNA4 遺伝子検査で c.839C>T(p.S248F)の

表2 睡眠に関連したてんかん

てんかん症候群	発症年齢	発作型	脳波所見
West症候群	3〜12ヵ月	入眠・起床時のシリーズ形成スパスム	ヒプスアリスミア・ノンレム期には短いsuppressionを伴う
中心・側頭部に棘波をもつ良性小児てんかん（BECTS）	2〜14歳	入眠後や明け方の顔面〜上肢の間代発作．二次性全般化で気づかれることもある．	中心・側頭部に二相性・高振幅のローランド棘波あるいは棘徐波 覚醒時には少なく，睡眠で著しく群発する．
後頭部に突発波を持つ小児てんかん（Gastaut型・Panayiotopoulos型）	Gastaut型：3〜15歳 Panayiotopoulos型：4〜5歳	Gastaut型：視覚症状・頭痛を伴う間代発作 Panayiotopoulos型：眼球偏位・嘔吐の自律神経発作	後頭部に高振幅の棘徐波あるいは鋭波が反復し，開眼で抑制される
徐波睡眠時に持続性棘徐波を示すてんかん	5〜7歳	部分発作や全身強直間代発作 認知機能障害（学習障害）・行動異常を伴う	ノンレム期に全般性棘徐波が85％以上
Landau-Kleffner症候群（後天性てんかん性失語症）	3〜9歳	発達の正常な児に言語認知（聴覚性）の低下，発語の低下	側頭部，頭頂・後頭部に高振幅棘波・棘徐波が頻発
Lennox-Gastaut症候群	1〜6歳	強直発作・非定型欠神発作・ミオクロニー発作・脱力発作などの多彩な発作	2〜2.5 Hzの全般性遅棘徐波と睡眠中のrapid thythm
夜間前頭葉てんかん（NFLE） 常染色体優性遺伝子夜間前頭葉てんかん（ADNFLE）	1〜55歳（14歳）	ノンレム期に突然四肢を振り回し，体を前後に揺らしたり，足を外転させたり叫び声を上げる CHRNA4/CHRNB2の異常を持つ家族例をADNFLEという	前頭葉に棘波・棘徐波（出現率は低く，発作時脳波でも捉えにくい）
若年性ミオクローヌスてんかん（JME）	10〜16歳	覚醒後にミオクロニー発作と睡眠中や起床後すぐに全身強直間代発作	全般性棘徐波 光過敏性（30〜40％）
覚醒時大発作てんかん	12〜20歳	覚醒後すぐあるいは夕食前後の全身性強直間代発作	全般性棘徐波 光過敏性（13％）

変異が判明し，ADNFLEと診断された．（遺伝子検査は弘前大学　兼子直先生，菅原貴征先生による）

❷ 中枢性無呼吸を呈する神経疾患

睡眠時呼吸障害の症状には閉塞性無呼吸と中枢性無呼吸があるが，中枢性無呼吸を呈する場合には原因となる中枢神経疾患の鑑別が重要である．

生理的中枢性睡眠時無呼吸は在胎34週未満の未熟児では呼吸中枢の未熟性によって認められるが，成熟するに伴って消失していく．そのほか，寝返りなどの体動やため息の後に認められる中枢性睡眠時無呼吸は正常な反応である．レム睡眠期には小児期ではよく中枢性無呼吸が観察される．

無呼吸によって酸素分圧の低下をきたしたり頻回である場合には，病的な中枢性睡眠時無呼吸の鑑別が必要である．

病的な中枢性睡眠時無呼吸は延髄の呼吸中枢とその伝導路に障害をきたした結果としての症状である．

先天的な原因としては先天性中枢性肺胞低換気症候群（Ondineの呪い症候群）がある．この疾患では呼吸中枢の先天的な調節障害により睡眠時の低換気をきたす疾患で，多くは出生直後から発症する．本疾患では呼吸中枢の化学受容体に関係する脳幹や自律神経系の神経節に発現するPHOX2B遺伝子に変異があることが明らかとなっている[4]．睡眠中の低換気により低酸素血症・高二酸

表3 NFLEと睡眠随伴症の臨床的鑑別

	覚醒障害 (錯乱性覚醒)	悪夢	レム睡眠 行動異常症	NFLE
発症年齢	3～8歳	3～6歳	50歳以上	すべての年齢
睡眠行動異常の家族歴	＋	＋	－	＋
自然歴	自然消退	自然消退	消失は稀	増加する
頻度	少ない	少ない	毎日	毎日
Sleep stage	ノンレム(st.3-4)	レム睡眠	レム睡眠	ノンレム(st.2)
誘発因子	睡眠不足 発熱	ストレス 精神的トラウマ	なし	なし
一晩での回数	1回	1回	1～数回	数～10回以上
持続時間	1～10分	3～30分	1～2分	数秒～3分以内
ステレオタイプの運動パターン	－	－	－	＋
覚醒後の記憶	なし	あり	あり	意識減損があればなし

化炭素血症をきたすが，呼吸困難感がなく，換気のドライブがかからないため，夜間睡眠時に非侵襲的陽圧人工呼吸器などによる呼吸管理を必要とする．

Chiari奇形は小脳扁桃が下垂し，大後頭孔を通って脊椎管に陥入する先天奇形で脳幹への圧迫と頭蓋内圧亢進による神経症状をきたす(症例2)．延髄の圧迫による神経障害により中枢性の無呼吸・低呼吸をきたすことがある[5]．

また後天的な脳幹障害として脳腫瘍や海綿状血管腫の出血などがあげられる．これらの障害では睡眠時無呼吸のみならず，眼球運動障害や錐体路障害，顔面神経麻痺などの障害される脳神経の機能に応じた神経症状を呈する．

したがって，中枢性睡眠時無呼吸症候群の存在が確認された場合には合併する神経症状の有無について注意深く診察を行い，MRI(特に頸部まで含めた矢状断撮像)やCTを検査して原因疾患の鑑別が重要である．

1) 症例2．Chiari奇形Ⅰ型　11歳　女児

【現病歴】 8歳時より頭痛，めまいが出現．10歳9か月頃より運動時の易疲労性，歩行時のふらつき・嚥下障害が出現，体重が7kg減少した．近医にて頭部MRIで異常なし(＊)とされ，眠気が非常に強くいびきが著明のため，簡易睡眠ポリグラフィを施行し，無呼吸・低呼吸指数(AHI)31.0回/hの著明な睡眠時無呼吸症候群と診断された．持続的陽圧呼吸療法導入を試みられるも，頭痛が増悪しコンプライアンス不良のため，11歳2カ月時に当院紹介となった．(診断のポイント：脳幹部病変を疑う場合には延髄下部まで含めた矢状断が有用である)

【入院時現症】 身長 150.5 cm(＋0.9 SD)，体重 55 kg→47.2 kg(＋1.1 SD)，右眼裂の狭小化(＋)，眼球運動・対光反射は両側迅速：左右差なし
顔面神経麻痺(－)　ときどき流涎あり　構音障害(＋)咽頭反射消失　嚥下障害(＋)
徒手筋力テスト：上腕二頭筋　右2　左4，腸腰筋　右3　左5

表4 症例2のpolysomnography結果

無呼吸・低呼吸イベント	閉塞型		中枢型		混合型		合計	
	術前	術後	術前	術後	術前	術後	術前	術後
レム期イベント	99	6	57	0	0	0	158	6
ノンレム期イベント	134	11	956	1	6	0	1104	12
イベント合計	233	17	1013	1	6	0	1262	18

無呼吸低呼吸指数(AHI): 131.0(術前)⇒2.9(術後1年)
術前には無呼吸低呼吸指数(AHI)は131であり,中枢性無呼吸(ノンレム期に多いことが特徴)が主体であったが,術後にはAHIは2.9と著明な改善を認め,中枢性無呼吸はほぼ消失している.

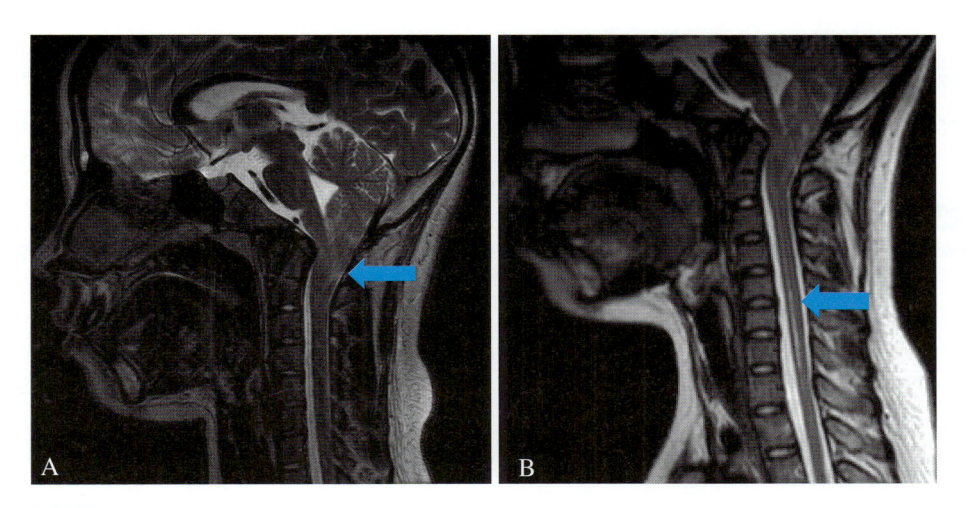

図3 症例2の頭部MRI画像
(A)T2矢状断において小脳扁桃の大後頭孔への陥入と延髄の圧迫を認め,high intensityを認める(←).
(B)頸髄にT2 high intensityの所見を認め,Chiari奇形に伴う脊髄空洞症と診断された(矢印).

握力右0 kg 左10 kg未満
深部腱反射:上腕二頭筋(+/+),膝蓋腱筋(++/+),アキレス腱(+/+)
病的反射:足クローヌス両側陽性(右優位),Babinski反射 両側陽性
指鼻指テスト:両側拙劣(右優位に拙劣)
覚醒時にも数秒呼吸を停止し,その後に大きな深呼吸をする中枢性無呼吸を認めた.
右利き,書字困難,座位では前傾姿勢,立位では失調が強く,伝い歩きで5 m程度しか歩けなかった.

静脈血ガス:CO_2 65.5 mmHg
【経過】歩行障害・嚥下障害・中枢性無呼吸から脳幹の器質性病変を疑い,頭部・脊髄MRIでChiari奇形Ⅰ型と脊髄空洞症が明らかとなった(図3).終夜睡眠ポリグラフィ(PSG)を行いノンレム期に連続した頻回の中枢性無呼吸を確認した(表4,図4).11歳3か月時に大後頭孔減圧術を施行された.術後速やかに頭痛は消失,覚醒時無呼吸は消失し,睡眠時無呼吸も軽快し,一年後に非侵襲的陽圧人工換気を中止した.リハビリにて嚥下障害は消失,右上下肢の不全麻痺も軽快し,

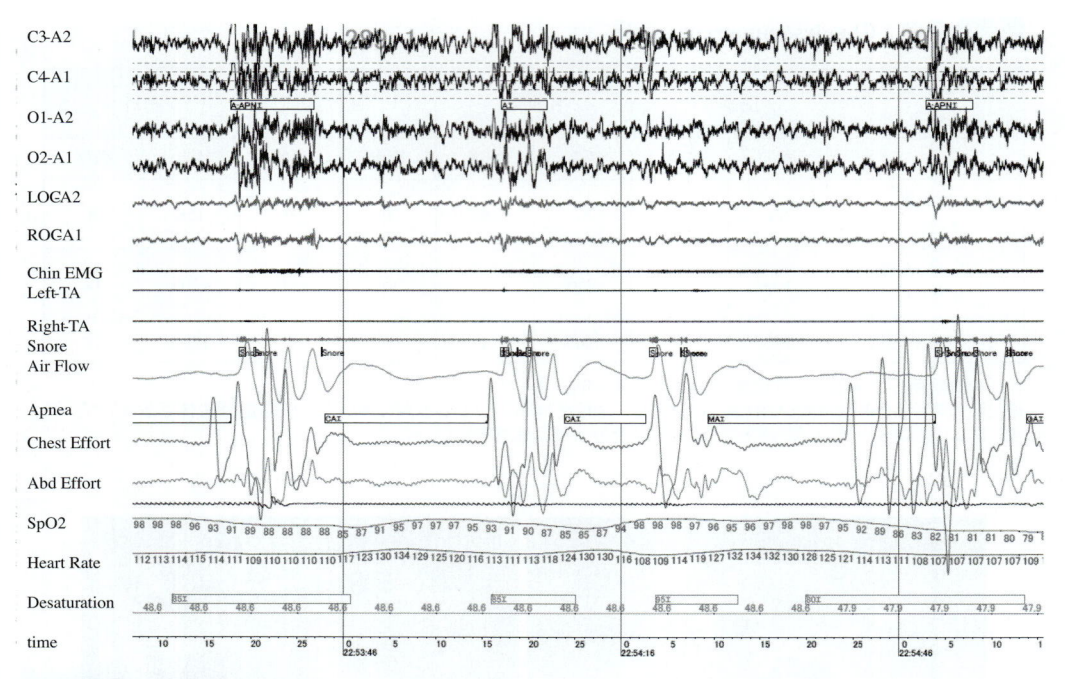

図4 症例2の術前のPSG

胸腹部の呼吸努力が停止し，Air Flow がなくなり，SpO₂ が低下する（中段の⬜部）．脳波に α 波が出現し，覚醒反応が生じて再び呼吸努力が開始される．典型的な中枢性無呼吸のパターンを呈している．

術後1年で階段の昇降も可能となり，書字にも不自由がなくなった．

文献

1) Foldvary-Schaefer N, Alsheikhtaha Z: Continuum (Minneap Minn) 2013;19(1 Sleep Disorders): 104-131.
2) Tinuper P, et al: Sleep medicine reviews 2007;11: 255-267.
3) Bisulli F, et al: Sleep Medicine 2011;12: S27-S32.
4) Ramanantsoa N, Gallego J: Respiratory physiology & neurobiology 2013 (189): 272-279.
5) Khatwa U, et al: Pediatric Neurology 2013;48: 299-307.

第3章　身体・精神疾患に合併する睡眠障害

9　発達障害

大阪大学大学院連合小児発達学研究科
中西真理子

はじめに

　発達障害の子どもは定型発達の子どもと比べて睡眠障害を持つことが多く，乳児期から過敏で落ち着かずなかなか寝ないなど経過が長く治療も難しいことが多い．慢性的な睡眠不足は成長・発達を妨げ，多動，衝動性，注意散漫，イライラ，癇癪などの問題行動を悪化させる原因となりやすい．また患児のみでなく養育者の睡眠も妨げられるため，安定した家庭生活が困難になりやすく，養育環境の悪化につながる．逆に言うと睡眠を整えることで成長・発達が促進され，問題行動が減少して日常生活に馴染めるくらいに症状が改善し，家庭生活の質が著明に向上する場合もある．したがって，睡眠障害の治療は発達障害の診療において不可欠である．しかし睡眠障害を早期から治療することにより発達障害が治る，または発症を予防できる，というような誤った情報も氾濫しており，小児科医が正しい認識を持っておくことは大変重要である．

　発達障害にもいろいろな診断名が含まれているが，本項では睡眠障害が問題となる場合が多い知的障害，自閉症スペクトラム障害，注意欠如/多動性障害(AD/HD)について述べる．それぞれに特徴的な睡眠の問題があるが，発達障害の診断自体に重なりが大きいため睡眠障害もまた共通する部分が大きい．睡眠時無呼吸症候群やレストレス・レッグズ症候群の併発も定型発達の子どもより多く，これらの評価を忘れないことが重要だが，それらは別章で詳しく述べられるので割愛する．

❶　知的障害と自閉症スペクトラム障害における睡眠障害

1）特徴と問題点

　知的障害および自閉症スペクトラム障害の子どもにみられる睡眠障害としては，入眠障害，中途覚醒，早朝覚醒と，それらを含む睡眠・覚醒リズムの問題が挙げられる．つまり睡眠の問題全部である．一般には知的障害が重度であるほど睡眠の問題を併発しやすい．しかし自閉症スペクトラム障害では高機能と呼ばれる知的障害がない子どもであっても問題となりやすい．これらの子どもにおける乳幼児期から手に負えない睡眠障害は，日照サイクルに対応したメラトニン分泌とそれを受容して睡眠に導く脳メカニズムの器質的障害が主たる原因であると考えられているが，様々な要因からくる機能的障害の側面も大きい．

　睡眠覚醒リズムをコントロールするのは光だけではなく家庭や社会の習慣でもある．睡眠習慣は定型発達の幼児では「もうねんねの時間だから」「みんな休んでいるから」という周囲の大人の要求と行動パターンに応えて形作られるものである．しかし，自閉症スペクトラム障害や重度の知的障害の子どもでは，それを察知する能力や，そこに合わせていく動機が弱く，自らの体内サイクルをたよりに行動することを変えるのが難しい．症状の重症度に差はあるが，もともと他人がこうしてほしいと思うことに注目しにくい，注目しても合わせられないのが自閉症の中核症状であることを考えると，他者が作った習慣に合わせていく

のは難しいことであるのがわかる．

　また，感覚過敏の特性により，体内外のいろいろな感覚が気になって寝付けない，またはちょっとした不快感ですぐに目が覚めることもある．日々のストレスや不安に対し感情や興奮を制御することが難しく，また自閉症独特の常同的な思考や行動，きりかえることが難しい特性から，なかなか寝付けない，直ぐに目が覚めて再び眠りにつくことができない，と言う場合も少なくない．そうした日々の睡眠サイクルの乱れがさらに翌日の睡眠に影響して，それが新たなストレス，不安を招くという悪循環になる．そんな子どもに対して常に穏やかに対応するというのは養育者にとって至難の業で，日頃の育児の困難さに自らの睡眠が毎夜妨げられることによる疲労が重なり，叱ったりイライラを児にぶつけるような行動をとったりしてしまう．それらのネガティブな印象が，夜寝る前のルーチンや布団に入る行動と結びつき不安を増強する(図1)．これらの多様な要因が絡み合った状況をできるだけ解決していくことが治療となる．

　脳の器質的異常を治療することはできないが，メラトニン分泌リズムの異常に対する治療手段はある．メラトニン(またはそれに準ずる薬剤)を投与することと，日照サイクルに合わせた睡眠習慣を定着させて分泌リズムを出来る限り正常に近づけることである．メラトニン分泌に問題があってもなくても適切な睡眠習慣と環境整備は大切なので，まずは薬物以外での治療的介入，次に薬物療法について述べる．

2）睡眠習慣改善へのアプローチ

　日照サイクルに合わせた睡眠習慣の確立は障害を持つ子どもにとっては先に述べたように困難であることは言うまでもないが，問診から問題点を特定し一つ一つ出来る限り解決していくしかない．知的障害や自閉症スペクトラム障害の子どもは多動・衝動性があることが多く，行動のコントロールが難しいため外出しにくい．また運動が苦手，感覚過敏，他児との関係が乏しい，など多く

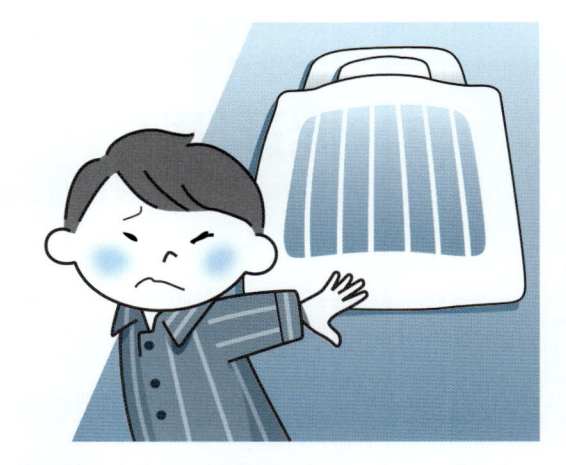

図1 布団をみただけで不安になる

の理由のため遊びに行く機会も少ない．必然的に屋内で過ごすことが多くなりがちである．まずは昼間外に連れ出し，体を動かす機会を作るべきである．養育者の負担を考えると，外遊びや運動を多く取り入れた療育や児童デイサービスの利用などを薦める．

　また睡眠・覚醒リズム表(p 236，付録)を用いて，患児がいつどれだけ眠っているのかを知る必要がある．保育園での昼寝の長さや支援施設への送迎バスでの居眠りが夜眠れない原因であることもあり，日中のスケジュールに工夫が必要である．寝る前の活動にも寝つきにくくなる要因はある．興奮しすぎるような遊びや，テレビ・コンピュータ・ゲームなどは，就寝前には控えるべきである．自閉症スペクトラム障害の子どもは，人との交流のための時間の過ごし方や余暇活動が苦手でDVDやゲームなどに没頭しやすいため，それに替わる過ごし方や視聴の時間帯の工夫が必要である．また養育者が決めている就寝時間にこだわりすぎるのは寝入りを難しくし，ストレスを増す原因となりうる．11時ぐらいが寝つきやすいならそこからはじめて徐々にずらしていくなど，ある程度患児の体内リズムに近いところからスタートしたほうがうまく行きやすい．

　睡眠前のルーチンの確立も重要である．先に述べたように「もうみんな寝る時間」の意義が通用

しにくく，見通しが立つほうが行動しやすいので，「こうやってこれをやったら寝るのだ」と安心して移行できる．寝るまでの行動ルーチンを毎日続けることが定型発達の子ども以上に重要である．ルーチンの後に実際に眠れる経験を積むと習慣が確立する．これには薬物療法の併用が必要なことがある．

3）安心できる環境づくり

寝る環境にも工夫が必要である．どういう場所ならよく眠れるのか，何があると安心しやすいか，寝具の重さや肌触り，音や明るさはどうか，気温は快適であるか，など不安・不快になる要因を考え対処できることをする．環境だけでなく体内の不快感にも注目する．たとえば胃食道逆流，鼻炎，便秘，足のムズムズ感などは，積極的に治療すべきである．

また，大変なことではあるが，養育者が感情的に接することは状況を困難にするので避けねばならない．日常的ではなくても，押さえつけたり声を荒らげたりしてしまうと，そのイメージが寝ることへの不安を助長することがある．母親（または父親）でないと対応できないと感じておられる場合が多いが，実は他人と一緒でも眠れることもあるのでショートステイ等の福祉サービスを利用してみるのも良い．またデイサービスや療育施設を利用して，養育者が日中休息や気分転換をすること，また必要ならばカウンセリングなどのリソースを利用することが重要である．

4）中途覚醒への対応

中途覚醒に対しては治療的介入が難しい．誰しも中途覚醒はあるものだが，静かに再入眠できれば問題はない．しかし発達障害の子どもでは泣いたり動きまわったりしてなかなか再入眠できないことが定型発達の子ども以上に多い．そのため養育者や兄弟の睡眠を妨げる事が多い．まずは上記のようにリズムが狂っている要因や体内外の不快要素があれば特定し，改善に務めた上での対応方法を述べる．

一般には，入眠時に養育者があまり手をかけずに寝付くことができる場合には，中途覚醒時にも一人で再入眠できることが多い．抱っこで揺らしたり，別室で寝ているのに添い寝で寝かしつけたりしていると，深夜に起きても抱っこで揺らしてもらわないと眠れない，養育者が寝ている部屋にきて隣に潜り込む，という具合になりやすい．このような場合は，ゆっくり少しずつ寝かしつけに手をかけることを減らしていき，ひとりで，同室で寝る場合は養育者が横にいるだけで入眠する習慣に持ち込むことをすすめる．

寝付きは良くても毎日深夜すぎに起きて騒ぐ場合にできる介入方法としてすすめるのは，養育者が床につく前に眠っている患児を起こし，トイレに行かせたり話しかけたりしていったん目を覚めさせてからまた寝かせることである．そうすることで養育者と同時に朝まで眠れるようになる場合がある．

しかし，いずれの介入も発達障害のある子どもでは簡単でない場合が多い．必要ならば再入眠の手助けとして薬物療法を併用することをすすめる．

5）薬物療法

このように習慣と環境を整えた上で，実際に眠れる経験を積むことができれば睡眠リズムが整ったことになる．そのためは必要に応じた薬物療法が大変有効である．

メラトニンは日本では入手困難だが，米国を初め諸外国では健康食品として安価で手軽に手に入る．筆者が小児発達行動科専門医として米国でトレーニングを受けた際には，発達障害児の入眠困難に対する薬物療法の第一選択としてメラトニンを試すべきと指導された．剤形も豊富で入眠困難にはかなり効果的な例が多かった．しかし中途覚醒にはあまり効果がなく，望まない時間に起きたりして良くない例もある．入眠困難に加えて中途覚醒がある患者にはメラトニン徐放剤が勧められたが，問題解決には至らないこともあった．英国 National Institute of Health が公表した，神経発達

障害をもつ小児で就床・消灯後一時間以内に寝付けない，または6時間以上継続して眠れない児を対象としたメラトニンのランダム化比較試験（randomized controlled trial：RCT）では（n＝110），総睡眠時間はプラセボと比較して平均23分延長したが治療的価値はあまりない．しかし入眠潜時は中間値で45分短縮しており，治療的価値が充分にあったと報告している．また副作用の報告はプラセボと変わりなかった．神経発達障害児の入眠困難に対するメラトニンの有効性・安全性を裏付ける報告である[1]．

日本ではメラトニン受容体作動薬のラメルテオン（ロゼレム®）が処方されている．第三相試験のRCTでは睡眠潜時はプラセボと比較して数分の短縮にとどまったがオープン長期試験では平均30分以上の短縮が認められており，成人の入眠困難には一定の効果がある．自閉症スペクトラム障害の小児を対象にした臨床試験（n＝60）では重篤な副作用なく睡眠障害の臨床全般改善度が良好であったと報告されている[2]．筆者も臨床現場で処方しており有効である場合は多いが，メラトニンに比べ効果が出るまでに時間がかかり作用も弱い印象である．

メラトニンで望ましい効果が得られなかった時に発達障害児に対して海外でよく使われているのがクロニジン（カタプレス®）である．血圧降下薬であるので少量から開始し，増量段階では血圧や症状をモニターする必要がある．寝る前に興奮する，または多動が著明な児では特に有用で，就寝前に落ち着いて過ごせるようになり寝付きが改善しやすい．また中途覚醒にも効果があるため，睡眠全般の改善が期待できる．

上記選択肢のほかに一般の睡眠障害と同じく抗ヒスタミン薬やベンゾジアゼピン系，ゾルピデム（マイスリー®），その他の睡眠薬も必要に応じて用いられることがある．

自閉症スペクトラム障害の子どもではこれらの治療的介入と薬物療法を持ってしても睡眠が改善しない場合が多々ある．寝る前のルーチン項目が長すぎる，または極端に厳密で，失敗したらはじめから何度もやり直して終わらないことがある．寝なさいという要求が気持ちを不安定にして不安や興奮が高まる例もある．感覚過敏や，日中からのイライラ，興奮，多動が夜間に増悪することも多い．そんな状況には自閉症スペクトラム障害の興奮性，易刺激性，感覚過敏，強迫的なこだわりなどに対する治療に用いられるリスペリドン（リスパダール®）などの非定型抗精神病薬の投与が大変有効である．

❷ AD/HDと睡眠障害

1）特徴と問題点

ADHDにおける睡眠障害は入眠困難と睡眠・覚醒リズム異常であることが多い．多動が著明な年少児では夜間もなかなか落ち着けない傾向がある．寝付きが悪く，中途覚醒したら家族じゅうを起こしてしまったりする．年長児や思春期では，生活の様々な場面で抑制がきかず，先の見通しを考えずに刹那的に判断したり行動したりする特性が睡眠障害に結びつきやすい．養育者の睡眠習慣の指導に従えず，たとえばゲームやコンピューターに過度に集中したりすることなどが寝付きを悪くする一因である．また多動・衝動性のない不注意型では宿題や日々のルーチンのステップに時間がかかりすぎ，なかなか床に付けないことがある．そうした行動が翌日起きられない原因となり，睡眠覚醒のリズムを狂わせ，不登校の原因となったり，不注意・衝動性などのAD/HD症状を増悪させたりする．AD/HD児でレストレス・レッグズ症候群の発症率が高い．

2）治療

治療はやはり生活習慣を整え睡眠習慣を立て直すことであるが，そう簡単ではない．多動が著明な幼児には知的障害・自閉症スペクトラム障害の項で述べたものと同じ習慣と環境の調整や治療的介入を行う．薬物療法としては主に入眠困難の治療であるので前述と同じくメラトニン・ラメルテオン・クロニジンが薬物治療の選択肢となる．抗

ヒスタミン薬も効果的ならばよい．特に睡眠前の多動・興奮には海外でAD/HDの治療薬としても使われているクロニジンが有効で，中途覚醒にも効果がある．

　学童期以降にはAD/HDの治療薬であるメチルフェニデート（コンサータ®）やアトモキセチン（ストラテラ®）を開始することで，多動・衝動性が改善し，生活習慣のコンプライアンスが向上しやすくなる．また不注意型では注意・集中力の向上により課題やルーチンをこなしやすくなるので睡眠習慣も整いやすくなることが多い．しかしコンサータ®は夕方以降には効果が切れてしまうので，特に思春期では解決につながらない場合がある．またこれらの薬剤の副作用として不眠があるので注意が必要である．安易に薬物に頼るのではなく，生活習慣の改善に努めながら，必要に応じて前述のような薬物療法を併用することをすすめる．

文献

1) Appleton RE, et al: Health Technol Assess 2012;16(40):i-239.
2) 館農幸恵, 他：精神医学 2012;54(12):1221-1223.

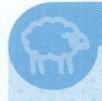

第3章　身体・精神疾患に合併する睡眠障害

10　精神疾患

大阪府立精神医療センター児童・思春期科
宮川広実

はじめに

　精神疾患のほとんどで何らかの睡眠障害が認められることから，不眠や朝起きられないなどの症状を訴える患者では精神疾患の鑑別を念頭において診療することは重要である．児童思春期領域においては家族からみた患者の状態が主訴となることも多いが，睡眠の問題は客観的にもわかりやすいので初診時には睡眠障害のみを訴えて受診する精神疾患の患者もある．

　どのような疾患が専門的な医療機関に紹介されるべきかについては，個々の医療者の対応できる範囲によって変わる．一般的には，まず小児科や内科で身体的な問題や生活習慣などについてのスクリーニングがなされた後，持続的な向精神薬療法や心理療法が必要とされる疾患の可能性が考えられた場合には精神科に紹介されるべきと考えられるであろう．

　表1に精神疾患でみとめられる睡眠の問題について示した．特に統合失調症は10代半ばから20代に発症することが多いため初期には不調を訴えて小児科を受診する事例もあるが，発症後早期に抗精神病薬による治療が開始されることが予後に影響するため，すみやかに専門機関へ紹介されることが望まれる．

　統合失調症をはじめとした睡眠障害をきたす精神疾患について以下に概説する．

1　統合失調症

　統合失調症はおよそ100人に1人が発症すると言われ決して珍しくない疾患である．発症年齢は

表1 精神疾患でみられる睡眠障害

疾患	睡眠障害のタイプ
統合失調症	睡眠時間の減少 入眠障害 中途覚醒 熟眠障害
うつ病	入眠障害 中途覚醒 早朝覚醒 熟眠障害 日中の眠気による過眠
双極性障害　躁状態	睡眠欲求の減少 中途覚醒 早朝覚醒
不安症	入眠障害 熟眠障害 夜間のパニック発作
心的外傷後ストレス障害（PTSD）	入眠障害 中途覚醒 悪夢
強迫神経症	入眠困難 概日リズムの遅延

10代から30代が中心で，特に青年期の発症が多い．精神病性の症状が顕在化すると知覚，思考，感情など，様々な精神の機能に症状が現れる．一般的に陽性症状とされる幻覚妄想状態や陰性症状とされる意欲・自発性の低下，注意集中力や記憶力，実行機能の低下といった認知機能低下，不安抑うつと気分の高揚・興奮といった感情機能の問題を合併する．

　初回エピソードから数年以内に重大な機能低下が起こるため精神病状態の出現から治療開始までの期間は短いほど予後が良いとされている．しか

し児童青年期の統合失調症患者の臨床症状は友人関係からの孤立，ひきこもり・不登校，学業成績の低下，食生活・保清など基本的生活習慣の乱れ，非行，暴力などの問題が目立ち，幻聴などの陽性症状が訴えられないために精神病性症状が存在していることに気づかれないこともあり注意が必要である．また成人期に比べて幻覚や妄想の対象や内容は不明確である[1]．

統合失調症の患者では高頻度に睡眠障害を合併する．また不眠により病状が再燃したり，増悪することもみとめられる．統合失調症の患者では総睡眠時間の短縮が睡眠潜時の延長，睡眠効率の低下を伴って認められることが多いと報告されている．統合失調症患者の終夜睡眠ポリグラフィ（PSG）研究では，徐派睡眠の減少，ノンレム睡眠stage 2 に達するまでの時間が延長していることが報告されており，この浅い睡眠の増加のために患者は熟眠感が得られないのかもしれない．

統合失調症患者の睡眠障害の治療としては，抗精神病薬が基本となる．抗精神病薬による急性期の症状の改善とともに睡眠障害も改善し，近年では非定型抗精神病薬が用いられることが多い．必要に応じてベンゾジアゼピン系の睡眠薬も併用されるが，ベンゾジアゼピン系の薬剤では徐派睡眠は抑制されることが多く，上記のような特徴をもつ統合失調症患者では，まず抗精神病薬による精神症状と睡眠障害の改善がはかられる．また，ベンゾジアゼピン系薬物の小児に対する使用については脱抑制，記憶障害などの問題があることから，注意が必要である．

統合失調症の患者では，陰性症状や，不登校の結果からくる生活パターンの乱れから睡眠障害を二次的にきたすこともある．

❷ うつ病

抑うつ気分，興味や喜びの喪失，自責的で悲観的な思考，意欲や気力の低下，活動性の低下，身体症状として眠れない，食欲がない，疲れやすいなどの症状がみられる．言語が発達していない低年齢の子どもでは遊びが少なくなったり，頭痛や腹痛を訴えたりする．子どものうつ病では精神病性症状が見られることがあり，特に幻聴を伴うことが多いと報告されている．また自殺に関連する行動も大人のうつ病よりも多く，約60％で自殺念慮をもっていたとの報告もある[2]．

不眠はうつ病の8割以上の患者でみられる基本症状であり，うつ病発症に先だってあらわれ，寛解後にも残存する．また慢性化した不眠を持つ者は不眠のないものに加えて，その後のうつ病発症リスクが高まることも知られている．うつ病では，入眠障害，中途覚醒と再入眠困難，早朝覚醒，熟眠感の欠如など，すべてのタイプの不眠症状がみられる．頻度が高いのは入眠障害であるが，早朝覚醒はうつ病に比較的特異的にみられる．うつ病患者のPSG研究では夜間中途覚醒の増加，深いノンレム睡眠の減少（特に睡眠第一周期），レム睡眠潜時の短縮，レム密度の高値が報告されている．

うつ病の不眠に対する薬物療法では，ベンゾジアゼピン系睡眠薬や鎮静系抗うつ薬，抗不安薬，抗精神病薬を患者の状態に合わせて処方する[3]．

❸ 双極性障害

気分の低下・活動性の減退がある「うつ」と，気分の高揚・活動性の亢進がある「躁」を繰り返す．うつと躁を繰り返す典型的なタイプをⅠ型，うつと軽い躁を繰り返すタイプをⅡ型と呼ぶ．

子どもの双極性障害の頻度は0.6～1.0％と推定されている．子どもにおける双極性障害はAD/HDとの鑑別などが近年話題となって研究がなされており，海外ではその診断の増加が報告されている．思春期の双極性障害はうつ病で発症することが多く，初期にはうつ病との鑑別は困難である．

双極性障害でみられる睡眠障害も多様であり，抑うつ状態における不眠，躁状態でみられる睡眠欲求の減少，睡眠覚醒リズム障害のほか季節性の睡眠状態の変動などもみられる．また近年双極性障害では概日リズムの障害が基本的な問題の一つであることが示されつつある．睡眠状態の悪化は精神症状の悪化と関連しており，全睡眠時間の減少が躁状態の重症度と関連し，睡眠の不安定さが

躁およびうつ症状の重症度と関係しているとの報告がある[4]．

双極性障害で不眠を呈する患者のPSG研究ではうつ病と同様にレム睡眠潜時の短縮，レム密度の高値が報告されている．

双極性障害のうつ状態の不眠に対する薬物療法は，気分安定薬での治療の下に行うという点を除けば，うつ病と同様である．躁状態の不眠には鎮静作用の強い抗精神病薬を用いることが多い[3]．

❹ 不安症群

日常生活において問題に直面した場合不安を感じることは正常な反応で，思春期の子どもでは10人に1人以上が，かなり強い心配や不安に苦しんでいると言われている．しかしその不安によって生活に著しく支障がある場合は不安症として治療の対象となる．不安症は，恐怖，不安，または回避行動を起こす対象や状況の種類，および関連する認知的観念によって区別されているが，互いに高率に併存する．分離不安症，選択性緘黙，恐怖症，社交不安症，パニック症，広場恐怖症，全般不安症などが含まれ，しばしばうつ病を合併する．不安症群では，入眠障害や中途覚醒などの不眠を訴えることが多い．

1）分離不安症

家や愛着を持っている人物からの分離に関する過剰な恐怖または不安を特徴とする．症状はしばしば小児期に発症するが，成人期を通して症状がみられることもある．

子どもでは，愛着対象からの分離の際や，分離が予測されるときに頭痛・消化器症状などの身体症状がよくみられる．独りで部屋にいることができないで，家でも親につきまとい行動をとることがあり，就寝時には眠りにつくまで誰かがそばにいるようせがむので，睡眠の問題としてとらえられることがある．

2）社交不安症

社会生活場面でおこる著明な恐怖や不安で，対人交流場面や飲食場面，人前で話すなどの場面において起こる．子どもの場合には，不安は特に同世代の子どもたちといる場面で起こりやすい．

成長するにつれて対処法を身につけることもあるが，一部にはより病的で重症となるものもある．対人場面や社交場面を避けるため，極端な例では引きこもりとなる事例もある．

3）パニック症

パニック症では予期しないパニック発作が繰り返される．パニック発作はすべての不安障害と関連する症状で，突然動悸や息苦しさがあり，死ぬのではないか，発狂するのではないかという強い不安や恐怖に駆られる状態である．短時間で症状は頂点に達し，治まるが，繰り返されやすい．そのため発作がいつ起こるかという不安が持続する（予期不安）．パニック発作は睡眠中にも見られ，断眠などの睡眠操作は発作誘発性に働く．睡眠時のパニック発作は，夜驚や悪夢との鑑別が必要となるが，ノンレム睡眠のstage 2から3への移行期に多く，徐派睡眠中に多い夜驚症や，レム睡眠中の夢体験に続いて起こる悪夢とは異なる．

パニック症の患者の治療は，選択的セロトニン再取り込み阻害薬（selective serotonin reuptake inhibitors：SSRI）が中心となり，睡眠障害に対しては症状に応じ適切な作用時間の睡眠薬が用いられる[3]．

4）全般不安症

全般不安症の基本症状は多数の出来事や活動に対する過剰な不安と心配である．青年期より前に発症することはまれであるが，児童思春期の患者では学業やスポーツの出来栄えを心配する傾向がある．

睡眠障害が診断基準に含まれており，不安や心配は次の6つの症状のうち1つ（成人では3つ）以上を伴うとされている．①落ち着きのなさ，緊張感，神経の高ぶり，②疲労しやすさ③集中困難，または心が空白になること，④易怒性⑤筋肉の緊張，⑥睡眠障害（入眠または睡眠維持の困難また

は熟眠感のない睡眠).

全般不安症患者では覚醒中の不安が夜間に持ち越されるために入眠障害や中途覚醒を訴えることが多い．一度不眠を経験すると睡眠に対するこだわりが強化され，悪循環に陥る．症状に応じた作用時間の睡眠薬を投与するとともに，日中の活動を増加させたり，睡眠に対するこだわりを減らすための行動療法も有用とされている．

❺ 強迫症

考えないようにしようと思っても，ある考え，感情，感覚が繰り返し浮かんできて消すことができない強迫観念や，ある行為をしなければならないという衝動から逃れられない強迫行為が見られる．そうした観念や行為について，自分でも合理的ではないと気づいており，正常な生活や対人関係が損なわれる．

強迫観念，強迫行為が深夜に及び，明け方までかかったり，外出の準備に時間がかり早朝から起きだすなど，不眠と認識される睡眠の問題を呈することがある．

❻ 心的外傷後ストレス障害

心的外傷後ストレス障害(PTSD)は，突然の，生死に関わるような衝撃的な出来事を経験することによって生じる精神疾患で，その主要症状は再体験(想起)，回避，認知や気分の否定的変化，過覚醒である．それらの症状が1か月以上持続し，自覚的な苦悩か社会機能の低下が明らかな場合にPTSDと診断される．PTSDの診断基準では症状の持続が1か月以上とされているが，衝撃的な出来事の直後から重症の反応が生じることがあり，これは急性ストレス障害(Acute Stress Disorder：ASD)と診断され，PTSDとは区別されている．

PTSDによる睡眠障害は入眠困難や睡眠維持の困難で，患者は悪夢(出来事についての反復的で苦痛な夢)と不眠を訴えることが多い．PSG研究では入眠後の覚醒時間の増大による睡眠効率の低下やレム睡眠中の中途覚醒の増加をみとめ，レム睡眠中の覚醒がトラウマに関連する内容の悪夢による訴えと関連がみられたという報告がある．

睡眠障害を認めるPTSDの薬物療法にはSSRI，非定型抗精神病薬や中・長時間型ベンゾジアゼピン系睡眠薬を用いる．PTSDの悪夢に対しアドレナリン受容体拮抗薬であるプラゾシンが有効であるという報告もある．

おわりに

日本人全体の生活習慣の変化から，子どもであっても入眠が遅くなり朝起きられないという問題が起こることは今日では珍しくない．また環境の変化や特別な行事，出来事に際して，楽しみに思ったり，不安に感じたり，緊張したりすることで「眠れない」と一時的に訴えることは誰にでもみられることである．しかし子どもが不眠を持続する場合には精神疾患を合併していることがある．特に入眠障害は統合失調症や双極性障害，不安症などの精神疾患に伴うことも多いため，精神症状の有無を確認することが必要である．

引用文献

1) 藤田純一, 他：児童青年精神医学とその近接領域 54. 2013;159-174.
2) 斎藤卓弥：児童青年精神医学とその近接領域 54. 2013;132-147.
3) 内山　真, 他：精神経誌 2010;112:899-905.
4) 中島　享：臨床精神薬理 2014;17:1131-1138.

参考文献

内山　真, ほか：精神疾患における睡眠障害の対応と治療．中山書店　2009.
日本精神神経学会：DSM-5　精神疾患の診断・統計マニュアル．医学書院　2014.

小児睡眠関連疾患診療のために必要な睡眠の神経生理・神経解剖の基礎知識

スタンフォード大学睡眠・生体リズム研究所長　**西野精治**

はじめに

　睡眠は脳の複数の神経伝達機構の相互作用により調節される生命の維持に不可欠な生理現象であるが，睡眠を科学的に研究することの起源は比較的新しく，今日の神経科学の中でも最も謎の多い研究領域の一つである．睡眠の生理を包括的に説明するのは限られた紙面では無理があり，睡眠の基礎知識の詳細は他の専門書にゆだねたい[1〜3]．むしろ，この章では一般臨床医が睡眠障害をもつ患者を診察する場合に役立つと思われる睡眠に関する基礎的な知識を総括したい．

　「なぜ新生児はレム睡眠の量が多いのか？」，「なぜ赤ん坊が眠いとき，頬や手足があつくなるのか？」，「なぜ小児の睡眠障害にパラソムニアが多く，大人になるとよくなる例が多いのか？」，「悪夢と夜驚症はどう違う？」，「ナルコレプシーに関係のあるオレキシンとはなにか？」，「金縛り発作とは？」．

　これらすべての問いに明確に答えることは難しいが，この項では，これら一般的な質問にも留意し，睡眠の調節機構を最近の神経生理学，神経解剖学，神経化学，神経薬理学の見地も踏まえ，現在一般に受け入れられている睡眠の調節機構に関する知見をできるだけ平易に説明したい．

　睡眠・覚醒が主として脳によって調節され，脳の活動状況を反映していることに現時点では疑問を挟む余地はないが，この既成の概念も数十年前に脳の電気活動を記録できるようになった後に，初めて確立されたものである．睡眠時の脳の電気生理的記録によって"いわゆる"夢見の睡眠であるレム睡眠の発見がなされたが，驚くことにこの発見もわずか半世紀前のできごとである．

　20世紀の初期までは，睡眠は脳の全般的な機能低下で，覚醒時に蓄積する睡眠物質が脳全般に作用し引き起こされると考えられていた[注1]．第一次世界大戦時にヨーロッパで流行した嗜眠性脳炎の臨床症状の観察と病理的所見の詳細な検索により，von Economo は特定の脳部位が，特定の睡眠ステージの調節に関与すると提唱した[4,5]．Economo はとりわけ，後部視床下部と上部中脳の障害で傾眠が引き起こされ，逆に視索前野や前脳基底部の障害では不眠が起きると提唱した．

　1930年代では感覚刺激によって覚醒がもたらされており，全身の疲労などにより，感覚刺激が減弱し脳機能が低下した際に，睡眠が受動的に生じると考えられていた．その後，種々の動物実験で脳自身が脳由来の電気活動を調節して，覚醒・睡眠ステージを調節し得ることが次第に明らかになってきた．

　1940年代と1950年初期に，Moruzzi と Magoun が脳幹部での上行性感覚入力経路の切断が，正常な睡眠覚醒の出現に影響を与えないことを観察し，既存の感覚刺激遮断の睡眠誘発概念に異論を唱えた[6]．上行性感覚入力経路の選択的な切断ではなしに，むしろ脳幹部の網様体（細胞体の間を網目状に神経繊維が走行している部位）の破壊では，睡眠時の脳波に似た脳波を伴う昏迷様状態の出現がみられた．これらの実験結果から，Moruzzi と Magoun は上行性網様体賦活系の持続的な活動が覚醒には不可欠であり，むしろこの機構の減弱が睡眠誘発には必要ではないかと推測した．しかしながら，後に Magoun らは脳幹網様体は睡眠覚醒調節において均一な作用を有するのではなく，

[注1] 現在の知見でもある一部の神経機構，たとえばアデノシンはこの概念に近い機能を有するが，脳全般に作用するものではなく，またこのような一つの機構ですべての睡眠調節機構を説明できるものでない．

吻側に位置する神経細胞が覚醒を引き起こし，尾側に位置する神経細胞は網様体賦活系を抑制すると提唱した[7]．

1 睡眠ステージ

1950年代に，シカゴ大学の生理学教室のKleitmanと当時大学院の学生であったAserinskiとDementらによりレム睡眠が発見された[8]．皮質脳波は睡眠段階が深くなるにしたがって徐波化し，深睡眠時には高振幅徐波が優位になるが，通常徐波睡眠が出現した後に起こるレム睡眠時には，脳波は覚醒時と同様の非同期速波が出現し，ヒトやネコなどでは急速な眼球運動が突発的に出現するので，この新しい睡眠段階を急速眼球運動（rapid eye movements）の頭文字をとりREM（レム）睡眠と命名した．Jouvet（1959）は同様の睡眠段階を脳波が覚醒時に近い波型を示すのに覚醒閾値が高いことは逆説的であるということから逆説睡眠（paradoxical sleep）と命名した[9]．通常眼球記録を行わないラットなどの動物では逆説睡眠の用語が多く用いられてきたが，生理的にはレム睡眠と同様の睡眠段階が生じていると推測されるので，近年マウスなどの睡眠記録でもレム睡眠の用語が用いられることが多い．レム睡眠はヒト成人では睡眠全体の20％程度を占め，レム睡眠時に覚醒させると80％前後の場合に夢をみていたとの報告が得られる[10]．この際，運動野を含む大脳皮質は活性化されているが，抗重力筋は完全に弛緩し[注2]，夢見体験等に応じて実際に体が反応するということはない．レム睡眠時には各種の自律神経機能の不安定化が起こり血圧や心拍数が急激に変動することがある．血圧や心拍数の急激な変動は，もともと循環器系の障害をもつ人にとっては危険である可能性もあり，実際，狭心症の発作は早朝に起こりやすく，その80％がレム睡眠で起こっているという報告もある．また男性ではレム睡眠時に陰茎勃起が起こる．

レム睡眠に対して徐波が出現する睡眠をノンレム睡眠とよび，徐波の出現の度合いに応じて，ヒトでは3段階あるいは4段階に分類される[12][13]．すなわち脳波から覚醒，stage1（α波消失と低振幅θ波出現），stage2（頭頂部鋭波・紡錘波出現），stage3（紡錘波と高振幅徐波［δ波］）の時期，stage4（δ波優勢），レム睡眠に分類され，stage3，stage4をあわせて徐波睡眠とよぶこともある．ノンレム睡眠とレム睡眠は周期性をもって出現し，人ではレム睡眠は入眠後90～110分して出現し，10～20分持続し，その後，朝目覚めるまで4～5回同周期で出現し，明け方にはその持続時間（時には1時間程度）が長くなる．

睡眠時の随伴症状としては，いびき，寝言，歯ぎしりなどがある．眠ると舌根が後退し，咽頭筋の緊張が低下して上気道が狭くなる．このため，上気道を通る空気圧は高くなり，狭窄部位を通過後乱流が発生しいびきが発生する．上気道の狭窄に無呼吸が伴う場合（閉塞性睡眠時無呼吸症候群等）や上気道抵抗症候群の病態については他の章を参照されたし（p29，p103参照）．また，睡眠時遊行症（Sleep Waking）や夜驚症（Sleep Terror）はノンレム睡眠期に起こり，悪夢（Nightmares）はレム期に起こる現象であるが，通常これらは軽症の場合は病的とみなされない（p22参照）．

レム睡眠は脳波の速波化や筋緊張の低下や持続性の現象と急速眼球運動や急速な筋の単収縮（twitch）など相動（phasic）現象の複合した現象で，時にこれらが解離して出現することがある．動物で橋の背側部を破壊すると，レム睡眠時に筋緊張低下が起こらず（REM sleep without atonia），四肢を動かす現象がみられるが[14]，ヒトでみられるレム睡眠行動異常症（REM sleep behavior disorder）とある種の相同性が推測される．入眠時幻覚や，睡眠麻痺も[注3]レム睡眠の一部の現象（たとえば筋緊

[注2] 徐波睡眠時にも抗重力筋は弛緩するが，筋電図の振幅はレム睡眠で最小になる[11]．レム睡眠時には相動的に特徴的な急速な筋の単収縮（muscle twitching）が出現する

[注3] 日本では金縛り発作とよばれ，ナルコレプシーの4徴に含まれるが，健常人でも，激しい運動をした後や，睡眠覚醒のリズムが乱れた際など比較的よく認められる

張の低下)がレム睡眠と解離して生じると考えられ，3環系抗うつ剤(モノアミンの再取り込み抑制)などのレム睡眠を押さえる薬剤が効果のあることが多い[15]．ナルコレプシーでみられるカタプレキシーも同様の機序で考えられていたが，カタプレキシーは睡眠麻痺や入眠時幻覚とは異なり，健常人や他の睡眠障害でみられることはなく，後述するように，オレキシンの神経伝達欠損による特殊な病理現象と考えるべきである[16)17)]．しかしながら，カタプレキシーの際の抗重力筋の緊張消失はレム睡眠時の筋緊張低下と相同性が強く，おそらく同じ実行系を介していると考えられ，レム睡眠特にレム睡眠の筋緊低下を防ぐ薬剤(ノルアドレナリンの再取り込み抑制剤など)がカタプレキシーに著効する[16)17)]．

　レム睡眠の量は出生児に多く脳の発達に伴い減少し，またモルモット(guinea pig)やコウモリなど，出生時に脳がすでに成熟している種では，出生時点でのレム睡眠の量が成体のレム睡眠量とさほどかわらないことから，レム睡眠は脳の発達に関わっていると推測されている[18)]．

　一方では，動物でレム睡眠に関連する脳部位を破壊したり，レム睡眠を減少させる3環系抗うつ剤等の薬剤を投与しても新生仔のレム睡眠の量は減少しないため，出生直後のレム睡眠は大人のレム睡眠と異なりむしろ胎児にみられる筋の単収縮に関連している(ピクツキ睡眠と呼称される場合もある)という説もあり，出生時にみられるレム睡眠様現象の生理的意味は現在なお不明な点が多い[19)]．

2　睡眠―覚醒パターンの形成

　レム睡眠の量だけではなく，睡眠―覚醒パターンも年齢によっても大きく変化する[20)21)]（図1）．新生児は授乳や排泄で2～3時間おきに覚醒するが，ほとんど一日中(17～18時間)を眠って過ごす[22)]．動物のように一日に何回も眠ることを「多相性睡眠」という．1歳ごろには24時間周期の昼夜のリズムと同調できるようになり，睡眠は夜間に集中してくる．それでも昼寝は午前と午後に

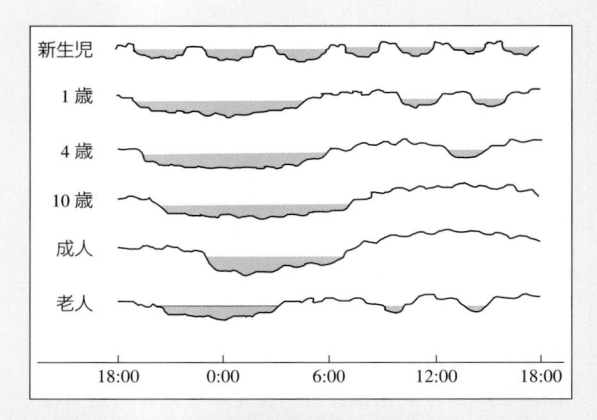

図1 ヒトの24時間の睡眠―覚醒パターンと年齢による変化

〔Kleitman N: Sleep and Wakefulness. Chicago: The University Chicago Press, 1963. より作成〕

とるなど，多相性の睡眠傾向はまだ残っている．ヒトは出生児に脳が未発達であり(晩成動物"altricial specie")出生直後に8時間あったレム睡眠は成長するに伴って減少，特に2～3歳の幼児期で急激に減少する(図2)[20)]．

　成人になると昼寝がなくなるだけでなく，就床時刻が遅くなり，睡眠時間が短くなる(睡眠効率が悪い)．ところが老人では起床時刻が早くなり，午後の昼寝をしたり，うとうとすることが多くなる．これは老人が社会の時間割の拘束が緩むことや，集中したり専念すべき対象がなくなり退屈な状態におかれていることにも起因していると考えられるが，加齢により夜間の睡眠の内容が悪くなったためとも考えられている．また，高齢者では身体疾患に関連して生じる睡眠障害の頻度も高くなる．

3　睡眠調節に関係した神経伝達物質とその機構

　睡眠の生理の理解のために，神経伝達物質について簡単に総括しておく．従来より，徐波睡眠の調節には，Jouvetや[19)]，レム睡眠の調節に関して，HobsonとMaCarleyらにより[23)]，モノアミンとアセチルコリンが重要であると考えられてきた(表1，図3)．ノルアドレナリン(青斑核)，セロトニン(縫線核)，ヒスタミン(結節乳頭体)等のモノアミンニューロンは覚醒時に発火頻度が高く，徐波

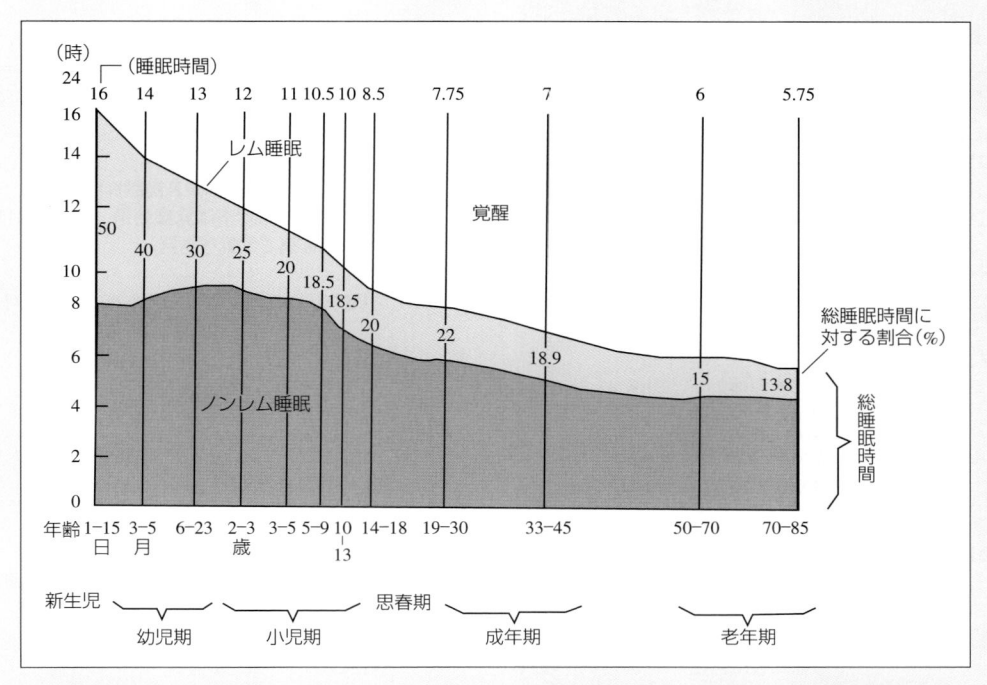

図2 新生児期から老年期までの1日の総睡眠時間，ノンレム睡眠とレム睡眠の割合

〔Roffwarg HP, et al: Science 1966;152:604-619.〕

睡眠時に発火頻度が低下し，レム睡眠時にその活動をほぼ停止する．中脳のドパミンニューロン（腹側被蓋野；ventral tegmetal area，黒質；substantia nigra）は例外で，他のモノアミンニューロンとは異なり，睡眠段階に応じて神経細胞の発火頻度は変化しない[24]．しかしながら，過眠症の治療に用いられているアンフェタミンなどの覚醒系薬は主として神経終末でドパミンの遊離を促進して覚醒作用を発現する[25)26]．覚醒維持にもいくつかの異なる調節機構が存在し，ドパミンニューロンは生理的な睡眠ステージ移行の調節よりも，緊急時の覚醒（意志・意欲に基づいた覚醒）および，覚醒系薬や他の手法による強制覚醒などに関与する可能性があると考えられている．モノアミン以外にも，興奮性（グルタミン）・抑制性のアミノ酸（γ-aminobutyric acid［GABA］・ガラニン・グリシン）が投射神経あるいは局所ニューロンとして複雑な神経ネットワークを形成し，睡眠の調節に寄与する．

近年，腹外側視索前野（ventrolateral preotic nucleus：VLPO）に局在し徐波睡眠時に選択的に発火するGABA・ガラニン含有細胞群が報告され徐波睡眠の発現に関して注目されている（図4)[27)28]．その他，ナルコレプシーとの関連で近年注目されている視床下部由来の興奮性ペプチドであるオレキシンや（後述；図7参照），他のペプチドであるMCH（melanin-concentrating hormone)[29]，TRH（thyrotropin releasing hormone)[30]や，VIP（vasoactive intestinal peptide）やプロラクチン（prolactin）なども睡眠調節に関与すると考えられている[31]．モノアミンやアミノ酸，ペプタイドは神経細胞の活動電位により，神経終末でシナプス間隙に放出され，後シナプスに位置する受容体を刺激して神経伝達を行うが伝達物質や受容体の種類により，興奮性と抑制性の伝達を担う．また多くの神経伝達系では抑制系の自己受容体が存在し，自己受容体の刺激（たとえば，α2アドレナリン作動薬やドパミンD2/3刺激剤）でネガティブフィードバック機構により神経伝達が抑制される．神経伝達・修飾物質には，局所ホルモンの性

表1 睡眠調節に関わる代表的な神経伝達物質・機構

神経伝達物質	起始核	電気生理的所見	薬理学的/その他の所見
モノアミン (カテコラミン) ノルアドレナリン ドパミン	青斑核(LC) 腹側被蓋野(VTA) 黒質(SN)	Wake-on/REM-off 睡眠サイクルでは変動なし	再取り込み抑制薬はレム睡眠抑制 再取り込み抑制薬は覚醒効果，D2/D3刺激薬はParkinson病で眠気を誘発
(インドールアミン) セロトニン	縫線核 (Raphe)	Wake-on/REM-off	再取り込み抑制薬はレム睡眠を中程度抑制
(イミダゾール) ヒスタミン	結節乳頭体 (TMN)	Wake-on/REM-off	H1受容体拮抗薬は眠気を誘発
アセチルコリン	背外側/脚橋被蓋核 (LDT/PPT)	Wake/REM-on REM-on	末梢性の副作用のため，睡眠調節の薬剤としては使用されていない
アミノ酸 (興奮性) グルタミン酸	びまん性に存在		脳幹から視床に投射する系は覚醒時非同期速波の発現に関与
(抑制性) GABA グリシン	びまん性に存在 びまん性に存在	SWS-on(VLPO)	VLPOニューロンに含有 脳幹部でレム睡眠時の筋緊張低下発現に関与
ペプタイド オレキシン	視床下部外側部	Wake-on/REM-off	興奮性神経ペプチド．脳室内投与で覚醒効果 オレキシンの神経伝達欠如でナルコレプシー・カタプレキシー発現
メラニン凝集ホルモン	視床下部外側部	NREM-on/REM-on	摂食促進ペプチド．オレキシンニューロンの近傍に散在するが，睡眠調節にに関してはオレキシンニューロンとは逆の挙動を示す
ガラニン	びまん性に存在	SWS-on(VLPO)	VLPOニューロンに含有

LC：locus coeruleus, VTA：ventral tegmental area, SN：substantia nigra, TMN：tubulomamillary nucleus, LDT：laterodorsal tegmental nucleus, PPT：pedunculopontine tegmental nucleus, SWS：slow wave sleep, VLPO：ventrolateral preoptic area

質(シナプス伝達よりも遠距離の部位に作用する)を備えたものがあり，たとえばサイトカイン，プロスタグランジンなどは，液性伝達機構と呼称される場合もある．

4 大脳皮質EEGの非同期速波化

現在のところ，睡眠のステージ判定には主として皮質脳波を主体に，眼球運動，筋電図とともに呼吸，心拍数，血中酸素飽和度などをモニターして判定するが，脳波の非同期速波化には，コリン作動性(図3)の脳幹網様体賦活系が主要な役割を果たす．橋中脳境界にある背外側被蓋核(LDT)や脚橋被蓋核(PPT)のコリン作動性の神経細胞は，覚醒時やレム睡眠時に活動が高く，これらの神経細胞は，視床に投射し脳波の非同期速波化と徐波化の切り替えに重要な役割を果たすと考えられている[32]．前脳基底部(basal forebrain：BF)のコリン作動性ニューロンも視床あるいは大脳皮質に直接投与し，脳波の非同期速波の発現に寄与する．概して大脳皮質の非同期速波化は，前述した，視床に投射するコリン作動性ニューロンの活動状況とよく相関するが，覚醒時の非同期速波には，脳幹から視床に投射する興奮性アミノ酸や，大脳皮質や他の脳部位に投射するノルアドレナリンやヒスタミン等のモノアミンも関与する．

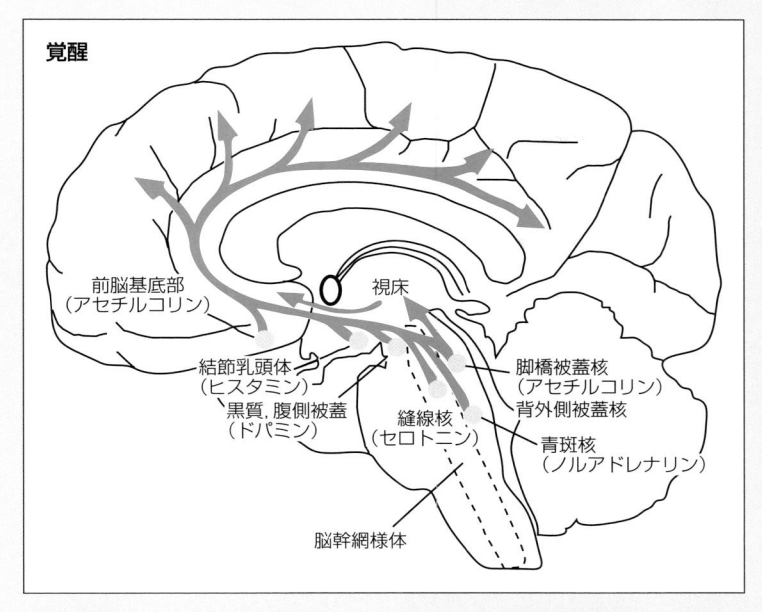

図3 モノアミン・アセチルコリン（ACh）神経伝達系と上行性覚醒機構

脳幹と後部視床下部に位置する上行性覚醒機構は前脳部に広く投射する．背外側被蓋核（LDT）や脚橋被蓋核（PPT）のコリン作動性神経細胞は特に視床（thalamus）を中心とする前脳部の多くの脳部位に作用する．脳幹部の青斑核（LC）のノルアドレナリン，縫線核（Raphe）のセロトニン，腹側被蓋（VTA）あるいは，黒質（SN）のドパミン神経細胞，後部視床下部，結節乳頭体（TMN）のヒスタミンなどのモノアミンニューロンは皮質や皮質下の部位に広範に投射する．脳幹網様体（Reticular formation）の神経細胞も視床，視床下部，前脳基底部に投射する．

5 ノンレム睡眠（徐波）の発現機構

イルカ等で大脳半球の片側のみで睡眠徐波の発現をみることから，徐波睡眠の発現には前脳部の関与が示唆されている．ネコでの自由行動下での脳内や脳スライスでの細胞外あるいは細胞内での神経活動の記録から，新皮質と視床の神経細胞が徐波睡眠時の徐波の発振に関与していることが明らかになってきた[33)34)]．徐波睡眠時には外的刺激から大脳皮質への求心路は遮断されており，上行性網様体賦活系や前脳基底部からの入力によって活性化されない．新皮質と視床での紡錘波（spindle，7〜14 Hz）とδ波（1〜4Hz）の2つの重要な発振機構が注目されている．紡錘波の発振は前述のように浅い睡眠段階（stage2）で生じ，GABA作動系の視床網様核と視床・皮質ニューロンで構成されている．脳幹部のコリン作動性ニューロンは視床の網様体神経細胞を抑制させ，スピンドル発生を押さえる．前脳基底部のコリン作動性ニューロンも視床に投射し同様の作用を有すると考えられている．

δ波は深い睡眠（stage3〜4）に関与し，この発振には新皮質と視床の双方が関与する．これらのニューロンが過分極した際にδ波の発振が起こる．覚醒時にはマイネルト基底核（Nucleus basalis of Meynert）を含む前脳基底部のコリン作動性ニューロンが徐波睡眠の発現を抑制する[35)]．前述のように，脳幹部のノルアドレナリンやセロトニン等のモノアミンニューロンも徐波の発現を抑制すると考えられれている[36)]．レム睡眠時にも徐波の出現は抑制されるが，この機構は主として，脳幹部のコリン作動性活動によると考えられている（図4も参照のこと）．

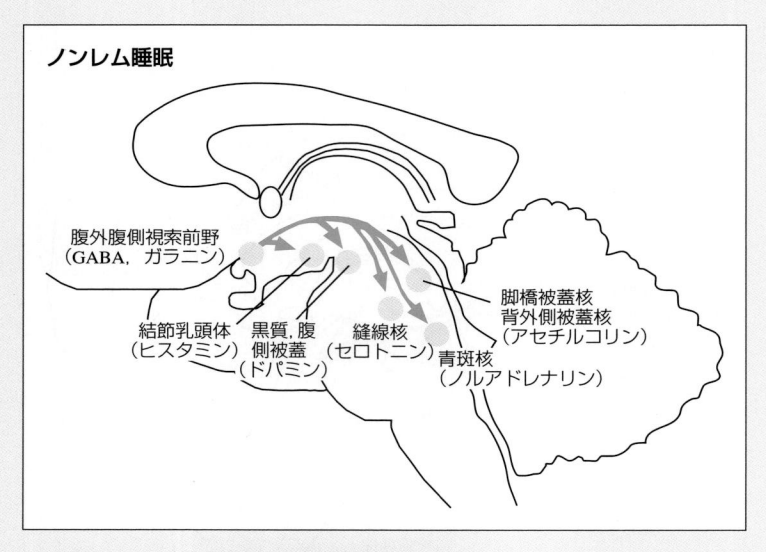

図4 ノンレム睡眠の調節機構

腹外側視索前野(VLPO)の神経細胞はGABAとガラニンを含有しており，ノンレム睡眠中の覚醒機構を抑制すると考えられている．これらの多くの神経細胞はレム睡眠中も活動が高い．VLPOニューロンは覚醒系のモノアミンの核(図3参照)に投射している．一方，VLPOニューロンは結節乳頭体(TMN)のヒスタミン，青斑核(LC)のノルアドレナリンや縫線核(Raphe)のセロトニン神経細胞などからも支配を受けている．徐波睡眠時にVLPOニューロンの発火頻度があがると，モノアミンニューロンの活動を抑制するので，VLPOニューロンは脱抑制され，VLPO自身の神経活動を強化すると考えられている．

6 レム睡眠の発現機構

Jouvetらによる脳破壊実験や離断実験で，橋のレム睡眠の発現機構の局在が明らかになった[37]．中脳と橋の間での離断実験では，脳幹部の記録で，レム睡眠の周期的出現(除脳拘縮がみられるにもかかわらず，周期的な四肢の筋緊張の低下の出現)が観察できるが，離断部位の前方の脳部位ではレム睡眠の発現は観察できない．レム睡眠中にはネコなどでは，脳深部の電気活動の記録によって，PGO波[注4]が記録でき[38]，レム睡眠中に脳幹内部から発するこのような神経信号が大脳皮質に到達して大脳皮質を活性化させ，これが夢の発生にも関連していると考えられている．PGO等の電気活動などにより後頭視覚野が興奮して夢が統合されるという仮説は，健常者の夢の80％以上が視覚心像を伴っていることと対応している．

PGO波に限らず，レム睡眠中に生じるほとんどの生理的な現象の発現に脳幹部特に橋網様体の関与が明らかになってきた．とりわけ，酒井らによりPGO波を含め，急速眼球運動，筋緊張低下などの発現に関与する橋背側部での脳部位や神経細胞群が同定されてきている[38]．

前にも述べたが，種々の生理学的あるいは薬理学的実験でレム睡眠の調節にはコリン作動性機構の重要性が強調されている．LDTやPPTの1部のニューロンはレム睡眠時に選択的に活動を高め，しかもレム睡眠の出現に先行して発火頻度が高くなる[38]．LDTやPPTのニューロンが興奮性の投射を橋網様体に送っていることから，LDTやPPTのコリン作動性ニューロンがレム睡眠の際に活性化する橋網様体のニューロンを脱分極する可能性が示唆されている．実際，橋網様体ニューロンの一部はREM-onニューロンと考えられ，青斑核のアドレナリン作動性のニューロン等の

[注4] ponto-geniculo-occipital spike．橋(P)から外側膝状体(G)を通って後頭皮質(視覚野：O)に伝達される相動性電気活動波

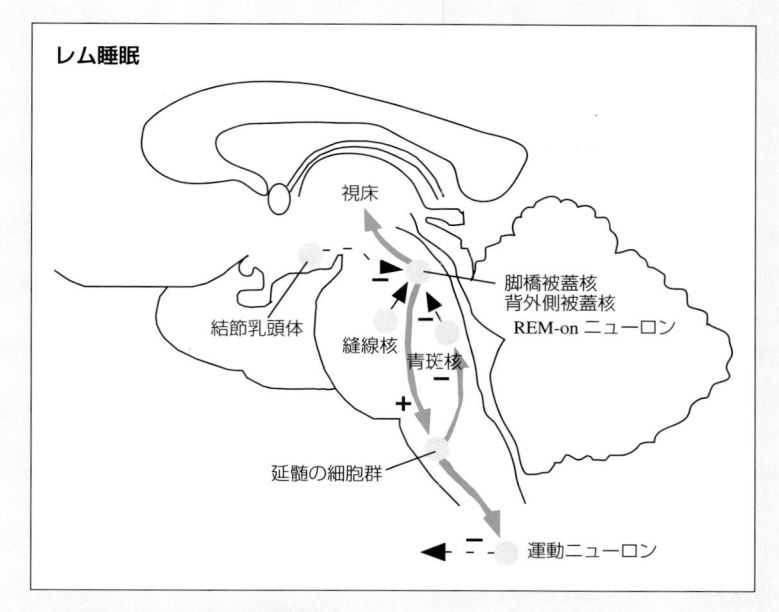

図5　レム睡眠の調節機構

レム睡眠は，背外側被蓋核(LDT)や脚橋被蓋核(PPT)の一部のコリン作動性の神経細胞によって駆動されると考えられている．覚醒時やノンレム睡眠中，これらの神経細胞は青斑核(LC)のノルアドレナリンや縫線核(Raphe)のセロトニンおよび，結節乳頭体(TMN)のヒスタミン神経細胞の活動によって抑制されている．レム睡眠中にはこれらのモノアミンニューロンは神経活動を停止するので，背外側被蓋核(LDT)や脚橋被蓋核(PPT)のREM-onコリン作動性神経細胞が脱抑制されると考えられている．これらのコリン作動性神経細胞はレム睡眠時の筋緊張低下にも関わり，延髄内側部の細胞群を興奮させ脊髄の運動ニューロン(motor neurons)を抑制させる．延髄内側部の細胞は通常筋緊張を高める青斑核からの興奮性刺激も抑制すると考えられている．

REM-offニューロンとは対比をなす(図5)．

レム睡眠中にコリン作動性ニューロンとアドレナリン作動性ニューロンが相反した活動を示すことから，レム睡眠の周期性に関してコリン作動性ニューロンとアドレナリン作動性ニューロンの相反相互作用モデルがホブソンとマッカーレーらにより提唱された[23]．このモデルは幾度か改訂を重ね，1986年の改訂では，夜間のレム睡眠の量の体温の日内変動に依存した分布は，コリン作動性ニューロンとアドレナリン作動性ニューロン活動の変化によっておおむね規定されるとされている[39]．しかしながらこのモデルでは他のREM-offのモノアミンニューロンであるヒスタミンニューロン等の関与は考慮されていない．

7　入眠しやすさの変移(2プロセス・モデル)

睡眠圧(入眠しやすさ：sleep propensity)は起床後に最小で，その後の覚醒時間総和に依存して，日中徐々に増加し，夜間入眠時に最大となり，入眠後徐々に減少する．徹夜して一晩中起きていると，ある特定の時間帯(通常の起床時間の2～3時間前)には非常に眠くなるが，通常の起床時間を超えて徹夜を続けると，眠気が急に軽減することを経験することがある．これは体内リズムにも依存して入眠しやすさも変化するためと考えられている．この直前の覚醒時間の長さに依存せず，体内リズムに依存した調節機構の存在により，日中では増大する眠気に対抗して覚醒状態を一律に維持することが可能であると想定されている．時差ぼけの出現やシフトワークの際の眠気や作業能率の変移が，この体内リズムに依存した調節機構と実際の生活リズムの人為的な要因によるずれにより生じると説明可能である．この2つの調節機構で生理的な睡眠調節機構を包括的に説明しようと

いう種々のモデルが提唱されている．なかでも一番よく知られているのは，Borberyの2プロセス・モデルである．このモデルでは，入眠しやすさはプロセスSとプロセスCで規定される[40]．プロセスSは恒常性(ホメオスターシス)により調節されている機構で，睡眠圧の増減は直前の覚醒時間の長さに依存して覚醒時間が長いと増大し，睡眠により減少し，また断眠によっても増強する(図6)．ヒトや動物実験のデータでは，この睡眠圧は入眠直後の睡眠脳波における徐波のパワー値で類似される．一方，体内リズムによる調節要素はプロセスCと呼ばれ，個人の習慣的な覚醒時(ヒトでは日中)に覚醒を引き起こし，習慣的な就寝時間に睡眠を引き起こす体内時計に依存した機構で，それ以前の覚醒時間の長さには依存しない．このプロセスCは体温，血中メラトニンやコルチゾールの変動を強く反映する．

アデノシン等の候補物質はあげられているが，プロセスSがどういった神経機構で調節されているかは判明していない．一方，脳局所破壊実験などで，プロセスCは主として，視交差上核(suprachiasmatic nucleus：SCN)に存在する細胞群(体内時計)によって制御されていることが明らかになっている．近年ショウジョウバエやマウスの遺伝的変異種による遺伝子クローニングの結果より，SCNの細胞内での翻訳・転写(translation/transcription)のフィードバック機構による体内時計の詳細な機構が飛躍的に解明された[41](詳細は他誌参照)．

2プロセス・モデルの主旨は一般的に広く受け入れられているが，このモデルにも種々の制限がある．たとえば睡眠惰性(sleep inertia)といわれる現象では，深睡眠や長い昼寝から覚醒した直後しばらくは，頭が働かず，指南力等に問題がのこり，覚醒状態としては最適でない場合が多い．またプロセスCの睡眠・覚醒に対する作用は図6に模式化しているように，左右対称の単純な正弦波ではない．またLavieが提唱したように，ヒトでは通常の入眠時間より1〜2時間早い時間帯では，睡眠負債の有無にかかわらず，入眠が困難である

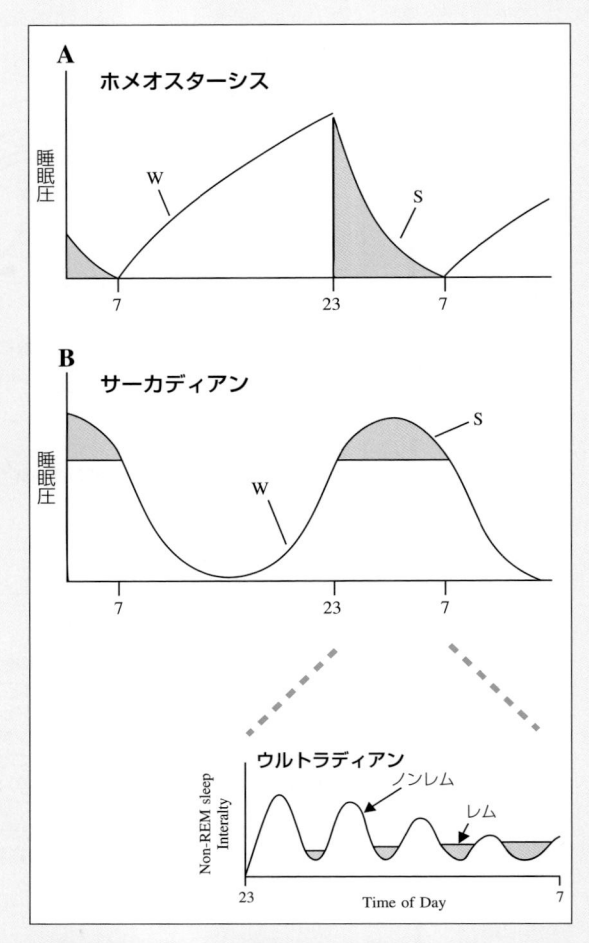

図6 2プロセス・モデルと概日性リズムによる睡眠覚醒調節
A：ホメオスターシスにより調節されている機構
B：サーカディアンにより調節されている機構
さらにレム睡眠の出現は超概日(ultradian)のリズムにて規定されていると考えられるが，入眠してから時間がたてば，ノンレム睡眠の強度が減り，レム睡眠の出現が増加する．
W：覚醒，S：睡眠〔Borbely AA, Tobler I: Physiol Rev 1989;69:605-670. より改変〕

が(forbidden zone)，通常の入眠時間を境に突然眠くなることが観察されるが，この現象はどちらのプロセスでも説明しにくい[42]．

8 液性の睡眠覚醒調節機構

睡眠を誘発する種々の内因性物質が報告されている[43]．古くはムラミルペプチド(muramil peptide；細菌壁の成分で厳密な意味で内因性の物質ではない)，ウリジン，インターロイキン-1(および他のサイトカイン)やアデノシンやデルタ促進

ペプチド，プロスタグランジン D_2 (prostagraudin D_2：PGD_2) や，また近年，long chain fatty acid primary amide, cis-9, 10-octyadecenoamide などが徐波睡眠を誘発すると報告されている．これらの物質がどのように睡眠を促進するか，その機構をつきとめることは睡眠の生理学的意義の探求にとって意味のあることであるが，現在のところ，どの睡眠物質も生理的睡眠の調節に本質的に関与しているとは広く認められているわけではない．

ここでは，近年注目されている，アデノシンと PGD_2 について触れておきたい．アデノシンは，ヌクレオシドの一つで生命の起源にも関連する物質であるが，気管支を収縮させたり血小板を凝集させたり，種々の生理作用を有する．脳でも生理活性を有し，主として抑制系に作用する．神経細胞での生合成経路等に関しては完全に解明されていないが，アデノシン（あるいはその前駆体の一つとして考えられている ATP）が神経終末より放出され，シナプス前に存在する A1 受容体に結合し他の神経伝達物質であるアセチルコリンやノルアドレナリン，ドパミンなどの放出を抑制するので，中枢神経系では神経伝達物質ととらえてよいと思われる．アデノシン A2 受容体は一般には興奮性に作用すると考えられている．アデノシンやアデノシン受容体刺激剤の投与によって睡眠が起こり，アデノシン受容体の拮抗薬であるカフェインは覚醒を引き起こす．前脳基底部では断眠時にアデノシン濃度が増加することが知られており，その後入眠により減少する[44]．アデノシンの蓄積により A1 受容体を介して前脳基底部のコリン作動性ニューロンを選択的に抑制し睡眠を誘発すると考えられている．

一方，PGD_2 はアデノシン A2a 受容体を介した睡眠促進機構を間接的に刺激し睡眠を促進すると提唱されている[45]．しかしながら，PGD_2 受容体あるいはアデノシン A1 受容体のどちらのノックアウトマウスでも，睡眠の基礎値に顕著な異常が認められないことより，これらの機構は睡眠の修飾作用物質としてとらえたほうがよいかもしれない．興味深いことに，PGD 合成酵素を過剰発現した遺伝子導入マウスで，尾に痛み（マウスの遺伝子タイピングでは通常，尾の一部をカットし DNA を抽出する）を加えることによって（脳内で PGD_2 が産生され）睡眠が誘発される．一方，インターロイキン 1 の受容体 1 や TNFα の受容体のノックアウトマウスでは睡眠の基礎値の変化がみられるので，インターロイキン 1 や TNFα が生理的な睡眠調節に関与している可能性が提唱されている[46]．PGD_2 やインターロイキン 1 や TNFα の睡眠促進作用には種差特異性も報告されており，またこれらの物質は急性炎症や脳外傷などの際に増減が起こるので，急性炎症や脳外傷などの際，睡眠・鎮静等を調節している可能性もある．

薬としては認可されていないが健康食品として個人輸入され，睡眠薬として用いられているメラトニンは，松果体で合成される睡眠調節ホルモンである．その合成過程は体内時計の影響を非常に強く受け，最大の合成は夜間に起こる[47)48)]．5～6 歳のときに最も分泌量が多く，10 代半ばの思春期に入ると減りはじめる．メラトニンを投与すると昼行性の鳥では強い睡眠誘発作用を有し[49]，夜行性のラットに昼間（休息期）に投与すると逆に覚醒を引き起こす．メラトニンの睡眠誘発・鎮静効果は，昼間メラトニンの生理的濃度が低いときにより顕著である．哺乳類での 2 つのメラトニン受容体のうち，ML1 は SCN に多く発現する．ヒトでの実験結果は，メラトニンの睡眠誘発は，投与時間・投与量によって異なり，一概に論ずるのは難しいが，老人では比較的一致した睡眠誘発作用がみとめられ，これはメラトニンの分泌不全・減少がこれらの老人に認められることに起因する可能性が指摘されている[50]．しかしながら，高用量を用いたヒトでの睡眠誘発効果は非特異的である可能性もある．Lewy, Sack らの一連の研究によってメラトニンは，睡眠覚醒スケジュールが乱れている盲人への有用性は比較的実証されているが[51]，これら症例においても個々で投与方法を調整する必要がある．メラトニンは時差ぼけやシフトワーカーの脱同調の調整に合目的であり，効果があるかもしれないので，対象を限定して効果を

検討することが重要だと思われる．メラトニンの睡眠誘発効果・脱同調調整効果はある種の状況・病態下では充分に期待できるが，長期投与した際（特に生理的濃度を遥かに超える用量）の副作用などに関しては完全に判明していない[47]．

9 視床下部の睡眠覚醒調節

視床下部の重要性は，前述の Enocomo 以来指摘されており，近年神経科学的検索により再度注目を浴びるようになったが，これは視床下部内での3つの重要なニューロングループの発見に起因することが大きい．一つは前述した VLPO に局在する徐波睡眠に関係したニューロン群で，これらのニューロンは GABA とガラニンを含有しており，徐波睡眠時に活動が活発になる[27)28)]（図4）．外側視床下部と後部視床下部には，覚醒維持に関連した2つのニューロングループ，すなわち，オレキシンニューロンと結節乳頭体（TMN）のヒスタミンニューロンが存在する．これらのニューロン群は SCN と協調して，睡眠・覚醒のタイミングを調節していると考えられている．immediate early gene の一つで転写因子である c-fos タンパクの発現は，神経活動の指標としてよく用いられるが，VLPO のニューロンは，個々の動物で組織採取前の睡眠時間に依存して c-fos の発現が増えている[27)]．電気生理的な記録でも VLPO のニューロンは徐波睡眠時に覚醒時に比較して発火頻度が2倍にも増加する[52)]．VLPO のニューロン活動は断眠時には増加することはなく，断眠後入眠して初めて活動を高める．したがって VLPO のニューロン活動は，眠気（睡眠圧）を反映するのではなく，睡眠産生そのものを反映していると考えられている．

ヒスタミンは脳切片での染色法の開発が遅れていたことや，脳内の肥満細胞からも放出されるといったことがあり，脳内での神経伝達物質としての認識は比較的近年になってからである．特に近年，後部視床下部のヒスタミン・ニューロンの睡眠調節における重要性も種々の電気生理，薬理実験や遺伝子改変マウスでの実験結果によって確認されている[53)]．抗ヒスタミン薬（H1 拮抗薬）の昼間の眠気誘発作用は抗アレルギー薬として使用時の副作用として一般臨床的によく経験する．脳幹の青斑核のアドレナリンや縫線核のセロトニン・ニューロンと同様にヒスタミン・ニューロンは覚醒時に活動が高く，徐波睡眠で活動が減弱し，レム睡眠で活動を停止する．ヒスタミン・ニューロンも汎投射で，大脳皮質，視床などに広く投射するので，生理的な睡眠調節やある種の睡眠疾患の病態に関わっている可能性が高い．

10 ナルコレプシーとオレキシン

1998年に二つのグループが個別に視床下部外側部に特異的に存在する神経ペプチドであるオレキシン/ハイポクレチンとこれらを特異的に発現する細胞群を逆薬理学（reverse pharmacology；薬理作用から標的分子を解明するだけではなく，逆に標的分子から新しい薬物を発見する薬理学）の手法[54)]と分子生物学的遺伝子スクリーニング（ここでは，subtraction PCR が用いられた）の手法[55)]を用いて発見した．翌年の1999年にはスタンフォード睡眠研究所のグループが家族性のイヌ・ナルコレプシーでオレキシン/ハイポクレチンの受容体の一つ（受容体2）の遺伝子に変異があることを発見した[56)]．オレキシンを発見したテキサス・サウスウエスタン大学のグループが，イヌのナルコレプシーの遺伝子の発見とほぼ同時に，オレキシン遺伝子（プレプロオレキシン）のノックアウトマウスを作成しこれらのマウスがヒトあるいはイヌ・ナルコレプシーと同様の表現型（情動脱力発作と睡眠の分断化）を示すことを報告した[57)]．すなわち，動物では，オレキシンを産生できないか，あるいはその受容体（受容体2）の機能が欠損するとナルコレプシーが発症する．イヌでの forward genetics（ポジショナルクローニング）とマウスでの reverse genetics の結果がオレキシン発見からわずか1年で統合され，ナルコレプシーの遺伝子が同定されたのであった[16)]．

一方ヒトでは，オレキシン/ハイポクレチンの関連遺伝子の変異は非常にまれであるが（現在ま

でに若年発症の1例でプレプロオレキシン遺伝子のシグナルペプチドのコーディング領域に点変異が見出された)[58]。約9割のナルコレプシー・カタプレキシー患者の脳脊髄液中のオレキシンが定量限界以下の低値を示すことが見出された(40 pg/mL以下，健常人の値は250 pg/mL程度)[59)60]。さらには少数ではあるが，ナルコレプシー患者の死後脳の検索で，脳実質でオレキシンの産生が認められないことも確認された[58, 61]。ヒトナルコレプシーでは，オレキシン神経が後天的に脱落している可能性が高いがその原因は未だ不明である(p 73，ナルコレプシーの項参照)。

オレキシンの生理的な睡眠の調節機構に関しても多くの睡眠研究者が現在精力的に研究を行っている。オレキシン(特に安定なオレキシンA)を脳室内に投与すると強い覚醒効果が認められる。オレキシン神経は他のモノアミンやアセチルコリンの起始核のように限定した部位に局在しているのではなく，他の細胞たとえばメラニン凝集ホルモン(MCH)等の細胞と混在して存在する[58]。マイクロダイアリーシスで採取した細胞外液中や髄液中のオレキシン定量で，オレキシンの神経伝達はラットでは暗期(活動期)に徐々に増加し，活動期の後半に最高値に達することが判明した(図7)[62)63]。また断眠時には高値を維持し，入眠とともに値が低下する。c-fosの発現によるオレキシンの神経活動も検索されているが，オレキシン神経細胞でのc-fosの発現は生理的な覚醒あるいは薬剤(アンフェタミンやモダフィニール)による強制的な覚醒時間に相関して増加する[64]。

オレキシン細胞をin vivoの電気生理記録中に同定する方法がなかったので，オレキシン細胞の活動が睡眠周波でどう変動するかはしばらく不明であったが，LeeとJonesにより，in vivoで活動電位を記録した不特定な細胞の近傍に色素を微量注入し，実験終了後に切片にてオレキシン含有細胞を同定する方法で，オレキシン神経活動がノルアドレナリンやヒスタミンの神経活動と同様に覚醒時に高く，徐波睡眠で減少し，レム睡眠で活動をほぼ停止することが報告された[65]。また，Pe-drazzoli[66]やPeyronらは，レム断眠後の反跳性レム睡眠時に脳脊髄液のオレキシン濃度が低くなり，またオレキシンニューロンのc-fos発現も低くなることをそれぞれ報告している。

オレキシンニューロンやVLPOニューロンはモノアミンのニューロンと相互作用して睡眠調節を行っている可能性が強い(図4, 7)。VLPOニューロンは結節乳頭体のヒスタミン，青斑核のノルアドレナリンや縫線核のセロトニン神経細胞などから支配を受けている[28]。一方，VLPOニューロンはこれらのモノアミンの核にも投射している。脳スライスでのVLPOニューロンの記録では，VLPOニューロンはノルアドレナリンやセロトニンで神経活動が抑制される。これらの結果をもとに，SaperらはVLPOとモノアミンやオレキシンニューロンなどの覚醒機構のモデルとして相互抑制機構を提唱している[67]。徐波睡眠時にVLPOニューロンの発火頻度があがると，モノアミンニューロンの活動を抑制するので，VLPOニューロンは脱抑制され，VLPO自身の神経活動を強化する。同様にモノアミンニューロンが活動を高めると，VLPOニューロンの神経活動を抑制し，モノアミンニューロン自身の神経活動を強化する。このような相互抑制のシステムを，電気回路でのフリップ・フロップ回路にたとえている[注5]。この回路では，頻回に二つの状態(覚醒/睡眠)を変えることはなく各状態は安定するが，変換は常に急速に行われる。動物で半覚醒のような状況で動き回るということは非常に危険で，この想定されている制御機構は，こういった状況を回避する役目を果しているのかもしれない。またナルコレプシーでは睡眠覚醒の維持が不安定で分断化が起こるが，このモデルでその機序を説明しようとしている(オレキシン機構の欠如がフリッ

注5) フリップ・フロップ回路は，一つの入力(1または0)に対して，常に二つの状態(1または0)の出力を発生させ，次に逆の入力を与えるまでこの出力状態を安定的に保持できるので，コンピューターの集積回路の中で記憶素子として用いられている。この際，互いに強力に抑制しフィードバックをかけるので，中間状態の発現を防止する。

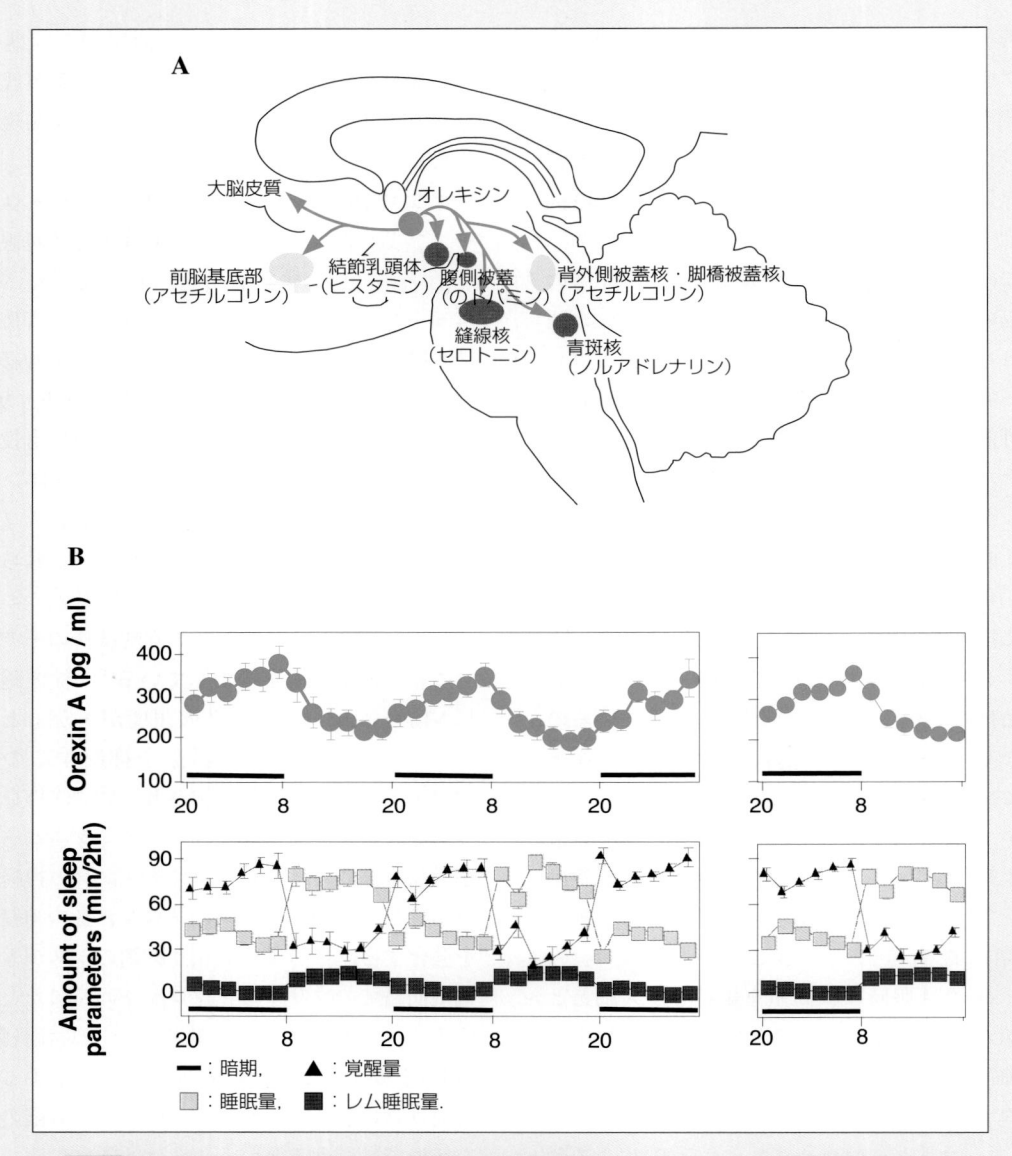

図7 オレキシン神経投射(**A**)と睡眠・覚醒記録中におけるラット視床下部でのオレキシン濃度の変動(**B**)

A：オレキシンニューロンは外側視床下部に位置するが，ほとんどの上行性覚醒機構（図3参照）と大脳皮質に投射し，これらの神経細胞を興奮させる．
B：ラットでマイクロダイアリーシスで採取した視床下部概側部での細胞外液中のオレキシン濃度は活動期（暗期）に徐々に増加し，活動期の後半に最高値に達する．
〔Yoshida Y, et al: Eur J Neurosci 2001;14:1075-1081. より改変〕

プ・フロップ機構を不安定にする）．しかしながら，最近，オレキシンニューロンに遺伝子工学的手法で蛍光色素を発現させたマウスの脳スライスを用いた電気生理の実験結果では，オレキシンニューロンはノルアドレナリンやセロトニン投与で神経活動が抑制されることが示されている[68]．
したがって，フリップ・フロップモデルは睡眠覚醒の生理機能を考えるうえで，非常に合目的で魅力あるモデルであるが，睡眠覚醒調節機構が，必ずしもこのように電気回路のように単純化でき

るかに関しては疑問がのこる．また，フリップ・フロップモデルは動物での多相性の睡眠の出現をうまく説明できるが，成人ヒトでは昼間14時間近く連続で覚醒を保つことが可能であるので，このモデルだけではヒトでの長い覚醒時間維持機構は説明できにくい．

ヒトのナルコレプシー・カタプレキシーでは，犬の家族性のナルコレプシーとは異なり，受容体は機能していると考えられるので，欠乏しているオレキシンペプチドを補充すれば，ナルコレプシーの症状を治療できる可能性がある[69]．しかしながら，ペプチドは経口投与ではすぐに分解され，しかも脳内移行が低いので，補充療法には低分子の合成受容体刺激剤の開発が必要であるが，治療に用いることのできる化合物は現在まだ開発されていない．補充療法が効果的であるなら，将来的には神経幹細胞やiPS細胞を用いて神経細胞の移植による治療が可能になるかもしれない．

一方，低分子のオレキシン受容体拮抗薬はすでに開発されており[70]，受容体1&2拮抗薬が睡眠導入剤として2014年，日本および米国で認可された．オレキシン受容体拮抗薬は睡眠導入と維持の双方に効果があり，大量服用によっても呼吸抑制を引き起こすことはなく，睡眠時の脳波も生理的な睡眠脳波に近く，新しい睡眠導入剤と期待されている．

11 体温調節と睡眠

体温調節と睡眠調節とは綿密な関係にある．前述の2プロセスモデルに体温の変化を加え3プロセスモデルを唱える研究者もいる[71]．体温は熱産生と熱放散で規定されており，手足などの遠位の皮膚から熱放散が起こると身体内部の温度(深部体温)が下降する．

深部体温は手足などの温度より2℃程度高く，日中に高く夜間に低く早朝3時頃最低値を示す[72] (図8)．一方，手足の温度は日中に低く，夜間に高くなる傾向がある．夜間の生理的な睡眠時には熱放散に引き続き，なめらかな深部体温の下降がみられる．特に新生児では眠くなると，頬が赤くなったり，手足が温かくなるが，赤ん坊は手足の血管に血液を多く流すことで熱放散を起こし，身体の内部の温度を下げて睡眠導入が生じると考えられている．大人でも新生児ほど極端ではないが，同様の変化が存在し，たとえば，大人で実験的に深部体温と遠位の皮膚温の差を小さくした際，入

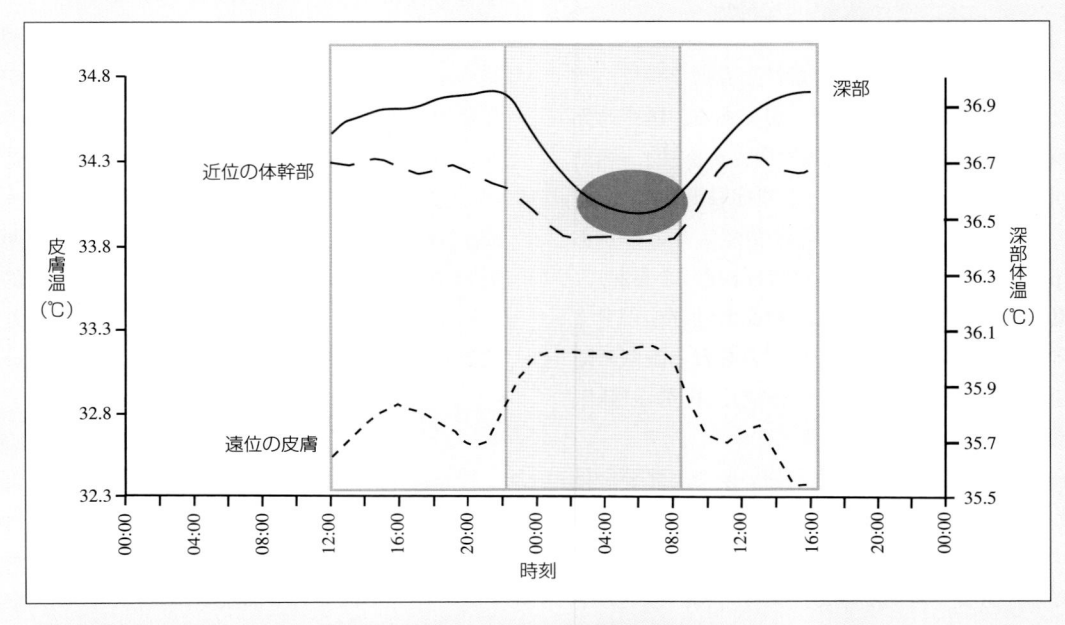

図8 深部体温，近位の体幹部の体温，遠位の皮膚温の変化

眠が促進されることが実証されている[73]．

12 新生児の体温リズム

睡眠と体温調節の密接な関係より，新生児，幼児の体温調節機構の発達が睡眠調節にも重要であることが理解できる．生後4～5日の新生児の体温は少し高めで，1日の変動は少ない．新生児では，1日の体温リズムというよりも，泣いたり，授乳するとき体温が上がり，睡眠のとき下がるという体温変動のほうが大きいと思われる[74]．6か月になると体温は新生児にくらべ低くなるが，1日の体温リズムはまだ明確ではない．1～2歳では，体温の日内変動が生じ昼夜での差が生じるが，乳幼児期は，体温調節の仕組みはまだ完成されていない．乳幼児は体温調節の仕組みができてからも，大人と比べて十分な体温調節ができない[74]．体が小さいわりには体表面積が大きく，また皮下脂肪が少ないので熱を失いやすい．また体重あたりの食事の摂取量が多く，運動量も多いため生み出す熱の量が多いなどの違いがあるため，暑さ寒さに対する反応を十分にできない．したがって，新生児や乳幼児では当然環境の温度や衣服の着せ方などに，注意する必要がある[75]．

13 小児睡眠疾患の特徴

ナルコレプシーの好発年齢は思春期なので，ナルコレプシーは小児の睡眠疾患である．睡眠時無呼吸症候群（p 29「睡眠時無呼吸」を参照），周期性四肢運動障害や下肢静止不能症候群（レストレス・レッグズ症候群）も小児に発症することがある（p 36「レストレス・レッグズ症候群」を参照）．小児の睡眠障害の特徴として睡眠時随伴症が多くみられることである．小児期にみられる睡眠時随伴症には，夢遊病（睡眠時遊行症），夜驚症（睡眠時驚愕症），悪夢などがある．

悪夢はレム睡眠時に起こる怖い夢で，悪夢を見ると小児は完全に目が覚めて，夢の細部まではっきりと思い出すことができる．夜驚症は眠りについてからあまり時間が経たないうちに，極度の不安から目覚めてしまうが，完全に覚醒しているわけではない．夜驚症が起きるのはノンレム睡眠時で，3～8歳に最も多く起こる．小児は悲鳴を上げて怖がり，心拍数が上昇し呼吸も速まる（交感神経の興奮）．小児は親がいることに気づいていないようで，激しく転げ回ることもあり，なだめようとしても反応しない．夜驚症の発作が続いている間は，小児は叫び声を上げ，慰めにも応じない．通常，数分後に小児は再度眠りにつく．悪夢とは異なり，小児自身は夜驚症を思い出せない．夜驚症を起こす小児の約3分の1に夢遊症もみられる．夢遊病は，睡眠中に起きあがり，歩き回るなど，比較的複雑な行動をとり，再び就寝するもので，後でその間のできごとを覚えていない．

睡眠時遊行症，夜驚症，悪夢は通常，成長に伴い，次第に自然消失することが多い．小児の睡眠時随伴症の原因はまだよくわかっていないが，成長すると発作が起こらなくなることから，睡眠に関する脳の神経系の発達や成熟が，まだ不完全なためではないかと考えられる．

14 睡眠の役割

睡眠の生理的役割のうち，徐波睡眠の役割としては，従来より，代謝エネルギーの保存，認知機能等高次脳機能の促進効果等が提唱されている．一方，レム睡眠の生理的役割としては，神経系の発達，記憶の統合などが提唱されているが，紙面の関係上，これらの詳細を述べることはできないので，他の総説等を参照されたい[1]（基礎知識／ヒト睡眠の基礎．日本睡眠学会ホームページ http://jssr.jp/kiso/hito/hito.html 参照）．また初期の研究で，ヒトで逆説睡眠だけを除去する選択的部分断眠を行なうと種々の精神異常が出現するとの報告もあるが，現在では否定的意見の方が多い．

結 語

睡眠は生体の維持に不可欠な能動的な回復促進的かつ順応行動的な神経生理的現象である．1940年代のMoruzziとMagounの独創的な研究に刺激され，多くの研究者が睡眠覚醒機構の解明に取り組んできた．その結果現在までに，睡眠調節に重

要なノルアドレナリン・セロトニン・ヒスタミン等のモノアミン，アセチルコリンや興奮性・抑制性アミノ酸等の神経伝達物質および，それらの含有神経細胞の局在，ならびに睡眠サイクルに応じた神経活動状況あるいはその相互作用が明らかになってきた．一方，ドパミン神経機構のように，覚醒剤などによる覚醒機構に強く関与すると思われるが，生理的な睡眠サイクルの調節には関わりが少ないような覚醒機構も存在する．したがって，睡眠調節を従来よく考えられていたように単なる睡眠ステージの変移の調節機構といったふうに画一的にとらえることの限界も示唆される．

睡眠薬/覚醒系剤は，これらの神経伝達機構に直接的あるいは間接的に作用し睡眠・覚醒あるいはそれに関連した生理現象に効果を有する．遺伝研究・遺伝子工学により，古典的過眠症であるナルコレプシーの病態の本質に関わる新しい物質・機構（オレキシン）が発見され，この知見はナルコレプシーの診断法・治療法へ直結するものと思われる．オレキシンはナルコレプシーの病態のみならず，従来の神経伝達機構と密接に作用し，生理的な睡眠も調節している可能性が強く，睡眠調節機構の解明に突破口となる可能性が強い．睡眠疾患には遺伝傾向のあるものも多いので，今後もこういった新機構・物質の発見が他の睡眠疾患の病態解明に直接つながる可能性も十分考えられる．

睡眠の調節には従来より体内時計と恒常性機構の2つによる支配が提唱されていたが，レム睡眠の発現にみられるような超概日（ultradian）のリズムやさらに短い間隔で生じる睡眠ステージ間の変移などの機構に関してはまだまだ不明な点が多い．

複雑な生理現象も鍵となる機構の発見により急速に解明が進む可能性があり，今後も睡眠医学において多角的なアプローチにより，睡眠疾患の病態の解明や新たな治療法の開発に期待がもてると思われる．

文献

1) Nishino S, et al: The neurobiology of sleep in relation to mental illness. In: Charney DS NE, ed. Neurobiology of Mental Illness. New York: Oxford University Press 2004:1160-1179.
2) Kryger MH, et al, eds: Principles and Practice of Sleep Medicine. Philadelphia: W. B. Saunders Company; 2000.
3) Kouyama J: Physiological and Clinical Aspect of Sleep. Tokyo: Shindan To Chiryou 2003. 神山潤：睡眠の生理と臨床―健康を育む「ねむり」の科学．診断と治療社，2003.
4) Economo CV: Am J Neuropsych 1930;71(3):249-259.
5) Economo CV: Encephalitis lethargica: Its sequelae and treatment. London: Oxford Medical Publications; 1931.
6) Moruzzi G, Magoun HW: J Neuropsychiatry Clin Neurosci 1995;7:251-267.
7) Moruzzi G, Magoun HW: Arch Ital Biol 1958;96:17-28.
8) Aserinski E, Kleitman N: Science 1953;118:273-274.
9) Jouvet M, et al: C R Hebd Seances Acad Sci 1959;248(21):3043-3045.
10) Dement W, Wolpert EA: J Exper Psychol 1958;55:543-553.
11) Siegel JM: Brainstem mechanisms generating REM sleep. In: Kryger MH, Roth T, Dement WC, eds. Principles and Practice of Sleep Medicine. Philadelphia: W. B. Saunders Company 2000:112-133.
12) Rechtschaffen A, Kales A, eds: A Manual of Standardized Terminology, Techniques, and Scoring System for Sleep Stages of Human Subjects. Washington, D.C.: National Institutes of Health 1968.
13) Berry RB, et al: The AASM Manual for the Scoring of Sleep and Associated Events: Rules, Terminology and Technical Specifications, Version 2.0.2. www. aasmnet. org, . Darien, Illinois: American Academy of Sleep Medicine 2013.
14) Henley K, Morrison AR: Acta Neurobiol Exp 1974;34:215-232.
15) Nishino S, Mignot E: Prog Neurobiol 1997;52:27-78.
16) Nishino S: Biol Psychiatry 2003;54:87-95.
17) Nishino S, et al: Neuroscience Research 2000;38:437-446.
18) Rechtschaffen A: Phylogeny. In: Kryger MH, Roth T, Dement WC, eds. Principles and Practice of Sleep Medicine. Philadelphia: W. B. Saunders Company 1994:69-80.
19) Jouvet M: Le Sommeil et le reve. Paris: Jacob Odile; 2000.
20) Roffwarg HP, et al: Science 1966;152:604-619.
21) Kleitman N: Sleep and Wakefulness. Chicago: The University Chicago Press, 1963.
22) Zepelin H: Mammalian sleep. In: Kryger MH, Roth

T, Dement WC, eds. Principles and Practice of Sleep Medicine. Philadelphia: W. B. Saunders Company 1994:81-94.
23) Hobson JA, et al: Science 1975;189:55-58.
24) Steinfels GF, et al: Brain Res 1983;258:217-228.
25) Nishino S, et al: Sleep Res Online 1998;1:49-61.
26) Kanbayashi T, et al: Neuroscience 2000;99:651-659.
27) Sherin J, et al: Science 1996;271:216-220.
28) Sherin JE, et al: J Neurosci 1998;18:4705-47021.
29) Monti JM, et al: Sleep Med Rev 2013;17:293-298.
30) Nishino S, et al. Sleep Res 1995;24 A:352.
31) Obal F Jr et al. Brain Res 1994;645:143-149.
32) Steriade M, McCarley RW: Brainstem Control of Wakefulness and Sleep. New York: Plenum; 1990.
33) Steriade M, et al: J Neurosci 1993;13:3284-3299.
34) Steriade M, et al: J Neurosci 1993;13:3252-3265.
35) Buzsaki G, et al: J Neurosci 1988;8:4007-4026.
36) Jones BE: Basic mechanism of sleep-wake states. In: Kryger MH, Roth T, Dement WC, eds: Principles and Practice of Sleep Medicine 2nd ed. Philadelphia: W. B. Saunders; 1994:145-162.
37) Jouvet M: Arch Itali Biol 1962;100:125-206.
38) Sakai K: Arch Ital Biol 1988;126:239-257.
39) McCarley RW, Massaquoi SG: Am J Physiol 1986; 251:R1011-1029.
40) Borbély AA: Hum Neurobiol 1982;1:195-204.
41) Takahashi JS: Annu Rev Neurosci 1995;18:531-553.
42) Lavie P: Electroencephalogr Clin Neurophysiol 1986;63:414-425.
43) Borbely AA, Tobler I: Physiol Rev 1989;69:605-670.
44) Porkka-Heiskanen T, et al: Science 1997;276:1265-1268.
45) Hayaishi O, Urade Y: Neuroscientist 2002;8:12-15.
46) Krueger JM: Trends Pharmacol Sci 1990;11:122-126.
47) Czeisler CA, Turek FW, eds: Melatonin, Sleep, and Circadian Rhythms: Current Progress and Controversies; 1997.
48) Sack RL, et al: Ann Med 1998;30:115-121.
49) Hishikawa Y, et al: Exp Brain Res 1969;7:84-94.
50) Haimov I, et al: Sleep 1995;18:598-603.
51) Sack RL, Lewy AJ: Sleep Med Rev 2001;5:189-206.
52) Szymusiak R, et al: Brain Res 1998;803:178-188.
53) Lin JS: Sleep Med Rev 2000;4:471-503.
54) Sakurai T, et al: Cell 1998;92:573-585.
55) De Lecea L, et al: Proc Natl Acad Sci USA 1998; 95:322-327.
56) Lin L, et al: Cell 1999;98:365-376.
57) Chemelli RM, et al: Cell 1999;98:437-451.
58) Peyron C, et al: Nat Med 2000;6:991-997.
59) Nishino S, et al: Lancet 2000;355:39-40.
60) Nishino S, et al: Ann Neurol 2001;50:381-388.
61) Thannickal TC, et al: Neuron 2000;27:469-774.
62) Yoshida Y, et al: Eur J Neurosci 2001;14:1075-1081.
63) Fujiki N, et al: NeuroReport 2001;12:993-997.
64) Estabrooke IV, et al: J Neurosci 2001;21:1656-1662.
65) Lee GL, Jones B: Discharge of identified orexin neurons across the sleep-wake cycle. Abstract, Society for Neuroscience 2004;29:841.1.
66) Pedrazzoli M, et al: Brain Res 2004;995:1-6.
67) Saper CB, et al: Trends Neurosci 2001;24:726-731.
68) Yamanaka A, et al: Biochem Biophys Res Commun 2003;303:120-129.
69) Fujiki N, Nishino S: Hypocretin/orexin replacement therapy in hypocretin/orexin deficient narcolepsy: an overview. In: Nishino S, Sakurai T, eds: The Orexin/Hypocretin System:Physiology and Pathophysiology. Totowa: Humana Press; 2006:367-388.
70) Scammell TE, Winrow CJ: Annu Rev Pharmacol Toxicol 2011;51:243-266.
71) Krauchi K, et al: Clin Sports Med 2005;24:287-300, ix.
72) Krauchi K, Wirz-Justice A: Am J Physiol 1994; 267:R819-829.
73) Krauchi K, et al: Nature 1999;401:36-37.
74) Brück K: Biol Neonate 1961;3:65-119.
75) Darnall RA: Med Instrum 1987;21:16-22.

第4章 訴えからのアプローチ

1 いびき・無呼吸

太田総合病院記念研究所附属診療所太田睡眠科学センター
加藤久美

いびき・無呼吸の主訴がある児，診察上睡眠時無呼吸が疑われる児の診療フローチャートを図1に示す．

❶ 問診のポイント
p 171 を参照

- いびき・無呼吸の頻度と程度
- 努力呼吸（吸気時の胸部陥没や下顎の引き込み）
- 睡眠時の発汗
- 睡眠姿勢（頸部過伸展や腹臥位）
- 朝の様子（機嫌や朝食摂取）/日中の様子（眠気や落ち着きの問題など）

❷ 診察・頭部側面X線等による上気道形態の評価のポイント

- 口蓋扁桃肥大
- アデノイド/アデノイド顔貌
- 覚醒時に呼吸音が大きい（アデノイドが大きい児に観察されることがある）

❸ 終夜パルスオキシメトリ，簡易モニターのポイント
p 178，p 213 を参照

- 酸素飽和度低下が強い睡眠時無呼吸の鑑別が可能
- 睡眠そのものはわからない（ホームモニタリング機器には限界がある）

❹ 家庭ビデオチェックのポイント
p 184 を参照

- いびき，苦しそうな様子の有無
- 努力呼吸（吸気時の胸部陥凹や下顎の引き込み）

❺ ホームモニタリングにて酸素飽和度低下が強く，重症の睡眠時無呼吸が疑われる場合

肺高血圧などの循環器合併症がないか心機能チェックが望ましい

❻ 睡眠専門機関へのコンサルト（終夜睡眠ポリグラフィ）を検討するポイント

- 簡易検査では明らかにされないが疑いが残るまたは養育者が精密検査を希望する
- 日中の眠気や多動性など，日中の症状が多い
- 上気道閉塞機転が不明
- 中枢性無呼吸の疑いがある
- 基礎疾患の存在

❼ 閉塞性睡眠時無呼吸

抗炎症治療：点鼻ステロイド，ロイコトリエン受容体拮抗薬　p 29 を参照．

```
                ┌──────────────┐      ┌──────────────┐
                │ いびき・無呼吸 │      │   診療で      │
                │   の主訴      │      │ 睡眠時無呼吸疑い│
                └──────┬───────┘      └──────┬───────┘
                       │                     │
                       ↓                     ↓
                    ①  ┌─────┐
                       │ 問診 │
                       └──┬──┘
                          ↓
                    ② ┌────────────────────┐
                       │ 診察・頭部 X 線撮影など │
                       └──────┬─────────────┘
                              ↓
              ③ ┌──────────────────┐    ┌──────────────────┐
                 │ 終夜パルスオキシメトリ │    │・上気道閉塞機転が不明│
                 │ または簡易モニター    │    │・中枢性無呼吸の疑い  │
                 └─────────┬────────┘    │・基礎疾患の存在     │
                           ↓              └─────────┬────────┘
              ④ ┌──────────────────┐                │
                 │  家庭ビデオチェック  │                │
                 └────┬────┬────┬───┘                │
                      ↓    ↓    ↓                     │
          ┌─────────┐ ┌─────────┐ ┌─────────┐       │
          │軽症OSA疑い│ │中等度以上│ │超重症の │       │
          │          │ │のOSA疑い│ │OSA疑い │       │
          └────┬─────┘ └─────────┘ └────┬────┘       │
               ↓                         ↓             │
         ┌─────────┐                ┌──────────┐     │
         │ 抗炎症治療 │                │心機能チェック│     │
         └────┬─────┘                └─────┬────┘     │
          有効 ↓                            │           │
         ┌─────────┐                        │           │
         │フォローアップ│                     │           │
         └─────────┘                        │           │
          効果得られず                        │           │
               ↓                            ↓           ↓
         ┌──────────┐   →   ⑥  ┌────────────────────┐
         │ 耳鼻咽喉科へ │            │ 睡眠専門機関にコンサルト │
         │ 手術コンサルト│   ←        │ 終夜睡眠ポリグラフィ    │
         └──────────┘              └────────────────────┘
```

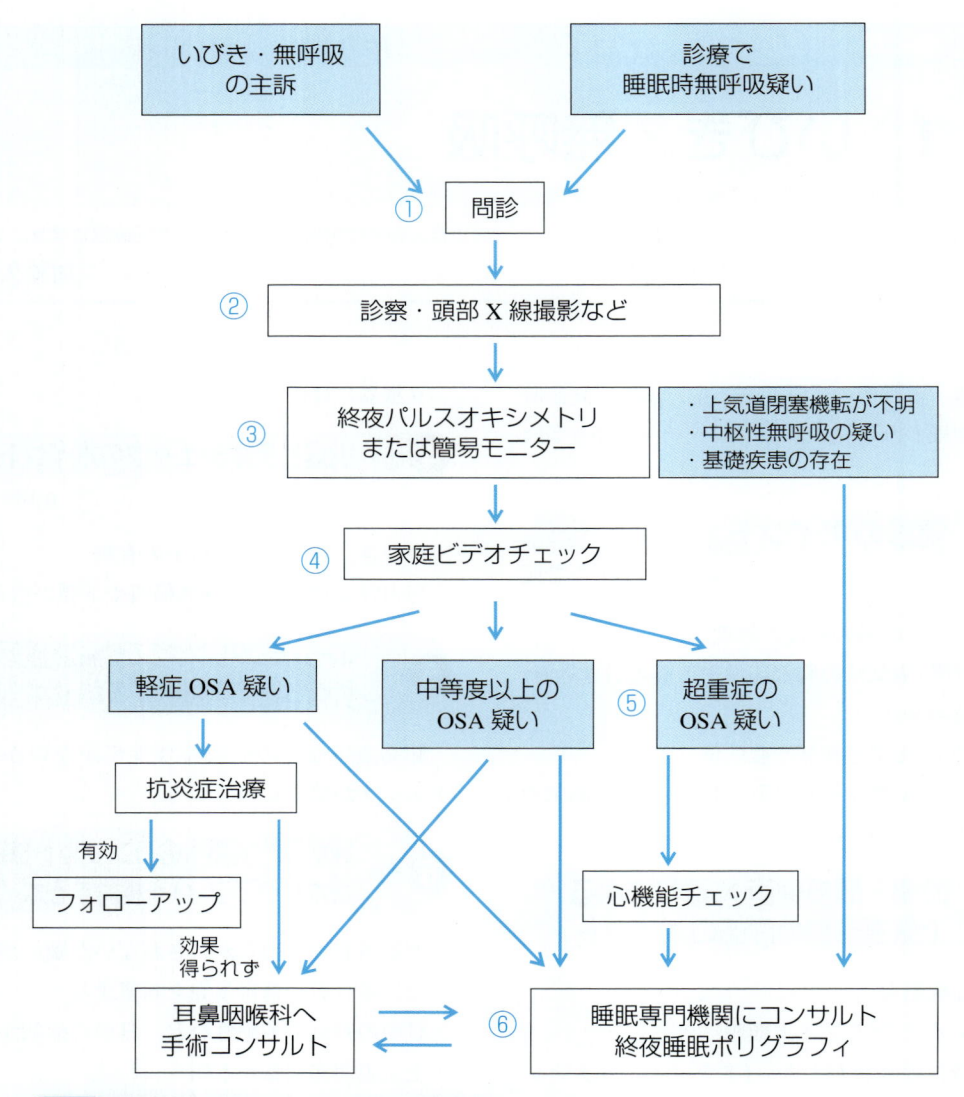

図1 睡眠時無呼吸が疑われる児の診療フローチャート

第4章 訴えからのアプローチ

2 昼間の眠気

大阪大学大学院連合小児発達学研究科
松澤重行

❶ 過眠とは？

過眠とは「日中の強い眠気」のことを指す用語であるが、誤って「長い時間眠ってしまう状態」という意味として使われてしまうことがある。実際、過眠症状を呈する患者では、日中の眠気が強くかつ1日睡眠時間が年齢相応よりもかなり長いことも、眠気は強いが睡眠時間は長くないこともある。

❷ 睡眠不足と過眠

強い日中の眠気がある場合、子どもにもっとも多い原因は慢性的な睡眠量の不足(睡眠不足症候群)である。とくに、子ども自身やその家族がとっている行動や習慣、寝室環境などが睡眠時間を短かくしてしまうことが少なくない。

また、日中の眠気の原因となる疾患の多くは、夜間睡眠の質や量に影響を及ぼすことで日中の眠気を生じるが、子どもや親の多くは、朝は学校や幼稚園に行くため決まった時刻に起きて登校、登園する努力を続けるため、眠気症状がある子どもには原因疾患の種類によらず高率に睡眠不足症候群を併発している。

このように、慢性的な睡眠量の不足は、それが単独で日中の眠気の原因になることもあれば、何らかの疾患による眠気に併存し問題を大きくしている場合もある。したがって、日中の眠気が強い患者の原因を特定するときには「睡眠量の不足によるものか、他の疾患によるものか」と考えるのではなく、「睡眠量の不足はあるか、そして他の疾患はあるか」と考える必要がある。

❸ 診察の流れ

図1に眠気診療の大きな流れを、図2に眠気症状の原因になる主な疾患の診療の流れを示した。ここまで述べたように、眠気の診察や検査を行うときには、睡眠・覚醒リズム表などを活用しながらできるだけ早い段階で睡眠量の不足の有無を把握することが鍵となる。また、睡眠症状は疾患(複数の場合あり)のみならず、複数の要因が絡んで出現することが多いため、睡眠に関係する生活スケジュールや習慣、環境についても確認する。

慢性的な睡眠不足では、ナルコレプシーや特発性過眠症のような症状や検査所見を示すことがある。このため、眠気の原因として何らかの睡眠関連疾患を疑う場合でも、睡眠不足があればまずはその治療を行い、その影響を軽減させてから(それでも眠気が続くときには)診断確定のための睡眠検査を行うことが望ましい。

第4章 訴えからのアプローチ

図1 眠気症状に対する診療の大きな流れ

```
日中の眠気がある，眠気が疑われる
            ↓
┌─────────────────────────────────────────────────────────────┐
│ 1. 症状を聞く                    │ 2. 生活，習慣を聞く         │
│                                  │  ・1日の生活スケジュール    │
│  A.眠気症状の内容  ・持続的/発作的，時間帯，程度，  │  ・夕方から夜の過ごし方     │
│                    頻度，いつから？                │  ・平日と休日，長期休暇の違い│
│                  ・仮眠後の眠気軽減の有無，        │  ・寝室の様子，など         │
│                    平日と休日，長期休暇の違い       ├─────────────────────────────┤
│  B.睡眠時間，睡眠不足            │ 3. 睡眠・覚醒リズム表をつける│
│                  ・睡眠症状（いびき，夢，感覚，     │  ・就寝時刻，起床時刻       │
│                    日中の眠気）                   │  ・睡眠時間，睡眠時間帯     │
│  C.眠気以外の症状 ・身体症状，脳機能                │  ・夜間覚醒                 │
│                  ・精神心理症状                    │  ・規則性，平日と休日の違い │
│                  ・社会生活，対人関係              │                             │
└─────────────────────────────────────────────────────────────┘
        ↓                                      ↓
評価(1) 睡眠量の低下と機能障害があるかどうかを判定する   評価(2) 日中の眠気の原因になっている疾患の有無を調べる
 ・睡眠不足症候群，不眠症（行動性，不適切な環境）
 ・睡眠時間の評価（睡眠・覚醒リズム表を用いる）
 ・日中の症状（身体症状，脳機能，精神症状など）
 ・睡眠を妨げるスケジュール，習慣，環境の有無
        ↓                                      ↓
   必要な睡眠時間の確保                        疾患の治療
    ・スリープヘルス指導
    ・スケジュールの指導     睡眠不足をある程度治療した
    ・認知，行動面の介入     時点で眠気が続けば再評価する．
```

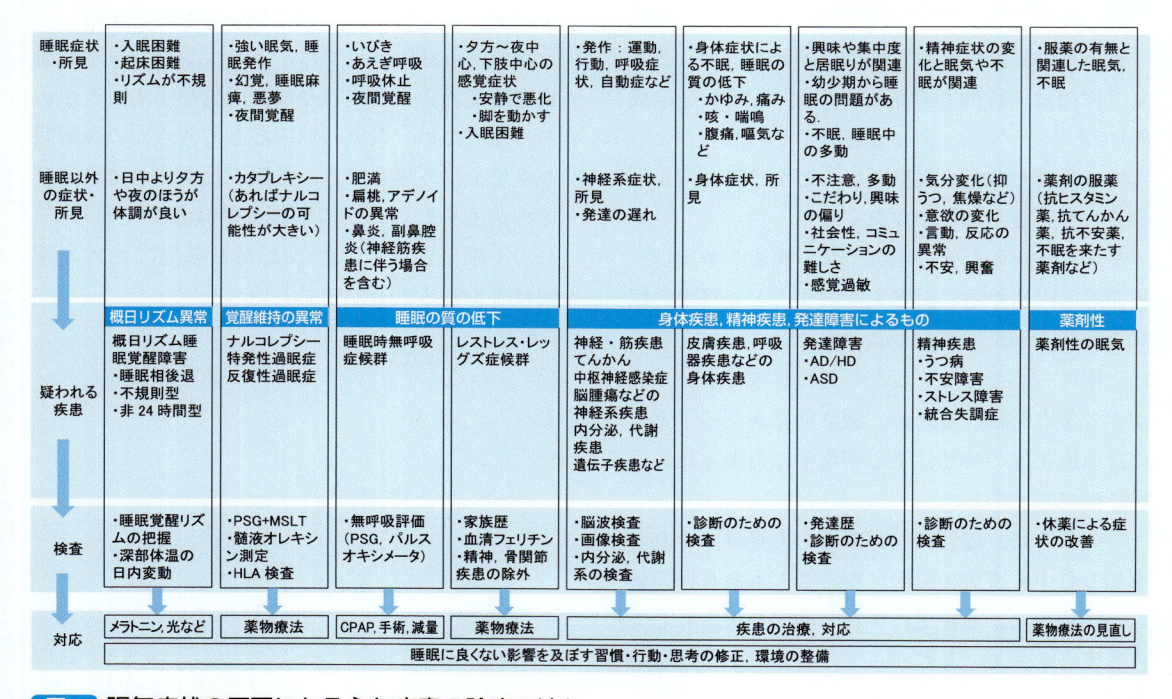

図2参照

図2 眠気症状の原因になる主な疾患の診療の流れ

	概日リズム異常	覚醒維持の異常		睡眠の質の低下		身体疾患，精神疾患，発達障害によるもの				薬剤性
睡眠症状・所見	・入眠困難 ・起床困難 ・リズムが不規則	・強い眠気，睡眠発作 ・幻覚，睡眠麻痺，悪夢 ・夜間覚醒	・いびき ・あえぎ呼吸 ・呼吸休止 ・夜間覚醒	・夕方〜夜中心，下肢中心の感覚症状 ・安静で悪化 ・脚を動かす ・入眠困難	・発作：運動，行動，呼吸症状，自動症など	・身体症状による不眠，睡眠の質の低下 ・かゆみ，痛み ・咳，喘鳴 ・腹痛，嘔気など	・興味や集中度と偏りが関連 ・幼少期から睡眠の問題がある． ・不眠，睡眠中の多動	・精神症状の変化と眠気や不眠が関連	・服薬の有無と関連した眠気，不眠
睡眠以外の症状・所見	・日中より夕方や夜のほうが体調が良い	・カタプレキシー（あればナルコレプシーの可能性が大きい）	・肥満 ・扁桃，アデノイドの異常 ・鼻炎，副鼻腔炎（神経筋疾患に伴う場合を含む）		・神経系症状，所見 ・発達の遅れ	・身体症状，所見	・不注意，多動 ・こだわり，興味の偏り ・社会性，コミュニケーションの難しさ ・感覚過敏	・気分変化（抑うつ，焦燥など） ・意欲の変化 ・言動，反応の異常 ・不安，興奮	・薬剤の服薬（抗ヒスタミン薬，抗てんかん薬，抗不安薬，不眠を来たす薬剤など）
疑われる疾患	概日リズム睡眠覚醒障害 ・睡眠相後退 ・不規則型 ・非24時間型	ナルコレプシー 特発性過眠症 反復性過眠症	睡眠時無呼吸症候群	レストレス・レッグズ症候群	神経・筋疾患 てんかん 中枢神経感染症 脳腫瘍などの神経系疾患 内分泌，代謝疾患 遺伝子疾患など	皮膚疾患，呼吸器疾患などの身体疾患	発達障害 ・AD/HD ・ASD	精神疾患 ・うつ病 ・不安障害 ・ストレス障害 ・統合失調症	薬剤性の眠気
検査	・睡眠覚醒リズムの把握 ・深部体温の日内変動	・PSG+MSLT ・髄液オレキシン測定 ・HLA検査	・無呼吸評価（PSG，パルスオキシメータ）	・家族歴 ・血清フェリチン ・精神，骨関節疾患の除外	・脳波検査 ・画像検査 ・内分泌，代謝系の検査	・診断のための検査	・発達歴 ・診断のための検査	・診断のための検査	・休薬による症状の改善
対応	メラトニン，光など	薬物療法	CPAP，手術，減量	薬物療法	疾患の治療，対応				薬物療法の見直し
	睡眠に良くない影響を及ぼす習慣・行動・思考の修正，環境の整備								

PSG：終夜睡眠ポリグラフィ，MSLT：睡眠潜時反復検査，HLA：ヒト主要組織適合抗原，CPAP：経鼻的持続陽圧呼吸療法，AD/HD：注意/欠如多動性障害，ASD：自閉症スペクトラム障害

第4章 訴えからのアプローチ

3 乳幼児の不眠

大阪大学大学院連合小児発達学研究科
谷池雅子

　不眠が遅寝遅起，レストレス・レッグズ症候群（restless legs syndrome：RLS），など複数の要因で生じている場合が多いので，実際の診療はお示しするフローチャート（図1）よりも複雑であることをはじめに強調したいと思う．

　外来診療上重要なことは，「乳幼児の不眠」の訴えによる受診は，当該の乳児と養育者からなる複合要因であるということ．子どもの睡眠について，十分な知識をもたない養育者にとっては，夜何度も目覚める乳幼児の睡眠は病気と誤認される可能性があるだろう．また，ある養育者にとっては耐え忍ぶことができる入眠困難や中途覚醒であっても，メンタルヘルスに問題を抱える養育者にとっては不適切な養育につながりかねない．したがって，ケースバイケースで判断すべきで，養育者に余裕がまったくないと判断された場合には，緊急避難的に眠剤を投与せざるをえない場合もあり，逆に心理教育のみで不眠が改善したケー

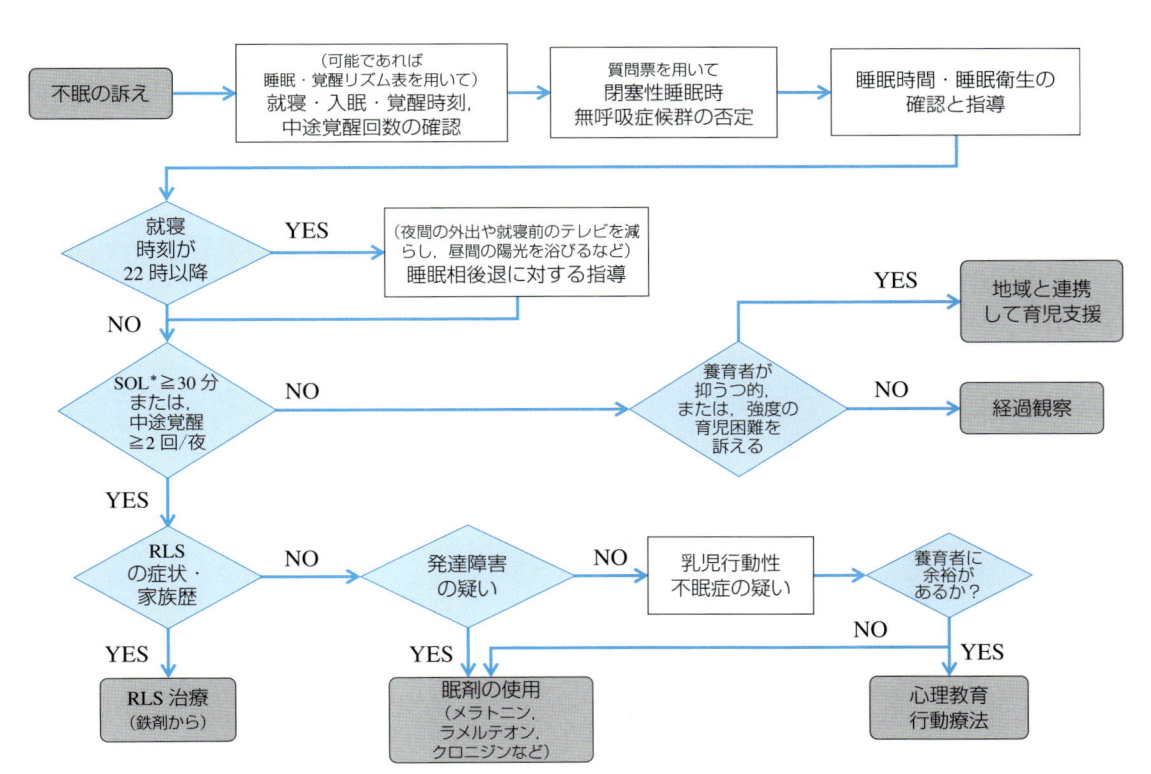

* SOL：入眠潜時＝就寝から入眠までの時間

図1 乳幼児の不眠の診断フローチャート

スもある．

　われわれの経験では，乳幼児期に高度の不眠を呈した場合には，発達障害の特性が認められることが多く，この場合には，投薬が必要な場合が多いように感じている．

　さらに，RLSは，乳児期に発症している場合には，症状が寝ぐずりや，夜の不機嫌という形で表れるため，就寝時の運動の症状（脚を触る，または，脚を動かす）と家族歴を参考にして，もしも血清フェリチン値が50 mg/dL未満であれば，RLS疑いとして鉄剤を投与するということは選択肢としてあげられる．

第4章　訴えからのアプローチ

4　思春期の不眠

大阪大学大学院連合小児発達学研究科
松澤重行

❶ 不眠とは？

Insomniaは不眠症という「疾患名」と，眠れない状態を広く意味する不眠という「症状名」の2つの意味で使われる．「眠れないので眠りたい/変なときに起きてしまって困る」というニュアンスを持つ用語であるが，小児では，夜遅くまで眠くならずに起きているのに本人は困っておらず周囲が心配して病院を受診するような場合にも不眠という言葉が使われている．

疾患としての不眠症は，家族性のような一部の疾患を除くと，その定義も時代ともに変化し曖昧な部分がある．

症状としての不眠には入眠困難，夜間覚醒，早朝覚醒，熟眠障害があり，問診では区別しながら詳細を聞く．これらのいずれかが単独で出現する場合も，複数の症状があることもある．

❷ 不眠の原因は？

① 疾患によるもの
② 疾患とはいえないが身体，精神の不調が原因になっているもの
③ 睡眠に良くない影響を及ぼす環境や行動，習慣，信念が原因になる場合

に大別できる．入眠困難の原因には環境，行動，習慣なども多い．眠れない＝不眠症（疾患）と診断してはいけない．眠れない＝睡眠導入薬もいけない．原因に基づいて適切な治療，対応を行う必要がある．一方，中途覚醒，早朝覚醒は行動や習慣の影響によって起こることはあまりなく，疾患の存在を念頭におきながら診療する．

不眠を呈する疾患もあれば，疾患ではないが不眠の原因になる身体・精神の不調もある．種々の精神疾患は不眠の原因になるが（p 140参照），思春期に発症することが多い．不眠を生じる可能性がある薬物には，覚醒作用のある薬物，ベンゾジアゼピン系薬物の不適切な使用や中止，抗うつ薬，降圧薬，インターフェロン，抗潰瘍薬などがある．いじめや進学の悩みが不眠の原因になることもある．

睡眠に良くない影響を及ぼす環境や行動，習慣，信念には，例えば

① 睡眠相が後退し，まだ眠くない時刻に布団に入っている
② 日中の運動量が不十分である，午前中に光環境の下にいない
③ 夕方以降に仮眠をとってしまう
④ 興奮や緊張が高まるような行動，メディア（映像，ゲーム，音楽，本，メールなど）を好む
⑤ メラトニン分泌を抑制する明るい光の下で過ごす
⑥ 布団に入った後にする習慣がある（消灯をきっかけに考え事を始める，スマートフォン，ゲームを始める，テレビを見ながら，音楽を聴きながらなど）

などがある．

❸ 診療の流れ

不眠症状を有する子どもを診療する流れを図1にまとめた．重要なことは，

① 不眠の原因として，疾患の存在を見逃さないこと

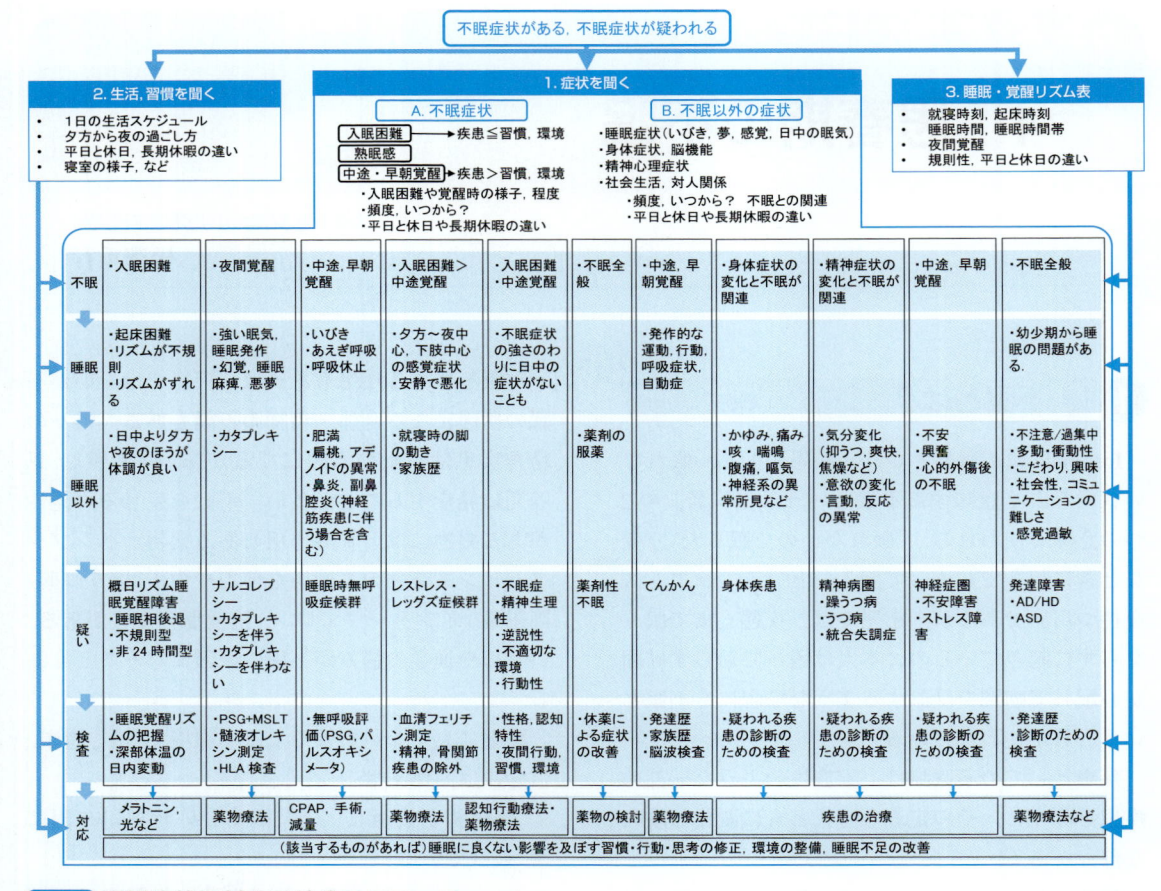

図1 不眠症状に対する診療のフローチャート

PSG：終夜睡眠ポリグラフィ，MSLT：睡眠潜時反復検査，HLA：ヒト主要組織適合抗原，CPAP：経鼻的持続陽圧呼吸療法，AD/HD：注意/欠如多動性障害，ASD：自閉症スペクトラム障害

② 小児，とくに思春期の不眠は睡眠不足につながりやすく，そのことによって問題が大きく深くなってしまうため，睡眠・覚醒リズム表などを併用して睡眠覚醒リズムや睡眠時間を評価し，まず睡眠不足があればその治療を行うこと
③ 環境や行動，習慣，信念などが不眠の原因であっても患者本人やその家族がそのことにまったく気づいていないことがあるため，生活を詳しくていねいに聞くこと

などである．

不眠の原因は一つであるとは限らない．診断に基づいた治療や対応によっても症状がなかなか改善しない場合は，診断と治療，対応を繰り返すことが重要である．

第4章 訴えからのアプローチ

5 寝ぐずり

大阪大学大学院連合小児発達学研究科
毛利育子

　小児は眠くなると不機嫌になることが多いが，特に就寝前の不機嫌を養育者は「寝ぐずり」ということばで表現することが多い．多くの養育者が「寝ぐずり」を経験するが，その多くが自然と軽快していくことから，重症の入眠困難まで「寝ぐずり」と片付けられていることがある．寝ぐずりがひどいと養育者も疲労困憊し養育困難を引き起こすこともあるため，正常範囲としての寝ぐずりがどの程度か，大まかな目安を持ってもらうことも医師として重要である．

　30分以上寝ぐずりが続く場合，何らかの疾患が隠れている可能性が高く，医療的介入が必要になる（図1）．まず，行動性不眠，しつけ不足症候群を疑い詳細な問診を行う．次に，睡眠覚醒リズ

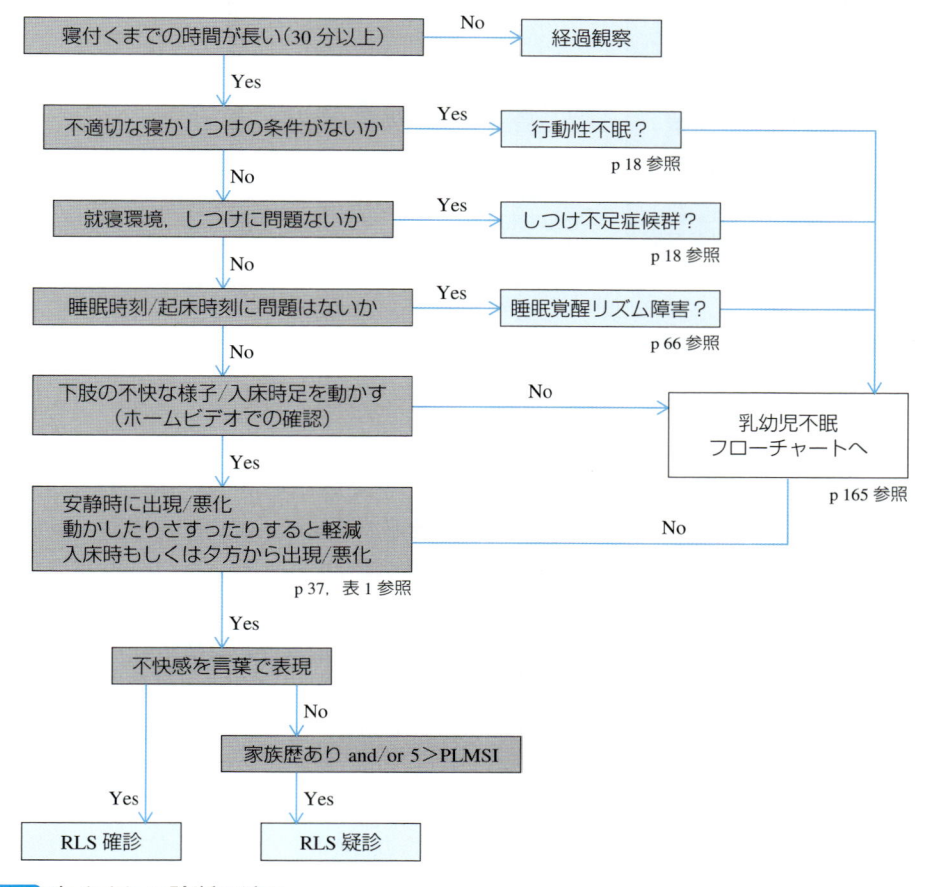

図1 寝ぐずりの診断の流れ
RLS：レストレス・レッグズ症候群，PLMSI：周期性四肢運動指数

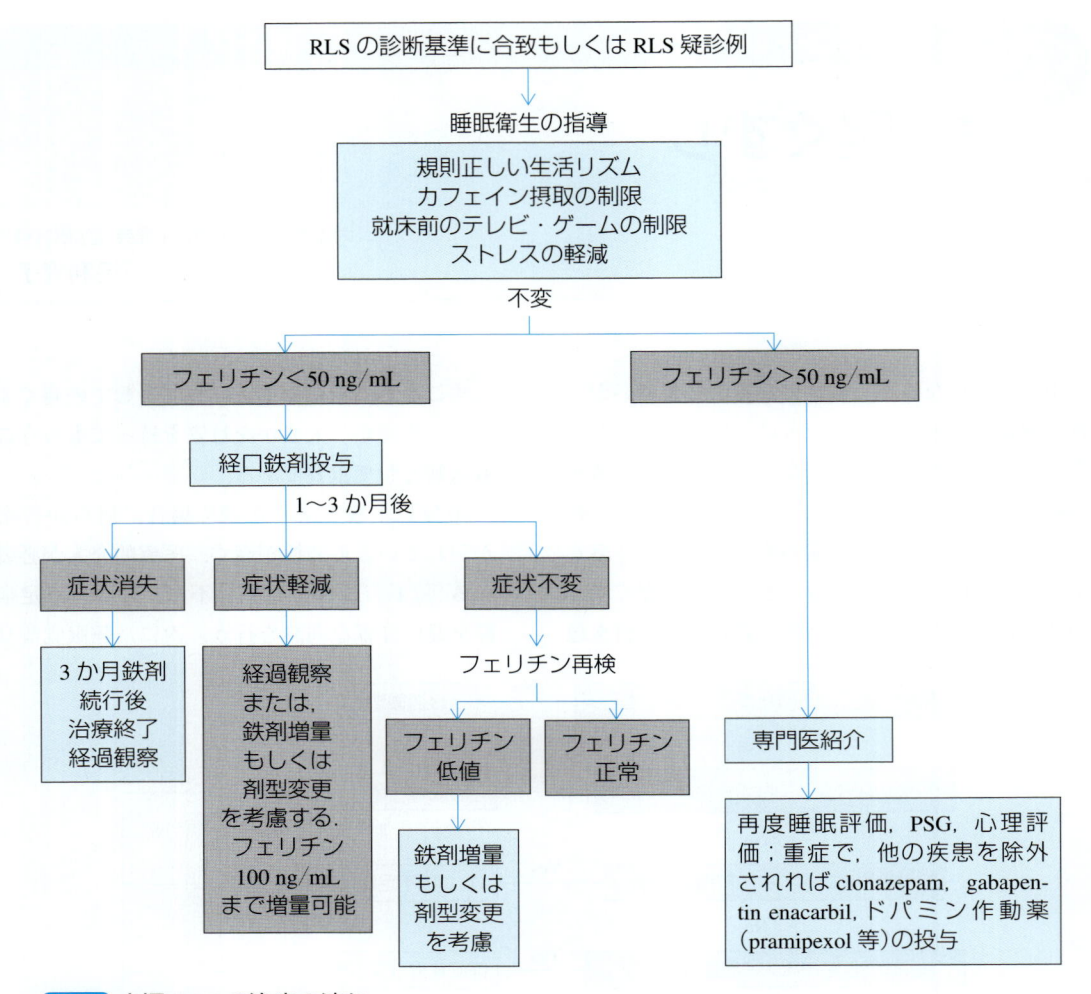

```
┌─────────────────────────────────┐
│ RLSの診断基準に合致もしくはRLS疑診例 │
└─────────────────────────────────┘
              ↓
         睡眠衛生の指導
   ┌─────────────────────┐
   │  規則正しい生活リズム   │
   │  カフェイン摂取の制限   │
   │ 就床前のテレビ・ゲームの制限 │
   │    ストレスの軽減     │
   └─────────────────────┘
              ↓ 不変
   ┌─────────────┐   ┌─────────────┐
   │フェリチン<50 ng/mL│   │フェリチン>50 ng/mL│
   └─────────────┘   └─────────────┘
          ↓                  ↓
     経口鉄剤投与         専門医紹介
      1〜3か月後              ↓
                    ┌──────────────────┐
   症状消失 症状軽減 症状不変     │再度睡眠評価，PSG，心理評│
                    │価；重症で，他の疾患を除外│
   ↓      ↓      ↓       │されればclonazepam, gabapen-│
 3か月鉄剤 経過観察  フェリチン再検 │tin enacarbil, ドパミン作動薬│
 続行後   または，                 │（pramipexol等）の投与　　│
 治療終了  鉄剤増量  フェリチン フェリチン └──────────────────┘
 経過観察  もしくは   低値     正常
          剤型変更   ↓
          を考慮する．鉄剤増量
          フェリチン もしくは
          100 ng/mL 剤型変更
          まで増量可能 を考慮
```

図2 小児 RLS の治療の流れ
PSG：終夜睡眠ポリグラフィ

ム障害を疑い，睡眠時刻，起床時刻を確認する．これらの疾患が疑わしい場合は，乳幼児不眠についてフローチャート（p 165 参照）に従って鑑別診断を進める．入眠時に下肢を触っているなど下肢に不快な様子がある場合，レストレス・レッグズ症候群（restless legs syndrome：RLS）の可能性があり，入床時の様子を詳しく確認し，診断基準を満たすかを確認する．子ども自身が自分の言葉で下肢の不快感を表現できる場合は RLS 確診となり，治療を考慮する．下肢の不快感を表現できない年齢の場合はホームビデオなどを用い，入床時の様子を確認したり，必要がある．この場合は，詳しい家族歴聴取や必要に応じて終夜睡眠ポリグラフィを行い，診断の参考にする．RLS 確診・疑診の場合，図 2 に従って治療を行う．

第5章　一般外来での検査

1　問　診

大阪大学大学院連合小児発達学研究科
松澤重行

はじめに

　問診は最も重要な情報収集の場である．その目的は，医学的問題を整理する，疾患あるいは疾患群を想定し適切な検査を選択することなどであるが，睡眠診療においてはスリープヘルス指導（sleep hygiene；生活習慣や行動，環境に関する問題点に対する改善を促す）の必要性を判断することも重要な目的のひとつである．

　睡眠症状はその患者の日常生活や行動，習慣などと密接に関連しているため，話の内容をある程度広げて聞く必要があるが，医療者の質問に方向性がないと患者の話す内容が医学的問題とは関係のない方向にそれてしまう．また，患者は関心の強いこと，印象の強いことを選んで話すが，それが医療者の必要とする情報と一致するとは限らない．患者が話す断片の中から注目すべきことを取り上げ深めていくとともに，系統的に整理するために質問を選び，問診の方向性を示しながら情報を集め評価していくことが大切である．問診の方向性を定めるために，
(1) 現在の症状や状況を把握する（横断的な視点）
(2) 時間経過を意識しながら症状やできごとの時間的推移や相互の関係を把握する（縦断的な視点）
(3) 症状，症状の組み合わせからおおよその疾患のタイプを判定する
の3つの視点を意識することは有用である．経過の長い患者に対する初診には年表形式のメモを用意し内容を年代順に整理すれば，症状の時間経過と現在の症状を把握しやすい（図1）．

　睡眠診療においても他の医学領域と同じく，睡眠の異常に関連する症状，睡眠異常の原因になりうる疾患とその特徴を知り，診療経験を積むことで，必要な情報を効率よく収集し適切に疾患を絞り込むことができるようになる．本項では，最初に臨床睡眠医学の特徴を概説し，次いで睡眠の異常に関連する症状，睡眠異常の原因になる疾患や病態をまとめ，その後に問診の流れを整理する．

1　臨床睡眠医学の特徴—問診に関連して

　問診を行うにあたって知っておくとよいと思うことを以下にまとめる．
(1) 症状の多くは非特異的であり，症状と疾患は1対1で対応していない．主訴を聞いてすぐに特定の疾患に結びつけることは避ける．
(2) 症状や観察には主観的，抽象的なものが多く，患者や養育者の説明では症状を正確に把握しにくいことがある．睡眠時間，就寝時刻，夜間覚醒，日中の居眠りなどは自分で把握することが簡単ではなく，日々の情報を正確に記憶しておくことも難しいため，日々繰り返す出来事の情報は睡眠・覚醒リズム表などを併用して収集する．夜間睡眠中の現象はビデオなどで記録してもらって問診の参考にする．
(3) 睡眠中の症状は睡眠とは関係なくても睡眠関連疾患によるものととらえられやすい．一方，睡眠異常が原因となって身体症状，脳機能症状が生じた場合には，これらの症状にばかり注目されその原因である睡眠異常には気づかれないことがある．いずれも医療者が気づかな

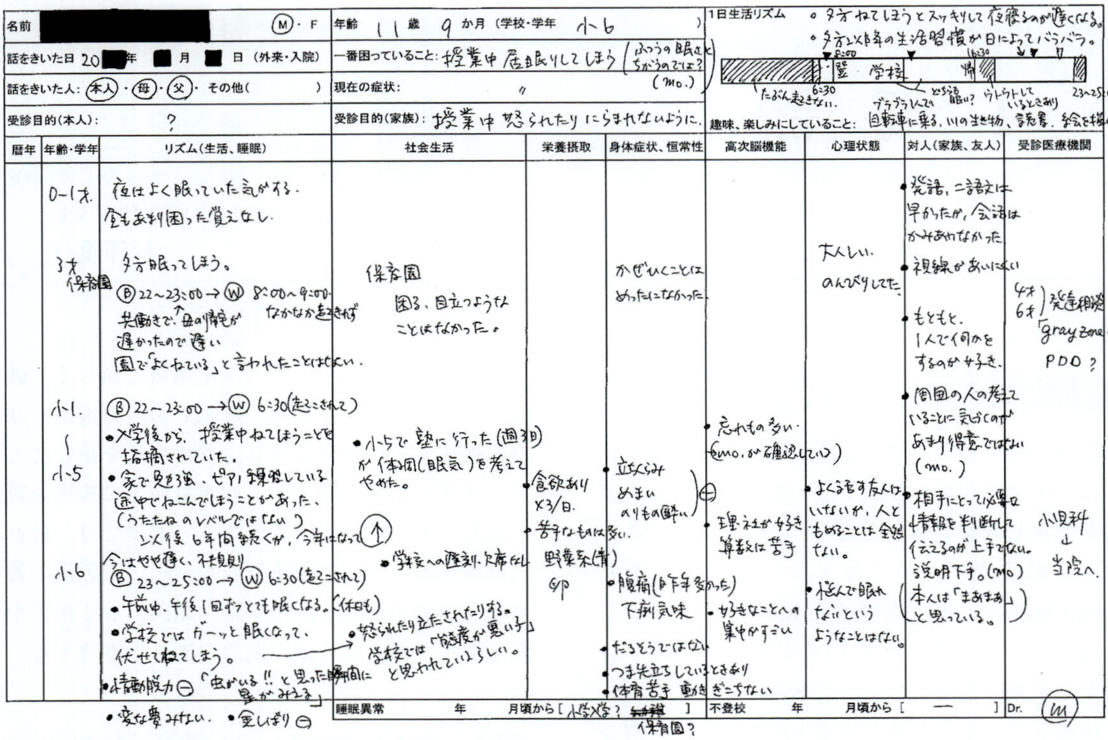

図1 問診のときに使用している年表形式のフォーマット

い限り適切な治療につながらない．

(4) 症状には複数の原因，複数の睡眠関連疾患が併存していることが少なくない．たとえば，学童期から思春期にかけての子どもの睡眠関連疾患にはしばしば慢性的な睡眠不足（睡眠不足症候群の項 p 58 を参照）が併存しやすい．ナルコレプシーの患者に慢性的な睡眠不足がある場合，睡眠不足を把握していないと，眠気の原因のすべてがナルコレプシーであると思い込み，不適切な治療を行ってしまうことになる．

(5) 成人と小児では症状が異なる場合がある．たとえば，睡眠不足があると，小児では成人のような強い眠気症状よりも多動，落ち着きのなさ，不注意，気分の変動，いらいらしやすさ，学習の問題などがみられやすい．

(6) 正常と異常の境界が不明瞭なことが多い．たとえば，子どもの眠気やいびきは医学的問題，異常として認識されにくい．

(7) 経過中に病態が変化することがある．睡眠の質や量の異常があると脳や身体の機能を悪化させ，それがまた睡眠にも悪影響を及ぼす，という悪循環が起こりやすい．

❷ 誰から話を聞くか？

問診では本人から話を聞くのが基本であり，とくに睡眠症状に関しては幼児であっても重要な情報が得られる．たとえば，幼児期のレストレス・レッグズ症候群（restless legs syndrome：RLS）を診断する際に，子ども自身がその子どもの感じ方，表現のしかたによって下肢の異常感覚を説明することは診断に役立つ（「パチパチする」「ケムシがモソモソうごいてる」など）．学童期，思春期になると，子どもと養育者の距離が離れ，本人にしかわからない情報が増える．

逆に，睡眠診療では重要であるが，患者本人が自覚することが難しい情報としては，睡眠覚醒に関する情報，無意識に行っている行動や習慣などについてのものがある．また，1日全体の生活を把握し時間経過を振り返ること，数か月前あるいは昨年と現在のことを比較することなどは，とくに子どもにとっては簡単ではない．したがって，睡眠診療では養育者，同居者，学校や幼稚園の先生など患者に日常的に関わってその行動や生活を客観的にとらえている人からの情報収集も欠かせない．

子ども本人，養育者のどちらの情報にも正確でない部分があり，どちらも正確ではあるがとらえ方が違うような情報もある．双方の情報を基に起こっていることを把握する．主観的な情報と客観的な情報はどちらにも意味があり，両者を区別して把握することも大切である．

❸ 主な睡眠症状

睡眠に関連する主な症状，睡眠の異常によって生じうる主な症状を表1に示す．

症状の多くは，特定の疾患に直結しない，非特異的なものである．ただし，カタプレキシー（ナルコレプシー），いびきと呼吸休止＋呼吸再開時の大きないびき（閉塞性睡眠時無呼吸症候群；obstructive sleep apnea symdrome：OSAS）などは疾患特異性が比較的高い症状である．

OSAS，パラソムニア，RLS，睡眠関連律動性運動異常症は，他の疾患とはやや異なるいくつかの症状を呈するため，症状やその状況を詳しく聞くことによって診断につながりやすい．カタプレキシーのないナルコレプシーは診断に苦労することが多いが，眠っても眠気が軽減しない，本人の意志に反し状況を選ばず発作的に眠ってしまうといった症状があれば疑ってみる．

睡眠中に生じる症状ではあるが睡眠関連疾患以外の疾患の可能性を念頭にいれる必要があるものには，睡眠中のねぼけ・自動症様の動き・混乱（てんかん/パラソムニア），就寝前〜中の下肢の感覚異常（RLS/身体表現性障害/骨疾患/成長痛）などがある．

❹ 原因

さまざまな医学的問題が睡眠異常を引き起こす．また，疾患ではない身体症状および精神心理症状，不適切な睡眠習慣，不適切な睡眠環境，睡

表1 睡眠に関連する主な症状，睡眠の異常によって生じうる主な症状

(1) 睡眠中およびその前後にみられる症状
・眠れない：入眠困難，中途覚醒（再入眠困難），早朝覚醒，熟眠障害
・夢の異常：悪夢，入眠時幻覚
・睡眠中の行動：ねぼけ，徘徊，大騒ぎ，四肢の動き，いびき，呼吸休止と再呼吸時の大きないびき，夜尿
・睡眠中の姿勢：開口，下顎挙上位，体動が多い
・眠る前：下半身の感覚異常，眠れないことへの不安
・起床時：目覚めの悪さ，頭痛，めまい，不完全な覚醒状態

(2) 日中にみられる症状
・眠い：日中の眠気，発作的な睡眠
・身体症状：頭痛，めまい，立ちくらみ，腹痛，疲労，倦怠感，易感染性，情動脱力発作（カタプレキシー）
・精神症状：抑うつ，不安，興奮，易刺激性
・脳機能症状：集中力低下，記憶力低下，判断力の低下
・併存疾患への影響：心血管系，代謝疾患，精神疾患などの症状の増悪

表2 小児期にみられる主な睡眠関連疾患

睡眠呼吸障害	閉塞性睡眠時無呼吸症候群，中枢性睡眠時無呼吸症候群，睡眠中の低換気症
過眠症	ナルコレプシー，反復性傾眠症，特発性過眠症，睡眠不足症候群
概日リズム睡眠・覚醒障害	睡眠相後退症候群，不規則型，非24時間型
睡眠時随伴症（パラソムニア）	夜驚症，睡眠遊行症，錯乱性覚醒，夜尿症
睡眠関連運動異常症	レストレス・レッグズ症候群，睡眠関連律動性運動異常症
不眠症	行動性不眠，精神生理性不眠，逆説性不眠

（American Academy of Sleep Medicine: The International Classification of Sleep Disorders, third Edition. 2014）

表3 睡眠症状を呈する睡眠疾患以外の主な疾患

薬剤に関連した睡眠異常	催眠薬の不適切な使用・中止後反跳，神経刺激薬，抗ヒスタミン薬など
身体疾患	皮膚疾患（皮膚炎，搔痒症），呼吸器疾患（気管支喘息，鼻炎），消化器疾患（胃腸炎，胃食道逆流症），中枢神経系疾患（てんかん），脳腫瘍など
精神疾患	統合失調症，気分障害，不安障害，急性ストレス障害，PTSD，パニック障害など
発達障害	自閉症スペクトラム障害，注意欠如・多動性障害など

PTSD：外傷後ストレス症候群

眠に関する望ましくない信念や価値観などが睡眠異常の原因になっていることがある．これらを大きく分類すると以下のようになる．

1. 睡眠関連疾患（sleep disorder）が存在する（表2）．
2. 睡眠疾患以外の医学的疾患があり，そのために睡眠の質，量，リズムに問題が生じている（sleep disturbance）（表3）．
3. 医学的疾患として診断されない身心の症状（感覚症状，心理的症状など）が睡眠に影響を及ぼしている．
4. 日常生活において，生活スケジュールや行動，習慣や信念，環境などが睡眠に影響を及ぼしている．
5. 1～4の複数の原因が存在していることがしばしばある．

睡眠関連疾患の好発年齢を知っておくことは役に立つ．幼児期に起こりやすい疾患には，OSAS（扁桃肥大，アデノイド腫大，先天性疾患に伴う），パラソムニア，発達障害の夜間覚醒，睡眠関連律動性運動異常症などがある．

思春期に起こりやすい疾患にはOSAS（肥満，骨疾患や神経筋疾患に伴う），発達障害の居眠り，ナルコレプシー，反復性傾眠症，特発性過眠症，概日リズム睡眠・覚醒障害，精神疾患（躁うつ病，統合失調症），睡眠不足症候群などがある．

家族歴が大切な疾患にはRLS，OSAS，てんかん（前頭葉てんかんなど），自閉症スペクトラム障害，注意欠如/多動性障害，その他の遺伝的要因が関与する精神疾患，発達障害や身体疾患などがある．

発達歴が大切な疾患には，自閉症スペクトラム障害，注意欠如/多動性障害，神経・内分泌・代謝系の疾患などがある．

❺ 問診の流れ

問診を行う際の大きな流れを表4にまとめた.

睡眠診療における問診は医療一般の問診とその基本は同じであるが，睡眠診療では主訴を中心とする問診にとどまらず「夜の様子，日中の様子，症状を確認する」ことによって睡眠異常の広がりを確認すること，「1日の生活スケジュール，夕方から夜の過ごし方，睡眠パラメータ，平日と休日の違い，家庭環境・寝室の環境を確認する」ことによって疾患以外に睡眠異常を引き起こしている原因を明らかにすることは重要である．とくに，睡眠量や睡眠覚醒リズムの異常を主体とする疾患は，睡眠時間やリズムだけをみると個人差が大きく，異常であるのか正常の個人差なのかを判断することが難しい．そのため睡眠異常が引き起こす症状（脳機能，心理，身体）の有無も確認する．

また，睡眠異常の原因は多岐に及ぶため，最初から特定の疾患にたどり着くことが簡単でない．まずは睡眠異常の主因が睡眠関連疾患，身体疾患，精神疾患，疾患以外の原因のいずれであるのかを推定し，そこから医療者自身がさらに診療を深めていくのか，専門施設に診療の一部/全部を委ねるのかを判断することも大切である．

子どもの睡眠に関する主訴は不眠（寝つきが悪い，夜中に目がさめてしまう），過眠（日中とても眠い，日中寝てしまう），起床困難（朝起きられない）のいずれかであることが多いため，訴えからのアプローチの章なども参考にして，それぞれの主訴に対し収集すべき情報を整理しておくことが望ましい．

表4 問診の流れ

1. 睡眠に関する問題の有無を把握する
   (1) 主たる症状（多くの場合は主訴）について詳しく聞く
      ・開始（いつから）
      ・内容（どのような）
      ・経過（どのように変化してきたか）
      ・時間帯（1日のうちのどの時間に），持続時間（どのくらい続くのか）
      ・頻度
   (2) (1)以外の睡眠中の症状，日中の症状を確認する
   (3) 睡眠のパラメーター（量，質，時間帯）に関する情報を収集し適切な睡眠を時間や生活リズムを確保できているかを評価する
      ・夜間睡眠の時間帯（就寝時刻，起床時刻），睡眠時間
      ・夜間覚醒の有無と時間帯，再入眠までに要する時間
      ・入眠潜時（入床時刻から入眠するまでに要する時間）
      ・午睡の回数，時間帯と時間
      ・日ごとの変動（平日/休日，行事のある日/ない日）
      ・睡眠・覚醒リズム表，睡眠日誌を活用する
2. 何が睡眠の問題の原因になっているかを推定する
   (4) すでに診断されている疾患（睡眠疾患，身体疾患，精神疾患など）の有無を確認する
      ・基礎疾患，現在の通院と治療
      ・出生歴・既往歴，発達歴，家族歴を確認する
      ・可能性がある鑑別疾患（複数）に関する症状の有無を確認する
   (5) 日常の行動，習慣や信念，環境などが睡眠に影響しているかどうかを把握する
      ・生活リズム（1日の生活パターン，夜の過ごし方，日中の身体活動など）
      ・室内環境（夜の光・音・温度，朝の光など）
      ・人間関係（家族，友人など）
      ・社会環境（通学時間，部活動，習いごとなど）
      ・電子メディアの利用状況（インターネット，ゲーム，スマートフォン，テレビ・ビデオ，音楽メディアなど）

❻ 問診を助けるツールの活用

　診療録の初診用フォーマットの中に睡眠に関する質問項目を加えておくことは，必要な情報を忘れずに効率よく集めるために有効である．睡眠に関する症状や生活習慣を尋ねる質問票に診察前に回答してもらう，予約制の場合は受診日までの睡眠・覚醒リズム表を記載し受診時に持参してもらう，などの工夫は初診における問診を助ける．子どもの眠りの質問票は問診の方向性を決める上で役立ち，問診時間を節約することにもつながる．睡眠・覚醒リズム表，子どもの眠りの質問票については，それぞれの項を参照してほしい．

❼ 問診の例

3歳8か月男児　体重14.0 kg，身長95.0 cm
主訴　夜中に寝ぼけて騒ぐ

a. 母の話
　夜中に急に泣き出すような声を出しムクッと起き上がる．何かを話すこともあるが，話しかけても多くは会話にならない．なだめたり，布団に横になるよう誘導しているとそのうちまた寝てしまう．このようなエピソードが全くない夜もあれば一晩に何回かある夜もある．

b. 主訴についての情報を集める
いつから？—2歳頃にあったが，徐々に少なくなっていた．約3か月前からまた目立つ．
時間帯？—寝てすぐには起きない．就寝後2，3時間後あたりから始まり，ひどいときは1，2時間毎に起こる．
いつも同じ動き？—そういうわけではない．グズグズ言っていることは同じだが，動きはいろいろ．
顔色や呼吸は？—気になったことはない．寝ぼけている感じ．目はつぶっている．
朝も早く起きてしまう？—朝4時以降はグズグズすることはない気がする．
放っておくと？—放っておくと騒ぎが大きくなる．起きてしまったことが何回かあるが，しっかり起きてしまうとケロッとしていた．どこかが痛くて泣いているようではない．

c. 睡眠覚醒リズム，主訴以外の睡眠症状，日中の症状を聞く
就寝時刻は？—夜8時に布団に行く．なかなか寝たがらず，15～30分くらいグズグズしながら寝る．昼寝しない日はあまり時間がかからずに寝る．
起床時刻は？—起床は6時30分くらい．自然に目が覚めるが，目覚めはあまり良くなく，泣きながら起きることもある．しっかり目が覚めてしまうと機嫌は良い．
寝る前の様子は？—着替えて，本を読んでもらってから寝る．昼も夜も眠くなるとちょっとしたことで気持ちを切り替えにくくなってしまいかんしゃくを起こしがち．
夜中によく起きる夜と，全然起きない夜では昼や夜の様子に何か違いがある？—よくわからない．
昼間たくさん遊んだほうが夜中は騒ぐかもしれない．風邪を引くと眠りが浅い．
夜，身体が痒い，痛いなどは？　足をこすったりしない？—そういうことはない．夜中もない．
夜中のことを本人は覚えている？—何回か尋ねたけど，覚えていないようだ．
夜泣いて起きたりするのを覚えている？（子どもに尋ねる）—覚えていない．
いびきはある？—いびきはほぼ毎晩かくが，一晩中ではなく時間による．
呼吸を休んでいることは？—見ていて気づいたことはない．
いびきをかいたり途切れたりを繰り返すことはある？—よくわからない．
いびきをかいていて起きてしまうことは？—そう思ったことはない．
寝相は？—上を向いて寝るが，夜中は布団から出て寝ている．うつ伏せで顎を上げて少し反って寝ていることが多い．
汗をかく？—そういうことはない．
昼は元気？—元気で楽しく遊ぶ．弟の面倒をみたがる．午前中身体を動かして遊ぶと昼寝する．

昼は眠くなる？（子どもに尋ねる）―お昼寝しなくても眠くないよ．
毎日の生活スケジュールは時間が決まっている？―下の子どもの授乳時間や入浴の時間によって少しずれてしまうことはある．

d. 既往歴，発達，家族歴，生活習慣や睡眠環境などまだ聞いていなかった情報を確認する

出産・既往歴？―とくにない．
発達は？―健診で何か言われたことはない．1歳の誕生日の少し後に歩き始め，2歳を過ぎて会話になっていた．落ち着きはあるし，恥ずかしがりだが他の人とのやり取りは上手．
家族歴？―父はOSASがある．顔つきは父に似ていて，この子も少し顎が小さい．弟が4か月前に生まれた．たしか，その少し後から夜泣くことが多くなった気がする．
寝室環境？―静か．部屋を真っ暗にしてしまうと怖がるので，少し明るくして寝ている．
寝る前の飲食？―食べないです．水分も水だけ．
寝るときに父が帰ってくると嬉しくてテンションが高くなってしまい，なかなか寝付けなくなる．

e. まとめ

- 夜間寝ぼけて起きかけることがある．就寝して2，3時間以降に起こり，一晩0〜数回．動きはステレオタイプではない．本人は覚えていない．パラソムニアとして矛盾はない．
- 情緒的な側面が夜間覚醒に影響していることはありそうである．
- いびきあり．家族歴あり．OSASがある可能性はある．
- 日中の眠気はなく，行動，心理症状もないことから，睡眠量の不足はなさそうである．
- RLSは否定的である．発達障害，身体疾患はない．
- 生活スケジュールはあまり不規則ではないが，昼寝の有無によって就寝時刻は少し乱れる．
- 眠くなるとちょっとしたことで気持ちを切り替えにくくなってしまい癇癪を起こしがちである．
- 日々の睡眠覚醒リズム，夜間症状の様子はもう少し客観的な情報がほしい．

f. 次のステップ

- 治療を急ぐ状況ではなさそうである．
- 睡眠・覚醒リズム表を2週間記入してもらう．
- （可能なら）夜間の寝ぼけている症状をビデオ撮影して，みせてもらう．

おわりに

　睡眠関連症状の特徴，睡眠異常の原因になる疾患や病態を踏まえ，問診の流れについて概説した．睡眠関連疾患を診断確定する有用な検査が少ないこともあり，診療を進めていく上で問診の果たす役割は非常に大きい．診断，病態の把握につながる問診技術の習得には終わりのない学習と研鑽の積み重ねが大切であると感じている．

参考文献

- American Academy of Sleep Medicine: The International Classification of Sleep Disorders, third Edition. 2014
- Sheldon S: Sleep history and differential diagnosis. In: Sheldon SH, et al. Principles and practice of pediatric sleep medicine, 2nd ed. Elsevier 2014:pp 67-71.
- Kotagal S: Sleep-wake disorders. In: Swaiman KF, Ashwal S, Ferriero DM, editors. Pediatric neurology: principles & practice. 4th ed, Volume II. Philadelphia: Mosby Elsevier 2006:pp 1225-1237.

2 ホームモニタリング
①パルスオキシメトリの使い方・見方

太田総合病院記念研究所附属診療所太田睡眠科学センター
加藤久美

1 パルスオキシメトリとは

1) パルスオキシメトリの原理

パルスオキシメトリとは経皮的に動脈中の酸素飽和度を測定する装置であり，赤色光と赤外光の2つの波長の光の吸光度より動脈血中の酸素飽和度を算出する．血液ガス分析にて測定する動脈血酸素飽和度（SaO_2：arterial oxygen saturation）と区別するため，経皮的にパルスオキシメトリを用いて測定した値は SpO_2（percutaneous oxygen saturation）と表記される[1]．

2) パルスオキシメトリの限界

パルスオキシメトリは非侵襲的に SpO_2 を測定できる機器であるが，以下の場合に正確な測定が困難となるため，注意が必要である[1,2]．

a. 末梢循環障害により脈波の検出が困難な場合
b. 体動
c. プローブの装着不良
d. 爪や皮膚の汚れやマニキュアの使用

2 睡眠時無呼吸のスクリーニングに用いるパルスオキシメトリ機器

1) 必要な機能

睡眠時無呼吸の在宅スクリーニングを行うには，以下の機能が必要となるため，睡眠時無呼吸スクリーニングを目的とした機器（図1）を用いるべきである．

a. メモリー機能

本体にメモリー機能があり，コンピューターに専用ソフトを用いてデータダウンロードができる．

b. 短い移動平均

パルスオキシメトリで表示される値は過去数秒間の平均値（移動平均）であり，機種によってその設定が異なる．無呼吸や低呼吸が生じる際には，脈拍の増加を伴う酸素飽和度低下を生じ，呼吸が再開すると酸素飽和度は上昇，脈拍が低下する．これらは秒単位で変化する（図1）．このため，睡眠時無呼吸のスクリーニングには，移動平均の短い，細かく変化を捉えることができる機器が適している．

c. 小さな本体

通常は手首に，乳児では足首に装着する場合もある．
この他，機種によっては体動を検知できる機器もある．

2) 算出される数値データ

機種によって違いはあるものの，多くの機種では以下の数値データを得ることができる．

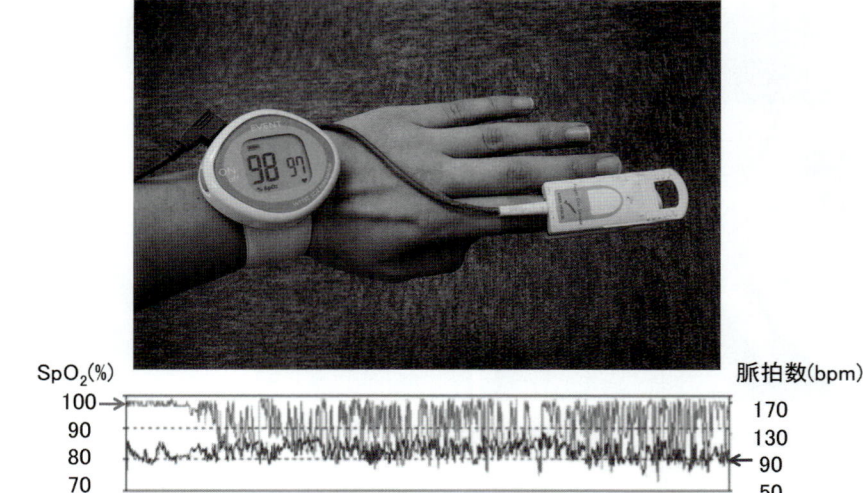

図1 睡眠時無呼吸スクリーニング用の終夜パルスオキシメトリ機器と記録データ(p iii, 口絵 2)

写真はクリップタイプのプローブを使用.
重症閉塞性睡眠時無呼吸患児の酸素飽和度(SpO_2)と脈拍データの詳細表示(1時間1行).
脈拍の増加を伴う酸素飽和度の低下が繰り返し出現している.

a. 酸素飽和度低下指数(Oxgen Desaturation Index:ODI)

2% ODI,3% ODI,4% ODI などがある.3% ODI は 1 時間あたりの SpO_2 がベースラインから 3% 以上低下した回数を示す.米国睡眠医学会のマニュアル[3]では,子どもの呼吸イベント(無呼吸,低呼吸)判定基準において,閉塞性無呼吸の定義には酸素飽和度低下を含まないが,呼吸が浅くなる低呼吸の定義では,3% 以上の酸素飽和度低下あるいは覚醒反応が伴うことを定めており,3% ODI はある程度,睡眠時無呼吸の重症度と相関するものと考えられる.

b. 酸素飽和度分布,平均酸素飽和度

プローブ装着不良や体動によりデータ上は数値が低下を示すことがあるため,鑑別に注意を要する.重症の睡眠時無呼吸では平均酸素飽和度が 90% 未満となるケースもある.

c. 平均脈拍数

脈拍もプローブ装着不良によりデータ上は数値の低下を示す.重症の睡眠時無呼吸では,覚醒時よりも睡眠時のほうがより脈拍が高い場合がある.

❸ パルスオキシメトリを用いたスクリーニング

1)検査の実施

問診にて睡眠時無呼吸を疑う場合に,パルスオキシメトリ検査を実施する.

a. プローブの選択と装着

子どもの指に適したプローブを選択する.プローブにはクリップタイプや指にかぶせるタイプなど様々なものがあるが,乳幼児では巻き付け,または貼り付けタイプを選択し,利き手でない方の手の指(第1指または第2指)にテープで固定し,プローブのコードのたわみが引っ掛からない

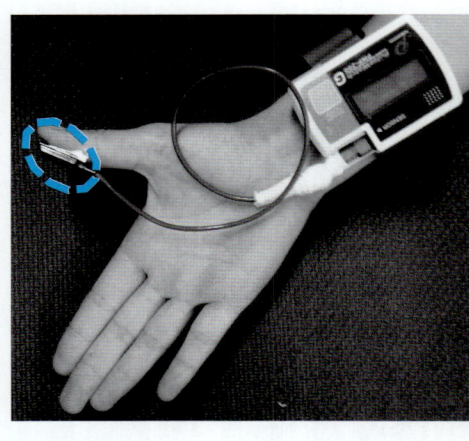

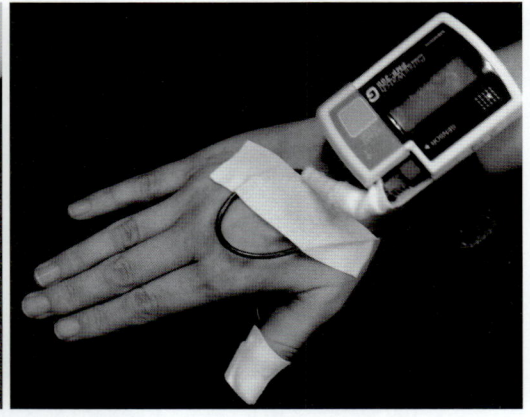

図2 貼り付けタイプのプローブを用いた方法
左：点線で囲った部分は第1指掌側に縦に貼り付けタイプのプローブを固定（見本のため透明テープで固定）．
右：医療用テープでプローブを固定し，コードのたわみもテープで固定．

ようにテープで止めておく（図2）．指吸いがある場合には，指吸いをする指には装着しないようにする．手の指に装着することが困難な乳幼児では足の第1趾や，足の甲で測定する場合もあるが，足での測定は体動の影響をより受けやすい．

b. 使用方法の説明と安全面の配慮

在宅検査では，保護者に機器の使用方法・プローブの固定方法を説明する．電池式の機器を用いる場合は，児が電池を口に入れることがないように注意すべきであり，電池の異食や夜間の自傷行為のおそれがある児に対しては無理に検査を実施すべきではない．機種によっては電池が切れるとデータが消去されるものもあるため，データが消えないように電池の残量に留意する必要がある．

c. 睡眠時間の確認

パルスオキシメトリでは眠っているかどうかの判断が難しいため，検査を行った日の児が眠っていた時間，中途覚醒した時間の記録を保護者に依頼すると解析の一助となる．機器の内部時計が正確かも貸し出し前に確認すべきである．

d. データの取り込み

測定後に機器を回収し，機器専用のソフトウェアを用いてデータの取り込みを実施する．機器の測定開始時刻から実際の入眠時刻までが長い，朝覚醒してからも機器の測定が続いていることが明らかな場合は，ソフトウェアを用いて覚醒が明らかな部分を削除し，中途覚醒以外は眠っているところのデータとする．

2）データの解釈

パルスオキシメトリはあくまでも酸素飽和度と脈拍のみを測定しており，実際に無呼吸や低呼吸があるのか，睡眠の質が良いのかはわからない．また，前述のように体動のアーチファクトの影響も多い．検査には限界があることを知って解釈を行わねばならない．ODIや平均SpO_2などのパラメーター値のみを参照にするのではなく，生データを確認すべきである．

a. 酸素飽和度低下が少ない症例は判断が困難

図3に睡眠時無呼吸の小児2例のパルスオキシメトリ終夜データを示す．上段は4歳9か月男児，主訴はいびき，無呼吸，苦しそうな呼吸．下段は6歳5か月男児，主訴はいびき，無呼吸，苦しそうな呼吸，日中の眠気，落ち着きのなさである．
図3上段は典型的な重症の閉塞性睡眠時無呼吸

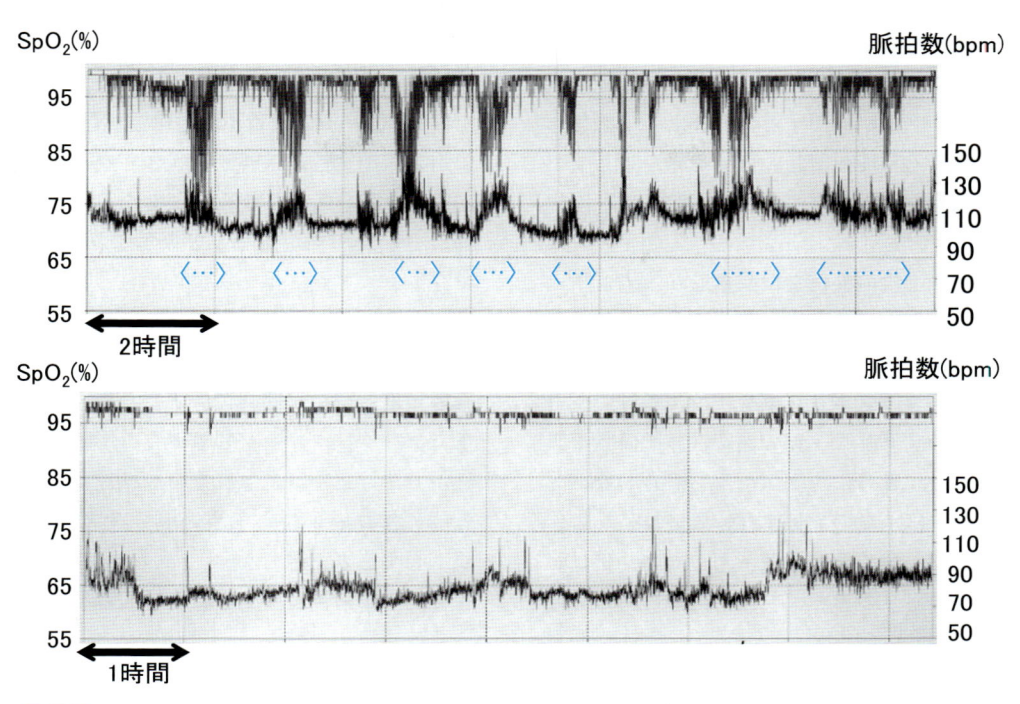

図3 閉塞性睡眠時無呼吸患児のパルスオキシメトリ終夜データ

上段：4歳9か月男児，主訴はいびき，無呼吸，苦しそうな呼吸．
下段：6歳5か月男児，主訴はいびき，無呼吸，苦しそうな呼吸，日中の眠気，落ち着きのなさ．
〈…〉はレム睡眠と推測される時間帯

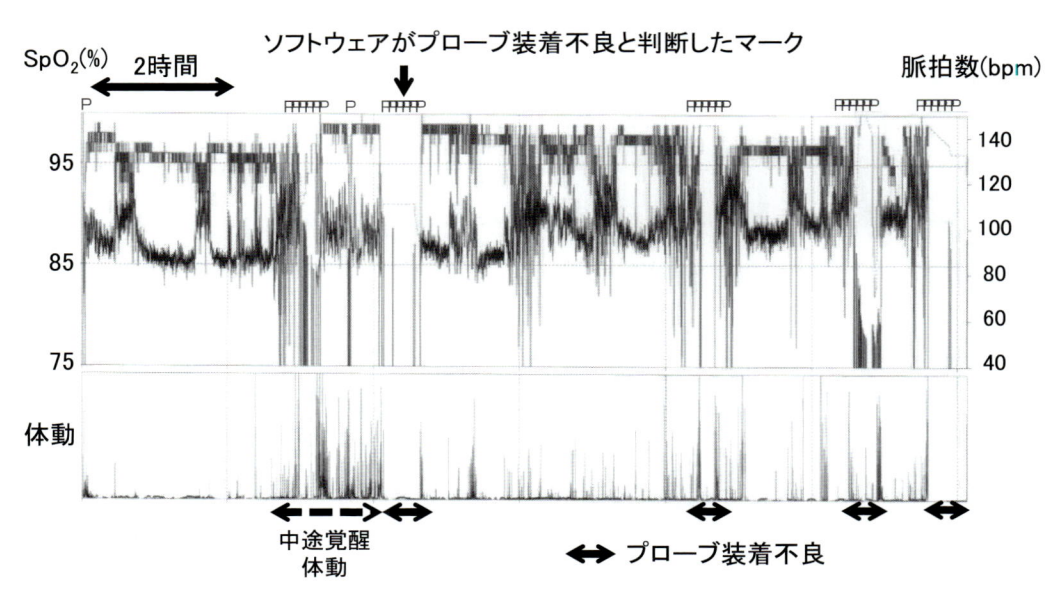

図4 閉塞性睡眠時無呼吸の2歳9か月時のパルスオキシメトリ終夜データ

データ上部に表示されるPはソフトウェアがプローブ装着不良と判断したマーク．
◀--▶は中途覚醒，◀―▶はプローブ装着不良期間を示す．
プローブ装着不良時は酸素飽和度，脈拍ともに低下，または表示されなくなる．

であり，脈拍数の増加を伴う酸素飽和度の低下が繰り返し出現している．閉塞性睡眠時無呼吸は気道開大筋の筋緊張が低下するレム睡眠時に悪化しやすく，酸素飽和度の著しい低下を繰り返している時間帯はレム睡眠と推測される（図3 上段〈…〉部分）．

一方，図3 下段の症例では酸素飽和度の低下はほとんど目立たない．上段に比べると，一見，睡眠時無呼吸はないかの様に見える．しかし，精密検査である終夜睡眠ポリグラフィでは多呼吸や奇異呼吸を認め，低呼吸主体の閉塞性睡眠時無呼吸と診断された．さらに，眠気や落ち着きのなさ等の日中の症状は上段の症例よりも強い．

このように，酸素飽和度低下が少ない症例はパルスオキシメトリのみでは判断が困難であることを念頭におく必要がある．

b．プローブの装着不良と中途覚醒

図4 に閉塞性睡眠時無呼吸の 2 歳 9 か月男児のパルスオキシメトリ終夜データを示す．データ上部に P のマークが重なって表示されているのは，ソフトウェアがプローブ装着不良と判断した時間帯である．プローブ装着不良時は酸素飽和度，脈拍ともに値が低下，または表示されなくなる．酸素飽和度と脈拍が同時に低下した場合，実際の低下ではなく，プローブ装着不良の影響である可能性があることを留意されたい．機種によっては自動的にプローブ装着不良と判定する機器もあるが，必ずしも正確でない．

また，本症例は検査中に 1 時間程度中途覚醒し

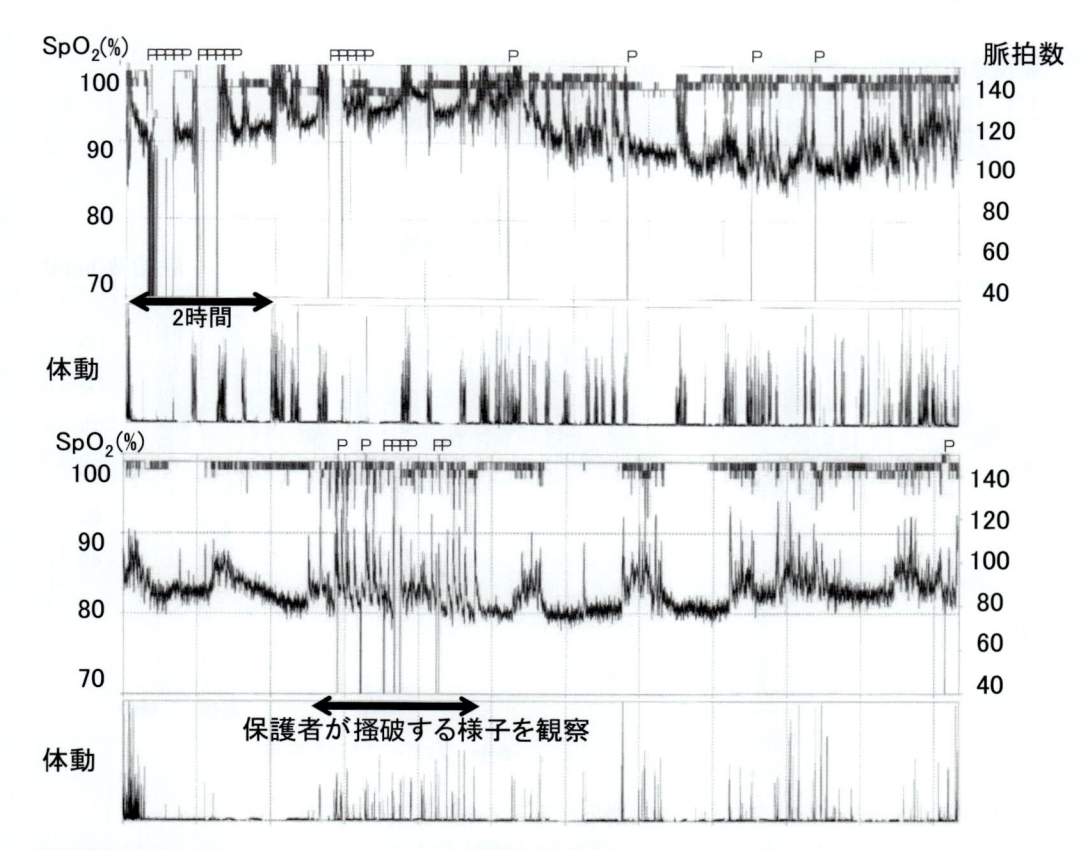

図5 いびきを主訴とするアトピー性皮膚炎の 5 歳 8 か月のパルスオキシメトリ終夜データ
上段：蕁麻疹のため終夜にわたり掻破を続けた日．
下段：蕁麻疹改善後であるが，掻破が確認された時間を ⟷ で示す．
体動と同時にSpO₂，脈拍が変動するも，体動によるアーチファクトの可能性が否定できない．

ており，その間に体を動かしていたため体動が記録されている．

c．体動の影響

図 5 にいびきが主訴のアトピー性皮膚炎の 5 歳 8 か月女児のパルスオキシメトリ終夜データを示す．上段は蕁麻疹が出て一晩中眠りながら掻破し続けた日であり，体動データが多く，脈拍は 100 bpm 以上の時間が長い．体動時に酸素飽和度の低下と脈拍の上昇を認めるところ，酸素飽和度の低下と脈拍の低下を同時に認める箇所の両方を認めるが，体動アーチファクトの可能性が高く無呼吸によるものかは判断できない．

図 5 下段は蕁麻疹改善後の同児の結果であるが，アトピー性皮膚炎があるため，検査中に掻破を繰り返す様子を保護者が観察している．掻破を繰り返す時間帯では，酸素飽和度と脈拍は大きく上下に変動しており，脈拍の増加を伴う酸素飽和度の低下を認めるものの，体動によるアーチファクトである可能性が否定できない．

まとめ

終夜パルスオキシメトリは簡便で侵襲性の少ない検査であり，在宅においても小児に実施しやすい方法であるが，プローブ装着不良や体動のアーチファクトが大きく，また，酸素飽和度低下が少ない睡眠時無呼吸症例では判断が難しいため，限界を知ったうえで利用し，診療情報として役立てることが望ましい．

文献

1) 金澤　實，他：Q&A パルスオキシメータハンドブック．日本呼吸器学会 2014:4-11, 2014
2) 谷池雅子，他：Wrist SO2 を用いた小児診療のためのパルスオキシメトリアトラス．小池メディカル．
3) Berry RB，他：AASM による睡眠および随伴イベントの判定マニュアル　ルール，用語，技術的仕様の詳細 VERSION 2.1. ライフサイエンス，pp47-49, 2014.

3 ホームモニタリング
②ホームビデオの使い方・見方

太田総合病院記念研究所附属診療所太田睡眠科学センター
加藤久美

❶ 睡眠の様子を日中に観察することは難しい

睡眠診療の難しさの一つに，日中に睡眠時の症状が観察できないことがあげられる．養育者から睡眠に関する訴えがあっても，それが病的であるのか，そうではないのか，養育者からの話のみから判断することは容易ではない．また，養育者が「普通」と捉えていても，それか本当に「普通」なのか，病的でないのか，養育者の主観のみで判断することは困難である．

❷ ホームビデオの使い方

近年はスマートフォンが普及し，他にも携帯電話，デジタルカメラなど動画を撮影することは容易となった．特にスマートフォン，携帯電話での撮影は，養育者にとっても心理的負担感が少なく，診療場面での動画再生も容易であるため，利用しやすい．しかし，ビデオ専用撮影機器では暗視モードで暗闇でも撮影が可能であるが，スマートフォン等ではその機能がないため，撮影時には部屋の灯りを点ける必要がある．

1) 睡眠時無呼吸を疑う場合

いびきなどの音声が記録されるように，できるだけ近距離からの撮影を依頼する．撮影時，可能であれば児を仰臥位にし，上半身全体がフレームに入るようにする．仰臥位にするとどうしても目覚めてしまう場合には，側臥位で撮影を実施するが，腹臥位では胸腹部の動きを記録することができない．図1のようにパジャマをめくり上げ胸腹部を露出させると，より胸腹部の動きを観察しやすい．

撮影時間については，筆者はひとつの動画は1～3分程度でと説明している．深夜の撮影となるため，養育者の心理的負担とならないよう長時間の撮影を求めないようにしている．その代わりに，調子が悪いと養育者が感じるときや調子がよいときなど，1本だけではなく，複数の動画を撮影するように依頼している．

2) レストレス・レッグズ症候群を疑う場合

夜，入眠前に症状が出現することが多い．脚の不快感の症状が出現しているときに，全身の様子を撮影してもらう．脚のみを動かしている場合には，脚のアップの撮影も依頼する．

また，夜間だけではなく夕方から症状が出現する場合は，その時間の撮影を依頼する．図2は夕食後に脚の不快感を訴えている際の撮影の画像である．

3) 異常行動が主訴の場合

深夜の撮影となる場合が多く，特に異常行動の頻度が少ないケースでは撮影は困難である．運よくその場面が撮影できる場合は，全身を撮影し，養育者に声をかけてもらい，声かけに対する反応の様子も確認できるとなおよい．

❸ ホームビデオの見方

診療時に養育者と一緒に撮影したビデオを観察

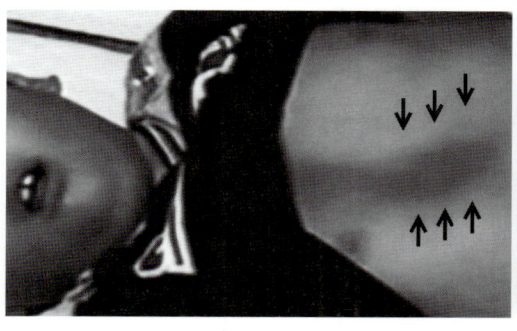

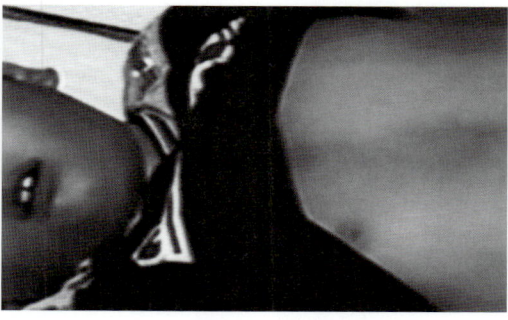

図1 閉塞性睡眠時無呼吸の10歳男児の睡眠時の画像
左：吸気時に胸部の陥凹，下顎の引き込みを認める(↑)．

吸気時　　　　　　　　　　　　非吸気時

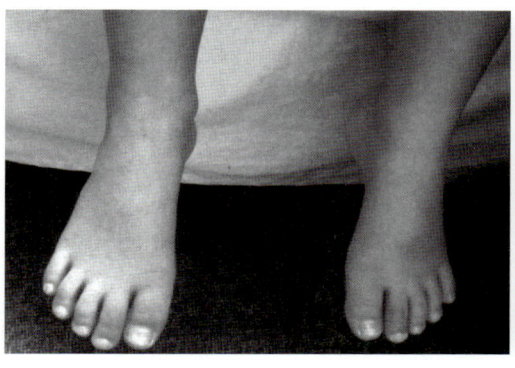

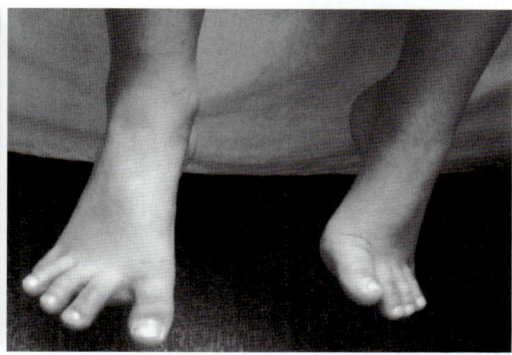

図2 レストレス・レッグズ症候群の7歳児の夕食後の画像
右：脚の不快感を改善させるため，足趾に力を入れて広げている．

し，動画のどの点が診療のポイントとなるのかを，養育者にその場でフィードバックすることが望ましい．また，一緒にビデオを観察することにより，より詳細な情報が養育者から得られることもある．

筆者は，最初に「一番悪いと思うビデオを見せて下さい」と複数の動画から養育者が悪いと感じるビデオを選んでもらうようにしている．以下に見方のポイントを示す．

睡眠時無呼吸を疑う場合には仰臥位の撮影を依頼するが，普段の睡眠の様子も記録してもらうとよい．首を反らせて眠る姿勢（頸部過伸展）は，上気道が狭く上気道を広げるための姿勢であることが多い．重症の閉塞性無呼吸の児では，臥位で眠ることが苦しいために，養育者の体に頭を乗せる，壁にもたれかかるなど，自然と座位または半座位で眠ることがある．また，呼吸が苦しいために腹臥位で眠るケースもある．

1) 睡眠姿勢

- 頸部過伸展
- 座位，半座位
- 腹臥位

2) いびき，呼吸音

- 大きさ
- 連続性
- 呼吸苦を感じさせる音か

- 音のピッチ（高音か低音か）

いびきは吸気時に狭い上気道を空気が通る際の振動音である．いびきが撮影中ずっと連続しているのか，ときどきのみ生じるのか，呼吸苦を感じさせる音かを確認する．いびきは多くの場合低音であるが，狭窄部位が咽頭よりも下部の喉頭部の場合は，ピッチの高いいびき音となるため，音の性質にも注意する．

3）呼吸努力

- 胸腹の大きな動き
- 吸気時の胸部の陥凹
- 吸気時の下顎の引き込み

図1は10歳の閉塞性睡眠時無呼吸男児の画像である．吸気時（図1左）に大きく胸部が陥凹し，下顎を引き込む様子が確認できる．非吸気時（図1右）にはこれらの所見を認めない．

4）無呼吸

- 呼吸努力があるかないか
- 呼吸再開時に覚醒反応があるか

音声から呼吸が止まっていると判断されるときに，呼吸努力があるかないかが重要である．中枢性無呼吸は呼吸努力を伴わないタイプの無呼吸であり，閉塞性無呼吸は呼吸努力があるものの，上気道が閉塞しているために，空気が通らなくなっている状態である．また，呼吸が再開する際に大きく体を動かす，体位を変換している場合は無呼吸により覚醒反応（短時間の記憶にない覚醒）が生じているものと推測される．

5）レム睡眠

- 急速眼球運動（REM：Rapid Eye Movement）
- 一過性筋活動

レム睡眠とは，急速眼球運動を呈する睡眠であり，呼吸が速くなったり遅くなったりと乱れることがあることが知られている．いびきはないが呼吸が乱れて不安であるとの主訴の乳児が受診した場合に，まぶたの中で眼球が素早く動く，口元に素早い一過性の筋活動が生じるかをビデオで確認できれば，生理的なレム睡眠中の中枢性無呼吸または呼吸の乱れであると推測できる．

6）脚の動き

- 覚醒時の脚こすり，打ち付け，力を入れる様子
- 脚のピクッとなる動き

レストレス・レッグズ症候群の児では，脚の不快感のために脚どうしをこすりつける，足を床や壁に打ち付ける，足に力を入れて動かす仕草がみられることがある．図2は7歳のレストレス・レッグズ症候群の女児が夕食後，座位にて過ごしている画像であり，図2左は通常時，図2右は脚の不快感をやわらげるために足趾に力を入れて広げている画像である．ビデオには，「ぎゅーっとすると気持ち悪いのがましになる」との児の発言も記録されている．また，レストレス・レッグズ症候群では睡眠中に周期的に足関節を背屈させるような運動が繰り返し出現することがある．

覚醒-入眠移行期に両下肢に短い筋収縮が生じる現象を睡眠時ひきつけ（Hypnic Jerks）とよぶが，ほとんどは特別な治療を要さない．

7）異常行動

異常行動の撮影は困難なことが多いが，撮影できれば多くの情報をもたらす．ノンレム睡眠からの覚醒障害，いわゆる寝ぼけは小児に多い．一見目覚めているように見えるが時間や空間の見当識を失い，行動が不適切であったり，乱暴であったりする．問いかけや刺激に反応しないことが多い．

覚醒-入眠移行期に生じる，首振りなどの0.5〜2 Hz程度の律動的な運動は睡眠関連律動性運動の可能性が高い．図3にhead bangingタイプの睡眠関連律動性運動を呈する4歳男児の画像を示す．腹臥位にて図3左は頭を上げているところ，図3右が頭を打ち付けている画像である．

異常行動が観察される場合は，ビデオのみで判断せず，脳波検査や終夜睡眠ポリグラフィ検査を行い，てんかんと鑑別することが重要である．

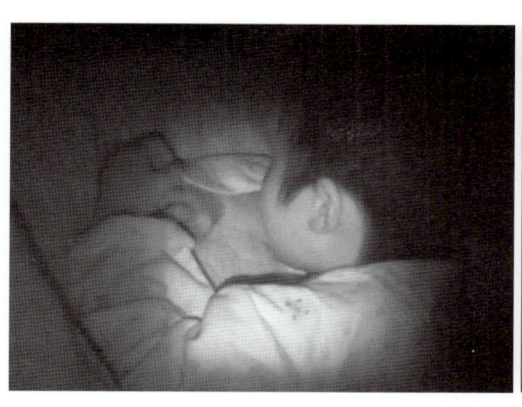

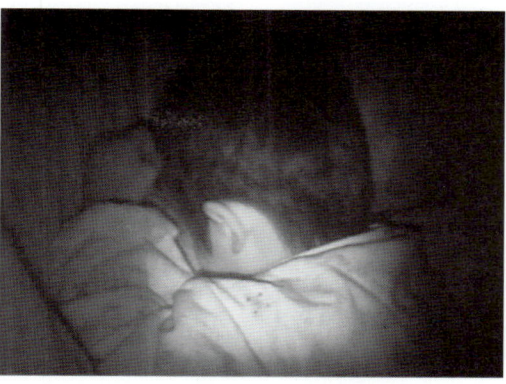

図3 睡眠関連律動性運動を呈する4歳男児の入眠時の画像
左：頭を持ち上げる．右：頭を打ち付ける．約1 Hzで頭を打ち付ける head banging が律動的に生じる．

まとめ

　ホームビデオ撮影は比較的簡便で非侵襲的な在宅で行えるホームモニタリングである．診療時に養育者と一緒にビデオを観察し，問題となる現象が生じた時刻やその継続時間，その日の児の体調や変わったことがなかったかなど，ホームビデオを介し，養育者に観察ポイントのフィードバックを行いながら，より深い問診や情報収集を行うことが重要である．ホームビデオのみで診断するのではなく，問診内容，パルスオキシメトリや他の検査所見，脳波や終夜睡眠ポリグラフィ所見を合わせ総合的に診療することが必要である．

第5章 一般外来での検査

4 子どもの眠りの質問票(日本版幼児睡眠質問票)の見方・使い方

大阪大学大学院連合小児発達学研究科
毛利育子

はじめに

小児の睡眠の問題を早期発見するためのスクリーニング把握するために，海外でいくつかの質問票が開発され，臨床・研究で用いられている．最も研究に頻用されており，日本語にも訳されている質問票が「Children's Sleep Habits Questionnaire(CSHQ)」であるが，これは寝具がベッドであり，乳幼時から一人の寝室において独りで入眠するというしつけをする欧米文化を背景として開発されたため，たとえば両親と同室で眠ることや，添寝，眠る際にあやすことが「子どもが自律的に入眠しないため睡眠障害である」と判断されてしまうなど，日本の実情に合っていない．また，CSHQは4歳から10歳までの小児を対象としているが，日本では小学就学前後で子どものライフスタイルが大きく変化することや，閉塞性睡眠時無呼吸症候群(OSAS)やパラソムニアなど，多くの睡眠関連疾患の有病率がこの年齢の間で大きく変化するため，一つの質問票で評価することには無理がある．さらに，近年，幼児期でも発症することが明らかになったレストレス・レッグズ症候群(RLS)に関する項目は，既存の質問票では因子として取り上げられていない．

これらの問題を克服するため，われわれは就学前児用の睡眠評価尺度として，「子どもの眠りの質問票(Japanese Sleep Questionnaire for Preschoolers：JSQP)」を開発した．本項ではその臨床現場での使い方，見方を概説する．

1 JSQPの使い方(図1)

JSQPは表裏1枚からなり，表面(図1)は，年齢，子どもの就寝，起床時刻，等のライフスタイルに関する質問と，子どもの睡眠に対する養育者の判断，養育者の睡眠習慣についての質問項目からなる．裏面(図2)は子どもの睡眠に関連する質問39項目を6件法で記載する様式となっている．

1)表面：睡眠に関連するライフスタイルの確認

【1】対象者の氏名，性別，【2】年齢，【3】通学・通園状況，【4】一人で寝るか，誰と同室で寝るかを確認する(図1-a)．

われわれの調査では，一人で寝室で眠っている子どもは全体の0.6%に過ぎず，3～4歳児では0.3%，5歳児1.4%，6歳児1.9%であった．

【5】歯ぎしり，夜尿，テレビなどを見ながらの寝かしつけ，深夜の外出，の有無を確認する(図1-b)．歯ぎしりは小児にもみられ，その発生メカニズムや生理学的意義は解明されていないが，時に閉塞性睡眠時無呼吸症候群(OSAS)に随伴したり問題行動と関連する．夜尿については年齢依存性に頻度が低下するが，OSASや発達障害では年長児でもみられることがある．歯ぎしり・夜尿ともに，新学期や運動会シーズンなどストレスが多い時期だけなのか，イベントと無関係かなども確認しておくと治療の手がかりとなる．テレビやビデオ，DVDを見ながらの寝かしつけは，寝つきを悪くさせ，睡眠覚醒リズムを後退させるため避

ける.

　われわれがこの質問票を用いて調査したところ，20時以降に外出する子どもでは有意に就寝時刻が遅いことが明らかになった．子どもの入眠時刻が遅い場合は，養育者に，寝室にテレビやビデオを置かないようにする，20時以降の子どもの外出は控えるといった睡眠環境を整える指導を行う．また，養育者の問題意識を高める必要がある．

【6】テレビ，ビデオ，DVD，テレビゲームについて，①使用制限の有無，および②1日の平均的な使用時間を確認する（図 1-c）．一日テレビ視聴時間が2時間を超える子どもには，入眠困難や中途覚醒が多いという既報があり，われわれの日本での調査でも，同様の結果が出ている．テレビやビデオの視聴は1日2時間以内とし，ゲームで遊ぶ時間も制限し，いずれも就寝1時間前までに終了するように指導する．養育困難があるために長時間テレビを見させている場合は，とくに介入が必要である．幼児期にゲーム依存になることは稀であるが，養育者が時間を管理できているかは，その後の問題行動の出現をある程度予想できるため，確認しておく．

【7】①起床時刻，入床時刻，夕食，入浴時刻，入眠潜時を確認する（図 1-d）．

　われわれの調査では就学前児の平均起床時刻は7時20分，平均就寝時刻は21時17分，22時までに就寝する子どもは全体の60.2％，夜間平均睡眠時間10時間30分であった．近年の睡眠と発達のコホート研究から，夜間睡眠は最低10時間，できれば11時間以上が望ましいと考えられるが，海外に比し，日本の乳幼児は就寝時刻が遅く，睡眠時間が短い．保育園，幼稚園などのために7時に起床すると考えると，逆算して20時，遅くとも21時までの就寝が推奨される．しかし日本では幼児期から就寝時刻が遅い子どもが多く，養育者自身も遅寝であるためこのことを問題視していないことが多い．したがって養育者に子どもの睡眠の重要性を伝え，家族ぐるみで生活リズムを整える指導を行うことが大切である．

　布団に入ってから眠るまでの時間（入眠潜時）が30分以上の場合は入眠困難がある可能性があり，裏面のスコアを確認し，レストレス・レッグズ症候群や発達障害に伴う入眠困難がないかを疑う．

　昼寝に関しては1歳以上になるとほとんど必要なくなる子どもから年長になっても必要な子どもまで，個人差が大きい．昼寝の時間帯が遅いと，夜の入眠困難や睡眠相後退の原因になる．そのため，昼寝の時刻・時間を確認し，夕方に長時間寝ている場合は時間を早める，短く切り上げる，もしくは昼寝をさせない，などの工夫を促す．

　睡眠環境には問題がなく，養育者が努力しても不眠・リズム障害が改善しない場合，しかも，そのことが本人や家族のQOLの低下を招いている場合には，発達障害の鑑別も含めた原因評価と治療が必要である．

　本質問票では養育者の睡眠状況についても確認している（図 1-e）．また，養育者が子どもの睡眠，養育者自身の睡眠をどう評価しているかも確認している（図 1-f）．子どもの睡眠習慣の悪さは養育者の習慣がそのまま受け継がれていることが多いため，子どもだけを指導，治療しても効果が得られにくい．家族ぐるみで睡眠を考えるきっかけとしてもらうことが鍵になる．

2）裏面：睡眠関連疾患のスクリーニング（図 2）

　まず，睡眠票を回収したときには必ず裏面も埋められているかをチェックする．

　裏面は子どもの睡眠に関する質問39項目からなる．これらの質問項目を因子分析により10因子に分類した．各因子毎の点数を計算することによって，各々の睡眠の問題について簡便にスクリーニングできるように工夫している．（開発についての詳細は文献一覧の"Shimizu S, et al～"および"清水佐知子，ほか～"の2編を参照．）10因子にはそれぞれ因子内の項目に共通すると考えられる名前をつけ，RLS（感覚），RLS（動き），

子どもの眠りの質問票

お子様のことについてお伺いします　最もあてはまるものについて○で囲んでください

a
- 【1】性別　男・女　　【2】年齢　　歳　　ヶ月
- 【3】通園・通学：　通っていない　・　保育園　・　幼稚園　・　その他（　　　　　）
- 【4】主として誰と同室で眠りますか：　ひとり・母・父・祖父母・きょうだい・その他（　　　）

【5】以下について最もあてはまると思う数字にひとつだけ○をつけてください．

	非常にあてはまる	あてはまる	どちらかといえばあてはまる	どちらかといえばあてはまらない	あてはまらない	まったくあてはまらない
① 歯ぎしりをする	6	5	4	3	2	1
② 毎日のようにおねしょをする	6	5	4	3	2	1
③ テレビやビデオ，DVDを見ながら寝かしつける	6	5	4	3	2	1
④ 夜8時以降，コンビニ等へ外出することがある	6	5	4	3	2	1

b

【6】テレビ、ビデオ、DVD、テレビゲーム（携帯型ゲームも含む）についてお伺いします．

① お子様が遊ぶ（見る）時間を制限していますか：
- ・制限していない
- ・時間で制限している　→　平日1日　　時間　　分
- ・時刻で制限している　→　（午前・午後　　時　　分）〜（午前・午後　　時　　分）まで
- ・その他（　　　　　　　　　　　　　　　　　　　　　　　　）

② 1日の平均的な時間を教えてください：
- 1日にテレビ・ビデオを見る時間　：　　　　時間　　分
- 1日にテレビゲームをする時間　：　　　　時間　　分

c

【7】以下の質問項目について、お子さんの平均的な時間をお教え下さい．
正確な時間が分からない場合はだいたいの時間で結構です．

- ① 朝起きる時間　：　午前・午後　　時　　分
- ② 夕食を開始する時間　：　午前・午後　　時　　分
- ③ お風呂に入る時間　：　午前・午後　　時　　分
- ④ 夜眠る時間　：　午前・午後　　時　　分
- ⑤ ふとんに入ってから眠るまでの時間　：
　　10分以内・20分以内・30分以内・1時間以内・1時間以上・わからない

d

回答者様ご自身のことについてお伺いします　最もあてはまるものについて○で囲んでください

e
- 【1】年齢　　歳　　【2】お子さんとの続柄：母・父・祖父母・その他（　　　）
- 【3】夜眠る時間　　時　　分頃　　【4】朝起きる時間　　時　　分頃

A. 睡眠について総合的な評価をしてください．最近1週間の平均的な状況について回答してください

	非常にそう思う	そう思う	どちらかといえばそう思う	どちらかといえばそう思わない	そう思わない	まったくそう思わない
1 全体としてお子さんの睡眠は良いと思いますか	6	5	4	3	2	1
2 全体としてあなた自身の睡眠は良いと思いますか	6	5	4	3	2	1

f

図1 子どもの眠りの質問票(表)

OSAS，パラソムニア，不眠・リズム障害，朝の症状，日中の過度の眠気，日中の行動，睡眠習慣，睡眠不足とした．各質問項目の点数をJSQTアセスメントシート（図3-a）上に転記し，その合計をその下の枠の括弧内（図3-b）に記載する．これらの点数がアセスメントシートの素点となる．設問項目「21．誰かが寝かしつけなくても眠る」と「23．自分ひとりでふとんもしくはベッドに入って眠る」は逆転項目であるため，14から合計点を引くようになっている（図3-c）．各因子%タイル（図3-d）は一般集団を得点順に並べたとき，ある素点より低い点数である人数の割合を示す．T得点（図3-e）はパーセンタイル順位の平均値を50，標準偏差が10となるよう素点を変換したものである．また，10因子すべての素点の合計が総得点となり，左端のカラム（図3-f）に記載する．T得点のカットオフ点以上をグレーで示しており，この部分に入ってきた項目は要注意であることを示す．

❷ レストレス・レッグズ症候群（RLS）…Ⅰ，Ⅱ

本質問票では，本人の訴えからなる「感覚」に関する項目「夜足が気持ち悪いという」「夜に足が熱いという」「夜に足が変な感じがするという」と，養育者の観察からなる「運動」に関する項目「夜になると足をさする」「夜になると足を触る」との2つの因子に分かれた．これは，言葉で不快感を表現できない小児の場合，家人の観察に依ることが多いためと考えられる．RLSが疑われたときには，さらに詳しく問診を行う必要がある．特に家族歴は診断の補助になるが，両親はまだ発症しておらず，祖父母の世代が発症している場合もあるので，詳しい聴取が必要である．RLSであっても軽症で特に治療が必要でない場合も多いが，表面（図1）の入眠までの時間が30分以上である場合，また裏面（図2）の他の因子（不眠・リズム障害，朝の症状，日中の過度の眠気，日中の行動，睡眠習慣，睡眠不足）も「要注意」に入ってくる場合，治療を考慮する必要がある．

❸ 閉塞性睡眠時無呼吸症候群（OSAS）…Ⅲ

OSASに関する項目には「大きないびきをかく」「息が止まる」「鼻息が荒かったり，あえいだりする」といった成人のOSASでもよくみられる項目と，小児OSASでよくみられる症状である「寝返りなど体の動きが多い」「口を開けて眠る」「首を反らして眠る」と「歯ぎしりをする」の項目が含まれる．この因子が「要注意」に入る場合，常に開口していないか，アデノイド顔貌がないか，扁桃肥大や繰り返す扁桃炎などがないかを確認する．さらに，「朝の症状」「日中の行動」も同時に「要注意」に入ってくる場合は治療の必要性が高いOSASである可能性がある．「日中の過度の眠気」は小児OSASではかなり重症にならないと出てこないことが多い．OSASが疑わしい場合，パルスオキシメトリ，終夜睡眠ポリグラフィによる診断が必要になるため，専門医に紹介する．

❹ パラソムニア…Ⅳ

パラソムニア因子には「夜泣きをする」「目覚めて叫び，あやしてもおさまらない」「怖い夢で目覚める」「ちょっとした物音で目を覚ます」「夜，寝ている間に2回以上起きる」などの項目がある．この因子が要注意に入ってくる場合，睡眠・覚醒リズム表（p 236参照）を用いるなどして，問題となるイベントが生じる時間帯，頻度，昼間のできごととの関連を確認する．一過性のパラソムニアは日中の過度の興奮，ストレスなどで引き起こされることが多く，睡眠衛生指導，日中のイベントの調整により改善することが多い．本因子に含まれている「ちょっとした物音でおきる」「夜，寝ている間に2回以上起きる」は不眠に対する質問項目でもあるが，発達障害がベースにある児にも多くみられるため，注意が必要である．

❺ 不眠・リズム障害…Ⅴ

不眠の定義は難しく，米国睡眠医学会では12歳未満の子どもの不眠を『入眠，または睡眠の持

B. お子さんの様子についてお伺いします．最近 1週間の平均的な状況について回答してください	非常にあてはまる	あてはまる	どちらかといえばあてはまる	どちらかといえばあてはまらない	あてはまらない	まったくあてはまらない
1　朝、起きた時機嫌が悪い	6	5	4	3	2	1
2　朝、ちゃんと目が覚めるのに時間がかかる	6	5	4	3	2	1
3　朝、なかなか布団（ふとん）から出られない	6	5	4	3	2	1
4　寝坊して保育所，幼稚園等に遅刻する	6	5	4	3	2	1
5　昼寝を1日2回以上する	6	5	4	3	2	1
6　居眠りをする	6	5	4	3	2	1
7　昼間、落ち着きがない	6	5	4	3	2	1
8　昼間、集中力がない	6	5	4	3	2	1
9　昼間、眠そうにしている	6	5	4	3	2	1
10　昼間、疲れている様に見える	6	5	4	3	2	1
11　寝返りなどの体の動きが多い	6	5	4	3	2	1
12　保育所，幼稚園等で居眠りを指摘される	6	5	4	3	2	1
13　夜10時より遅くに眠る	6	5	4	3	2	1
14　夜になると足が気持ち悪いと言う	6	5	4	3	2	1
15　夜になると足が熱いと言う	6	5	4	3	2	1
16　夜になると足が変な感じがすると言う	6	5	4	3	2	1
17　夜になると足をさする	6	5	4	3	2	1
18　夜になると足を触る	6	5	4	3	2	1
19　夜になると興奮する	6	5	4	3	2	1
20　夜になると不機嫌になる	6	5	4	3	2	1
21　誰かが寝かしつけなくても眠る	6	5	4	3	2	1
22　あまりに寝ないので車などで外に連れ出す	6	5	4	3	2	1
23　寝かしつけるのに苦労する	6	5	4	3	2	1
24　自分ひとりで布団（ふとん）に入って眠る	6	5	4	3	2	1
25　夜泣きをする	6	5	4	3	2	1
26　目覚めて叫び、あやしてもおさまらない	6	5	4	3	2	1
27　怖い夢で目覚めてしまうことがある	6	5	4	3	2	1
28　ちょっとした物音で目を覚ます	6	5	4	3	2	1
29　歯ぎしりをする	6	5	4	3	2	1
30　口を開けて眠る	6	5	4	3	2	1
31　首を反らして眠る	6	5	4	3	2	1
32　大きないびきをかく	6	5	4	3	2	1
33　息が止まる	6	5	4	3	2	1
34　鼻息が荒かったり、あえいだりする	6	5	4	3	2	1
35　休日前は平日より1時間以上夜ふかしする	6	5	4	3	2	1
36　休日は平日より1時間以上長く眠る	6	5	4	3	2	1
37　夜、寝ている間に2回以上起きる	6	5	4	3	2	1
38　寝る時間、起きる時間がバラバラである	6	5	4	3	2	1
39　昼と夜が逆転する	6	5	4	3	2	1

図2 子どもの眠りの質問票（裏）

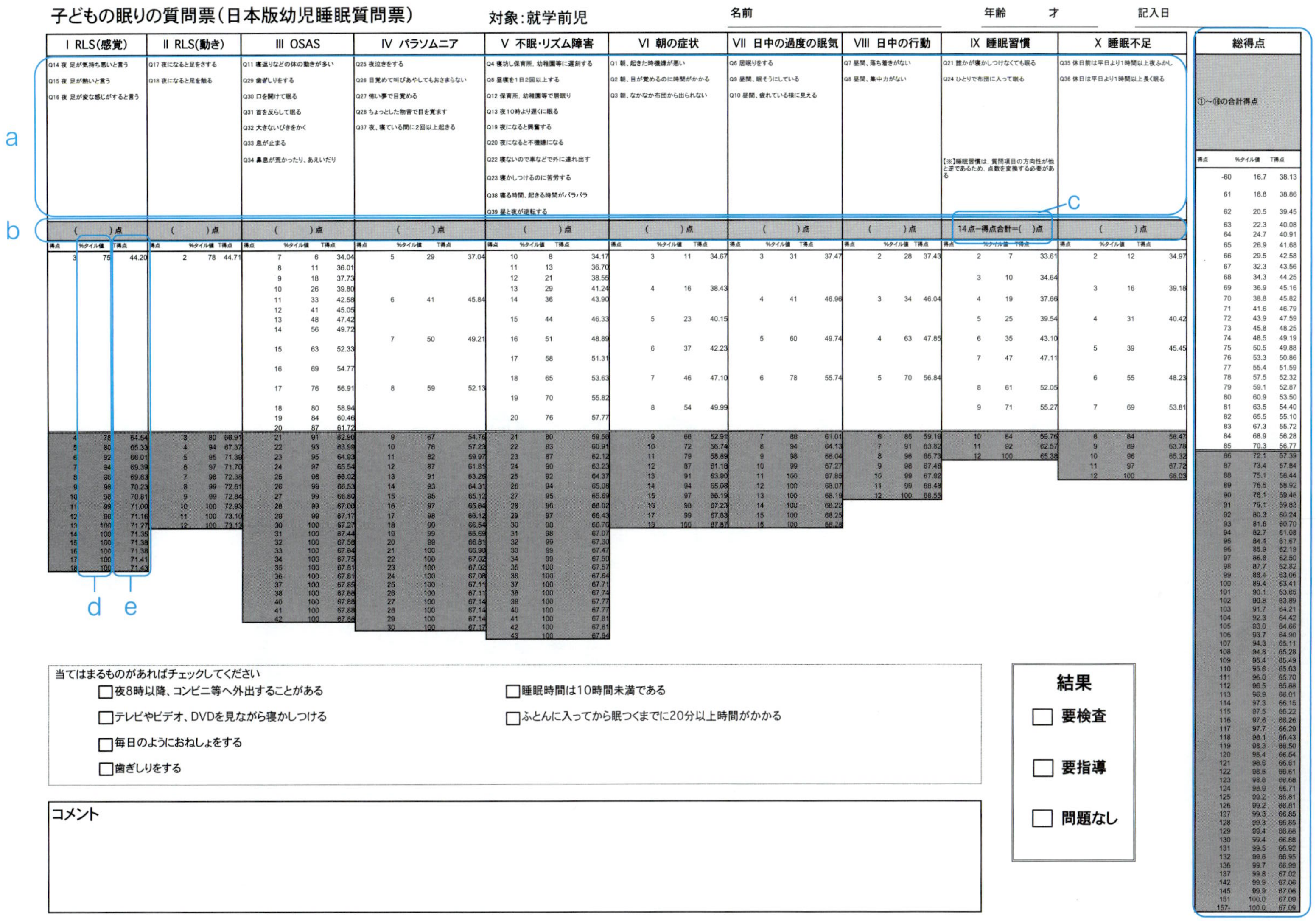

4 子どもの眠りの質問票（日本版幼児睡眠質問票）の見方・使い方

図3 JSQPアセスメントシート

続の困難さがあって，子ども自身または養育者によって問題とされている状態』と定義している．しかし，養育者が問題と思っていない場合も多く，注意が必要である．

この因子には「寝坊し，遅刻する」「昼寝を1日2回以上する」「居眠りをする」「夜10時より遅くに眠る」「夜になると興奮する」「夜になると不機嫌になる」「寝ないので車などで外に連れ出す」「寝かしつけるのに苦労する」「寝る時間，起きる時間がバラバラ」「昼と夜が逆転する」などの項目が入っている．この因子が要注意に入ってくる場合，表面（図1）の「入床時刻」「起床時刻」「睡眠時間」および夕食や入浴の生活時間，メディア視聴状況，を再度確認し，子どもの問題なのか，家庭環境の問題なのかを考える必要がある．また，睡眠・覚醒リズム表（p 236 参照）を使って睡眠状況を把握することも重要である．

❻ 朝の症状…VI

睡眠の量，質に問題があるときにみられやすい朝の症状として「朝起きたとき，機嫌が悪い」「朝，目覚めるのに時間がかかる」「朝，なかなか布団から出られない」という項目をあげている．この因子が要注意に入ってくる場合，就寝時刻，睡眠時間を確認し，睡眠不足がないかを確認し，OSASやRLS等の睡眠関連疾患の項目の点数をチェックし睡眠の質に問題がなさそうかを確認する．また，登園しぶりの初期の段階として，朝起きられないなどの症状が出る場合もあるため，睡眠の問題がない場合は，保育園，幼稚園への適応状態も詳しく聞く必要がある．

❼ 日中の過度の眠気…VII

この因子には「居眠りをする」「昼間，眠そうにしている」「昼間，疲れている様に見える」といった項目が含まれるが，成人と違い，就学前児では睡眠不足であってもまれである．そのため，この因子が要注意に入ってくる場合，睡眠の問題としては重篤である可能性が高い．就寝時刻，入眠潜時，起床時刻，睡眠時間を確認し，問題があ

れば睡眠衛生指導を行う．問題が残存する場合には，OSASやRLS等の睡眠関連疾患の有無を確認する．また，就学前児では少ないが，小学生以上になってこの因子が高得点になっている場合は睡眠の問題だけではなく，学業の問題や学校への適応の問題が隠れている事があるため，学校の様子や勉強の様子，友だち関係なども確認する必要がある．

❽ 日中の行動…VIII

小児では，睡眠の質・量が悪い時に，「昼間落ち着きがない」「昼間集中力がない」といった注意欠如／多動性障害様の症状を示すことが多い．また，睡眠関連疾患の治療により日中の行動が改善することも知られている．日中の行動の問題がある場合は必ず睡眠衛生のチェック，睡眠関連疾患がないかを確認する必要がある．特に，不注意や多動の問題を持つ児に対しては，ぜひとも，睡眠の問題を確認してもらいたい．

❾ 睡眠習慣…IX

「誰かが寝かしつけなくても眠る」「一人で布団に入って眠る」といった睡眠習慣が要注意に入ってくる場合は，睡眠環境を詳しく聞く必要がある．

❿ 睡眠不足…X

必要な睡眠時間は個人差が大きく，小児の正常値はないが，われわれは休日朝起こさなかったらいつまで寝ているか，何時間寝たら自分で起きてくるかを必要睡眠時間を判定する手がかりとしている．そのため，「休日は平日より1時間以上長く眠る」のは睡眠不足の可能性があると考えている．また「休日前は平日より1時間以上夜更かしをする」習慣は，睡眠習慣全体に影響してくるため，できるだけ土日も早寝早起きをするよう指導する．この因子が「要注意」に入ってくる場合，「入床時刻」「起床時刻」「睡眠時間」を確認し，睡眠衛生指導を考慮する．

アセスメントシートの下部には，表面から得た

情報のうち，特にわれわれが養育者にも注意喚起をしたい睡眠に悪影響を及ぼしかねない生活習慣，「夜8時以降，コンビニ等へ外出することがある」「テレビやビデオ，DVDを見ながら寝かしつける」，睡眠に付随する項目，「毎日のようにおねしょをする」「歯ぎしりをする」と，注意を要する睡眠状況「睡眠時間は10時間未満である」「布団にはいってから寝付くまで30分以上かかる」を，チェック項目として強調している．

総合得点，各因子での要注意項目，上記のチェック項目を総合して，「要検査」「要指導」「問題ない」を判定する．

さらにコメントに正しい睡眠習慣の理解を促し，睡眠環境を改善し，必要があれば医療につなげるため，養育者へ具体的な意見を記載して返却する．

質問案はあくまでも，スクリーニングのための1ツールであり，養育者の意識によって評価は変動するため，個々の項目についてもできるだけ診察時に確認することが必要である．

おわりに

本質問票は医療機関，保健センター等で簡便に使用できるよう作成した．本書の最後にも載せているが，われわれのホームページ（http://www.med.osaka-u.ac.jp/pub/kokoro/JSQP20130822.pdf）にもアップしているので，適宜ダウンロードして使用していただきたい．忙しい臨床の現場で効率よく睡眠状況を把握し，子どもの睡眠医療に役立てていただければ幸いである．また，標準化はまだであるが，小学生版質問票も付録としてp 239に添付している．

参考文献

- Shimizu S, et al: Sleep Medicine 2014;15(4):451-458.
- 清水佐知子，ほか：日本版幼児睡眠質問票の開発．小児保健研究 2010;69(6):803-813.
- 三星喬史，ほか：小児保健研究 2012;71(6):808-816.
- Owens J, et al: Pediatrics 1999;104(3):e27.
- Owens JA, et al: Arch Pediatr Adolesc Med 2000;154(6):549-555.

5　睡眠・覚醒リズム表の使い方

大阪大学大学院連合小児発達学研究科
松澤重行

1　睡眠・覚醒リズム表とは

　睡眠・覚醒リズム表は，睡眠時間，睡眠時間帯，就寝時刻，起床時刻などの睡眠パラメーターや睡眠に関係する生活習慣やできごとなどを記入するためのフォーマットを用い，毎日の様子を記入し，その全体像を把握するものである．スリープ・ログ(sleep logs)，睡眠日誌(sleep diary)ともいう．ログとは，もともとは船の航海日誌を意味し，起こった情報を一定の形式で時系列に記録・蓄積したデータのことである．

　睡眠と覚醒に関する日々の情報を正確に記憶しておくことはきわめて難しく，患者や親の記憶に基づく情報の正確性にはしばしば問題がある．

　睡眠・覚醒リズム，睡眠時間，夜間覚醒を把握するための簡単な方法として，アクチグラフと睡眠・覚醒リズム表がある．アクチグラフは体動情報を客観的にとらえ，この情報をもとに独自のアルゴリズムによって睡眠覚醒状況を判断する．Aroraらは11～13歳の子どもを対象に問診(平日，週末，全体)，7日間の睡眠・覚醒リズム表記録，アクチグラフの3つの方法を用いてそれぞれの睡眠時間データを比較しているが，問診情報はアクチグラフとの一致が低いため，問診に頼ることは避けたほうがよいとしている[1]．

　睡眠・覚醒リズム表は，経験したことをそのときに形に残すという点で，より正確な情報を作り出すことができるため，問診と併用することでより正確な情報を得て診断，治療に役立てることができる．

2　睡眠・覚醒リズム表の種類

　睡眠・覚醒リズム表にはさまざまな種類があり，子どもの症状や想定される疾患，子どもやその親の性格などを考慮し使用するタイプを選ぶのが良い．

1) ログタイプ (p 236，付録参照)

　描画的なフォーマットを用いて，眠っていた時間帯を毎日塗りつぶしていくタイプである．睡眠パラメーター情報のみを記録，集積するシンプルなもので，時刻，時間の概念とこの表の意味することが理解できる子ども(おそらく中学生以上)であれば記入することは可能である．子どもの親が記入する場合も使用しやすい．睡眠時間帯の塗りつぶしだけでなく，就床時間帯，毎日の気分状態などを加えたフォーマットもダウンロードできるようになっている[2]．

2) 日誌タイプ

　毎夜の状態や注意事項を履行できたかを確認するチェックリストのようなものや，日記形式で生活や睡眠に関する時間を記入していくものなどがある．睡眠パラメーターだけでなく，起床後や日中の眠気症状の程度，睡眠前の行動や考えなどを細かく記載するような内容を含むものが多く，記録を続けることで睡眠に関連する環境や習慣を見直すことができるなど認知行動療法の要素を含んでいる．成人の不眠症患者などには有用であるとされるが，時間がかかり内容もやや難しく，子どもやその親にとってはあまり実用的ではないかも

	夜寝る前に書く				朝起きたら書く					
日時	カフェイン飲んだ？	20分以上運動した？	就寝前にしたこと	睡眠導入薬飲酒	昨夜何時に眠った？	今朝何時に起きた？	昨夜は何分で寝た？	夜中に何回起きた？	昨夜の睡眠時間	起床時の気分は？
1日目 2月4日 水曜日	午前 コーヒー 2杯 午後 0 夕食後 0	午前 × 午後 × 就寝前3時間 ×	勉強	なし	2時 30分	7時 0分	2~3分	1回	4時間 30分	すっきり — ややすっきり — 疲れている ○
2日目 2月5日 木曜日	午前 2 午後 1 夕食後 0	午前 × 午後 × 就寝前3時間 ×	勉強 テレビ	なし	0時 0分	7時 0分	2~3分	0回	7時間 0分	すっきり — ややすっきり — 疲れている ○
3日目 2月6日 金曜日	午前 1 午後 0 夕食後 0	午前 × 午後 × 就寝前3時間 ×	課題 食事	なし	1時 45分	6時 30分	2~3分	2回	4時間 45分	すっきり — ややすっきり — 疲れている ○
4日目 2月7日 土曜日	午前 2 午後 0 夕食後 0	午前 × 午後 × 就寝前3時間 ×	勉強 音楽をきく	なし	1時 0分	9時 20分	2~3分	3-4回	8時間 20分	すっきり — ややすっきり — 疲れている ○

図1 日誌タイプの例

しれない．図1[3]に1つの例を示す．英語版であるがダウンロードできるフォーマットもある[4]．

3）スマートフォンのアプリ

睡眠・覚醒リズム表とは性質がやや異なるが，スマートフォンを利用して睡眠状況をある程度把握することも可能になってきている．今後，診療や日常の自己管理に使いやすいものに進化していく可能性がある．

3 睡眠・覚醒リズム表からわかること

① 夜間睡眠量（睡眠時間），就寝時刻，起床時刻，睡眠時間帯．

② 日中の睡眠量，睡眠時間帯．ただし，夜間睡眠に比べ自分で把握することが難しい場合がある．

③ 睡眠潜時（入床してから入眠するまでの時間），目覚めてから離床するまでの時間，夜間覚醒の情報（回数，時刻，再入眠するまでの時間）．ただし本人の覚醒度が変動するときの情報は不正確になりがちである．

④ その他，知りたい項目を記入できるようにフォーマットを作成すれば，新たな情報が得られる．大阪大学医学部附属病院小児科外来では，臨床心理士が発達障害の子どもの睡眠障害に対し，睡眠覚醒ログと行動の記録欄を組み合わせた睡眠日誌フォーマットを作成し，親面接に活用している（図2）．ただし，記入項目を増やしたり質問を細かくするほど記入者の負担が増えてしまい，記入者の性格も関係するが長続きしない傾向がある．

⑤ 睡眠・覚醒リズム表から平均睡眠時間を算出するときは，週末を含む連続する2週間の記録を使用する．とくに平日の睡眠不足を週末で補充している場合は週末の情報も不可欠である．図3に例を示す．

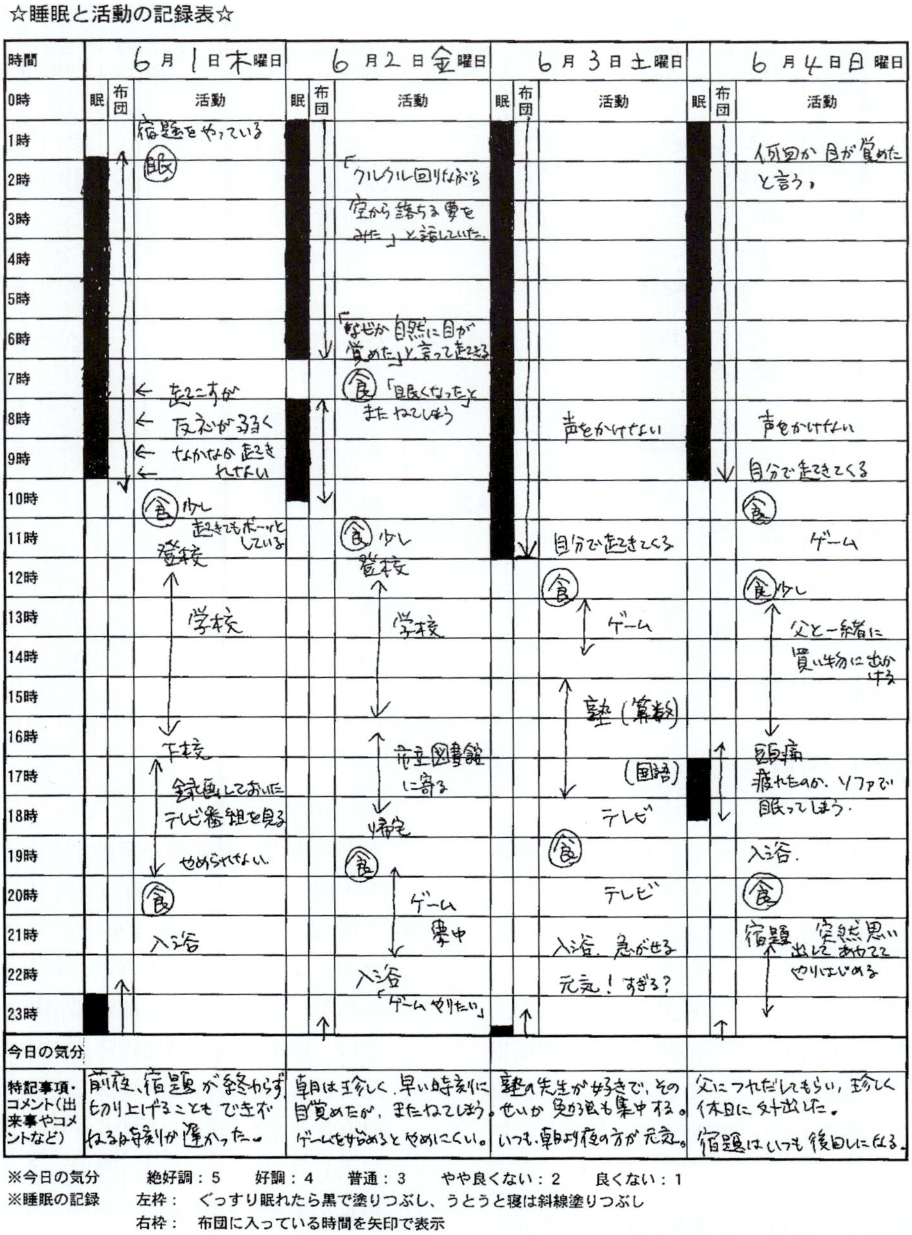

☆睡眠と活動の記録表☆

図2 睡眠覚醒ログと行動の記録欄を組み合わせた睡眠日誌の例

4 適応

① 睡眠に関連する症状を有するすべての患者に対し，一度は行っておく必要がある．
② 睡眠不足症候群，概日リズム睡眠覚醒障害では診断・治療効果の判定などにおいて必要性・有用性が高い．
③ また患者の症状が睡眠不足に起因することが疑われたときに，睡眠状況を把握する上で役立つ．

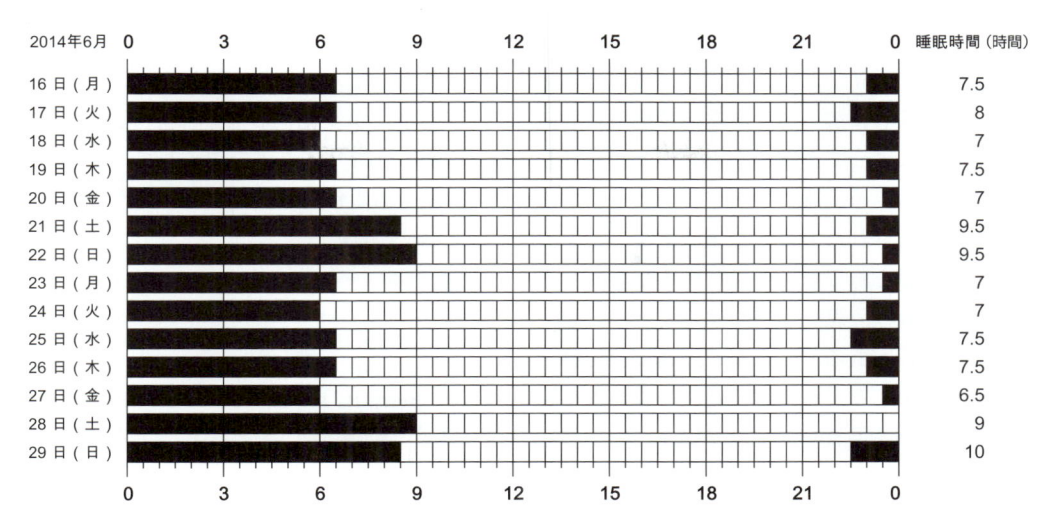

図3 10歳(小学4年生)女児,睡眠不足症候群の睡眠覚醒リズム表

睡眠時間を計算し,睡眠不足を修正するための生活リズムを求める.2週間記録されたリズム表から,(1)14日間の睡眠時間の和を日数で割って1日あたりの睡眠時間を計算する(110.5÷14≒7.9≒8時間/日).(2)登校時刻を考慮し起床時刻を決める(午前6時00分).(3)(1)で計算した睡眠時間をもとに就寝時刻をきめる(6時00分→睡眠8時間→22時00分)(4)就寝前のスケジュールを確認する.
〔Berry R: Insomnia. In: Fundamentals of sleep medicine. 2012, Elsevier, 481-512 より一部改変〕

5 利点,効果

① 記憶に頼る問診に比べ,より正確な情報が入手できる.
② 難しい技術を必要としない.
③ 非常に安価である.
④ 情報を視覚的にとらえやすい.
⑤ 経時的変化を確認しやすい.治療効果を確認しやすい.
⑥ 診察時のコミュニケーションツールとしても役立つ.
⑦ 本人や親が睡眠・覚醒リズム表を記録し,それまでは気づかなかった実際の睡眠・覚醒リズムの状況が見えてくると,自分たちで就寝時刻を早める,生活習慣を見直すなどの「治療」が始まっていくこともある.

6 睡眠・覚醒リズム表の信頼性,注意点,限界

睡眠・覚醒リズム表とアクチグラフは,その正確性,経済性,簡便性などの点で優劣を比較される.残念ながらアクチグラフは保険診療の対象になっておらず,高価で繊細な機器であり,診療では普及していない.本人が記入したリズム表は睡眠の主観的情報,また親が記入に関わる場合は親の主観による情報であり,アクチグラフィは体動を基にした客観的睡眠情報である.同じ睡眠時間であっても測定しているものが異なっており,この点では優劣で評価すべき情報ではないことに注意する.

睡眠パラメーターに関してリズム表記録とアクチグラフを比較した研究をみると,乳児を対象とした研究では,母親によるリズム表記録のほうが睡眠時間は長く夜間覚醒時間が短かった[5].幼児では,入眠時刻,起床時刻には母親による睡眠・覚醒リズム表記録とアクチグラフ記録に差がないが,睡眠・覚醒リズム表では夜間覚醒をつかみにくいとしている[6].思春期小児では,睡眠・覚醒リズム表のほうが夜間覚醒は少なく睡眠時間が長かった.またこの差は男子のほうが大きいが,それは睡眠中の動きが男子のほうが大きいことによるとしている[7].これらの結果を踏まえると,睡眠・覚醒リズム表は,親が観察して記入したものであっても,子どもの夜間覚醒に関する情報はと

らえにくいと考えておいた方がよさそうである．

　主観的評価の信頼性という点では，睡眠・覚醒リズム表は記入者によって，あるいは睡眠状況の把握方法などによって正確度が大きく下がってしまうことがあるため，誰によってどのような方法で把握され記入されたものかを確認することも大切である．記録を行う意欲が乏しい人や継続することが苦手な人は，思い出しながらまとめて記入している可能性がある．(待合室で，過去の記憶を一生懸命思い出しながら睡眠・覚醒リズム表を記入している場面を見かけることがある.) 子どもと一緒に寝ていない親，子どもの生活をよく把握できていない親，認知機能に問題がある親などは，子どもの申告内容をそのまま記入している可能性がある．このような場合は睡眠・覚醒リズム表の記載内容について本人と話しながら，それが信頼できそうな情報であるかどうかを判断する．

　また，子どもへの愛着が良くない母親が乳児の睡眠を睡眠・覚醒リズム表に記入すると夜間覚醒時間が長くなり[5]，気分障害の人が睡眠・覚醒リズム表を記入すると，気分の状態によって記録内容の精度が変化するという[8]．したがって，親が睡眠・覚醒リズム表を記入している場合は，親の病歴もある程度は把握しておいたほうがよい．

文献

1) Arora T, et al: PLoS One 2013;8(8): e 72406
2) 大阪スリープヘルスネットワーク(OSHNet). http://www.oshnet-jp.org/
3) Berry R: Insomnia. In: Berry R. Fundamentals of sleep medicine. 2012, Elsevier, 481-512
4) National Sleep Foundation. http://sleepfoundation.org/sleep-diary/SleepDiaryv 6.pdf
5) Simard V, et al: Journal of Pediatric Psychology 2013;38(5): 473-483
6) Werner H, et al: Arch Pediatr Adolesc Med 2008; 162(4): 350-358
7) Short MA, et al: Sleep Med 2012;13(4): 378-384
8) Gonzalez R, et al: J Affect Disord 2013;149(1-3): 363-366

第5章 一般外来での検査

6 睡眠・覚醒リズム表の見方・考え方①

熊本大学名誉教授
三池輝久

❶ ヒトと学校社会生活

　ヒトは地球の自転24時間に合わせた学校社会生活リズムを無視して生きることはできない．しかし，急速に形成されてきた現代人の夜型生活は，生直後の乳幼児期から成人にいたるまで，昼夜の区別をなくすものとしてグローバル化し定着してきた．ラジオ，テレビに始まり，ゲーム，PC，携帯・スマホ，インターネット，とあらゆる電子機器類による夜更かしだけではなく，部活や塾などの夜型生活から逃れることのできない子どもたちにとって「早寝」など不可能な世界になっている．現代社会の夜型生活は，地球上の24時間周期の学校社会生活に適合できなくなるような個人独自で勝手なリズムを形成させる力を持っており，これが不登校や引きこもりの元となる．平成26年，文部科学省は不登校にいたるきっかけとして朝起きできないなどの「生活リズムの乱れ」が34％にのぼり，第二番目に多い背景と報告した．実は，第一位の「友人との関係」53％，第三位の「勉強がわからない」31％は生活リズムの乱れの基本背景である「生体リズムの乱れ」に伴って生じる二次的問題として起こりやすいことがわかっている．したがって，生活リズムの乱れは不登校のほぼ中核を占める最も重要な原因・背景と考えられる．

❷ 不登校状態は生命維持装置の障害

　不登校状態では，重症度に違いがあるとしても，認知機能障害，体温調節障害，自律神経機能障害，ホルモン分泌障害，免疫機能障害，糖代謝障害（糖尿病の素質ができる）など全身の様々な機能に異変が生じ，糖からのエネルギー生産が失われるため，すぐに疲れて日常生活を満足に送ることができない状態になる．この睡眠問題は単なる睡眠障害あるいは起立性調節機能障害など，一つの病名ではとても説明ができないほど複雑な問題が含まれ，生命力そのものの低下，全身の組織的な障害をもたらすものであるため，治療が難しく時間がかかってしまうので，予防こそがきわめて重要となる．予防には，子どもたちの日ごろの生活のあり方を評価するシステムが必要不可欠のものである．

❸ 睡眠・覚醒リズム表

　その一つとして睡眠・覚醒リズム表の記録が便利であり活用できる．

　睡眠・覚醒リズム表は記録も簡単であり，ただ単に入眠した時間と起床した時間を知ることだけではなく，その見方に習熟してくると，子どもたちの生活の実際のあり方や生活パフォーマンスの状況までをうかがい知ることさえできる．睡眠表を記録するあるいは評価する上で現時点ではデジタルよりもアナログな方法が，記録した本人が自分自身の生活のあり方を客観的に評価できる点で，メリットが大きい．

❹ 不登校予防のための睡眠表の読み方

　図1-1～図1-2は比較的軽症の睡眠不足状態であるが，睡眠不足が更に蓄積すると，図1-3のよ

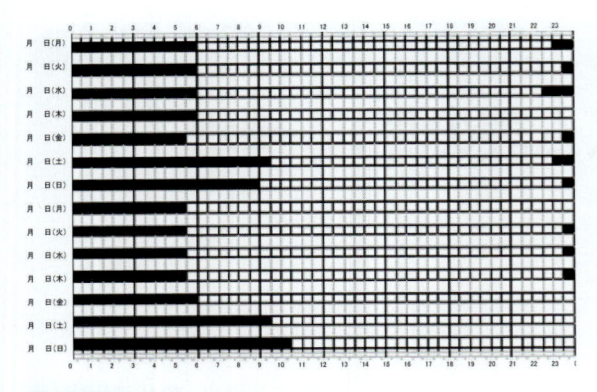

図1-1 休日補填型

小学校3年生，女子．入眠時間が遅いために朝7時起床時間までに自分が必要とする夜間睡眠が確保できない．その睡眠不足分を休日に補充するため起床時間が遅くなる．朝食時間がずれて生活リズムそのものがシフトし始める．

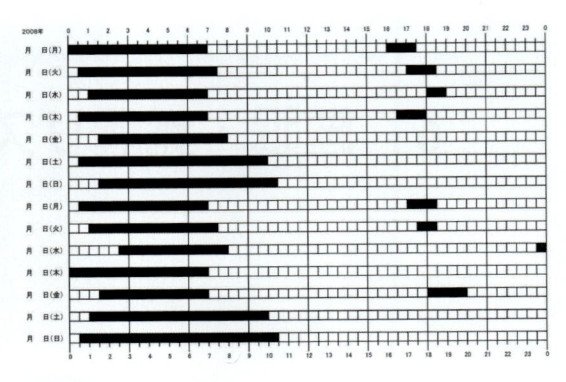

図1-2 昼寝補填型

小学校6生，女子．帰宅後の睡眠．日ごろの夜間睡眠が不足しておりその不足分を帰宅後夕方に補う眠りが見られる．

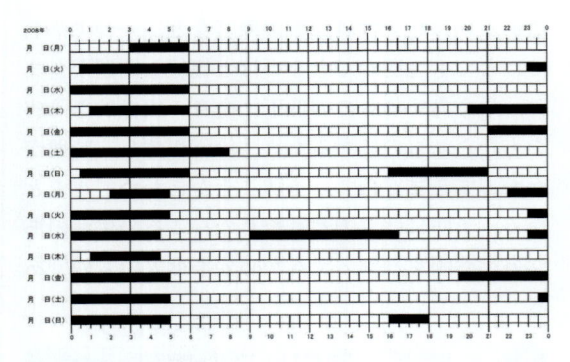

図1-3 不規則型

中学校2年生，男子．入眠と覚醒時間がバラバラで学校社会生活リズムから大きく外れているが何とか登校しようとする努力が見られる．しかし起床できない日も増え不登校日数が増加する．不登校に近いリズム．

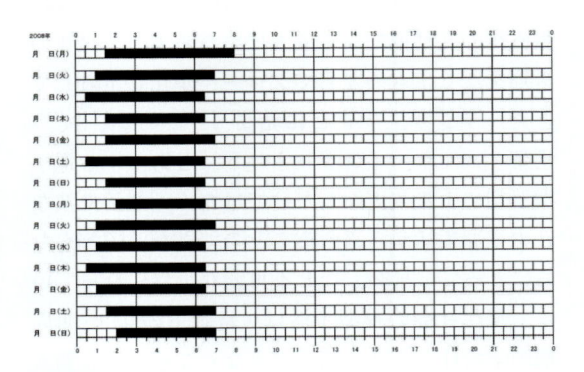

図1-4 短眠型

中学校3年生，女子．夜更かし型で朝起床時間までに夜間睡眠が不足する慢性睡眠不足の原因になる．この状態が3か月以上持続した後に対人関係の悪化，発熱などのきっかけがあると突然過眠型となり不登校となる危険性が高い．

うな不登校状態に近い不規則な生活が現れ，図1-4は睡眠不足の蓄積が明確で，元気そうに見えても何らかのきっかけで，一夜にして図2のような過眠状態が表れて不登校状態が完成することがある．したがって，図1-1～1-4の状態を示す子どもを見た場合には直ちに入眠時間を早めて夜間睡眠を十分に確保する生活リズムを指導し，積極的に治療しなければならない．図2の状態に至ると治療には長期を要するし，完全な回復はかなり難しくなる．

図1-4と同一人物の1か月後の睡眠．テストに備えて，ほとんど徹夜をしてしまった日の翌日からどうしても朝起きることができなくなり突然不登校状態になった．睡眠時間は10時間を超えるが起床時に体がだるく，疲労(感)がまったく回復しない．夜9時頃にはやや活気が出てくるなど生活時間軸のズレが著明(過眠型，睡眠相後退症候群)．

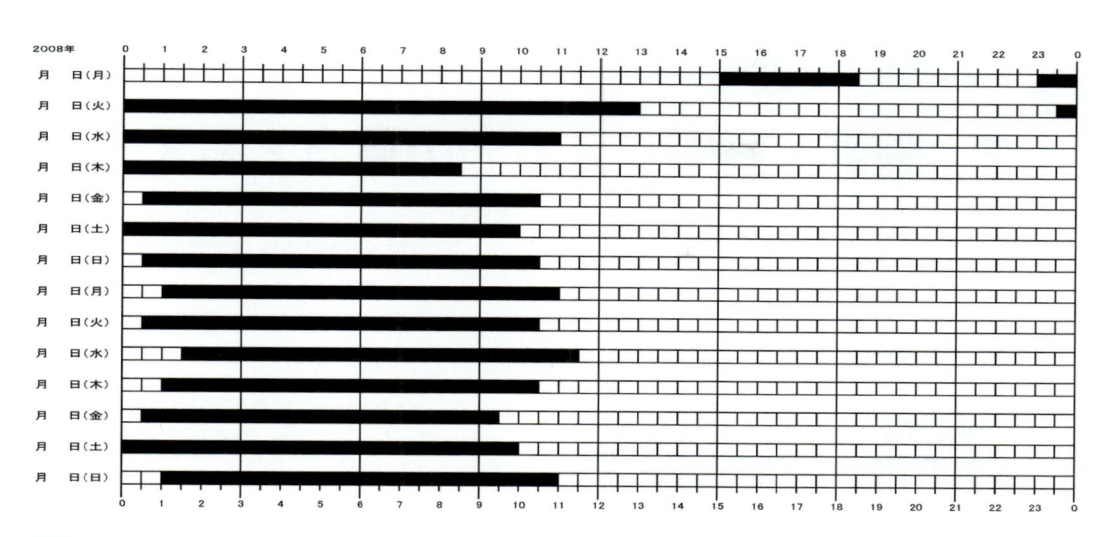

図2 睡眠・覚醒リズム表

中学校3年生(14歳), 女子.

7 睡眠・覚醒リズム表の見方・考え方②

関西電力病院神経内科・睡眠関連疾患センター
立花直子

❶ 不眠における睡眠・覚醒リズム表（SWL）の実践的利用術

　筆者は現在神経内科に付属した総合的な睡眠センターに勤務しており，自ら米国の registered polysomnographic technologist（RPSGT）資格[1]をまず取得し，院内の臨床検査技師2名にも RPSGT を取ってもらった上で，終夜睡眠ポリグラフィ（polysomnography：PSG）がルーチンで可能な形式で運営しているが，院内には小児科も精神科もないため，どんな患者でも引き受けますという状態には程遠い．特に不眠を訴える患者は，それまで他院で薬を処方されてきたが，その解決策がうまくいかなくなってから紹介されてくることが大部分であるため，常に対応に苦慮している．不眠の一次的な原因として閉塞性睡眠時無呼吸症候群（obstructive sleep apnea syndrome：OSAS）や下肢静止不能症候群（restless legs syndrome：RLS）が想定できる症例については，PSGが利用できるが，教科書的には PSG は不眠を主訴とする患者に対しては絶対適応ではなく[2]，たとえ現状把握を目的として PSG を実施しようとしても，「そんなもの（＝電極やセンサー）をつけられたらかえって眠りにくくなる」と引く患者も多い．積極的に「今の様子をきちんとわかってもらうことには賛成です」と言われる方でも検査終了後に「昨晩は（頭にいろいろつけられたので）（部屋がいつもと違うので）（寝具がいつもと違うので）（ふだんのようにお酒をのまなかったので）よく眠れなかった→いつもの睡眠と違う」と言われることが多く，逆に「昨晩は（部屋がいつもより快適だったので）（枕が

よくあったみたいで）（病院の中で安心できたので）よく眠れた→いつもの睡眠と違う」と言われることもある．いずれにせよ，本人の認知している睡眠内容と PSG の結果とは乖離することも多く，このあたりを突破口として認知行動療法にもちこむ手もあるが，多大な労力と時間を要するので，まず PSG で対応するというやり方は一次性睡眠関連疾患を鑑別するという目的以外ではおすすめできない．

　したがって，PSG という武器をもっていても不眠を主訴とする患者の診療は至難の技なので，10年ほど前から時間稼ぎ的に不眠の患者にも睡眠・覚醒リズム表（sleep-wake log：SWL）を書いていただくことを初診の最後にお願いし，2週間から1か月後に再診予約を入れることをルーチンで行うことを始めた．この方法は，初診時に「すべての困りごとを聞いてほしい」とばかりに話が長くなりやすい患者に「本日全部をお聞きすることは無理ですから，一度，どのように眠っているかを（あるいは，眠られていないかを）書いてきていただけませんか？」とある程度話を聞いた時点で診察を切る手段としても有効であり，たとえ「薬を減らしたい」とか「薬を（他院で）もらっているが効かない」といった患者であっても＜薬をこれまでどおりに飲んでいただいて，薬も印を決めて書き入れていただくと現状がもっとわかりますよ．＞と薬を減らしたり変えたりしないで時間稼ぎをするのに役立つ．

　そんな診療をするように至るきっかけとなった私の pivotal（診療の転回点）case となった患者を紹介する．

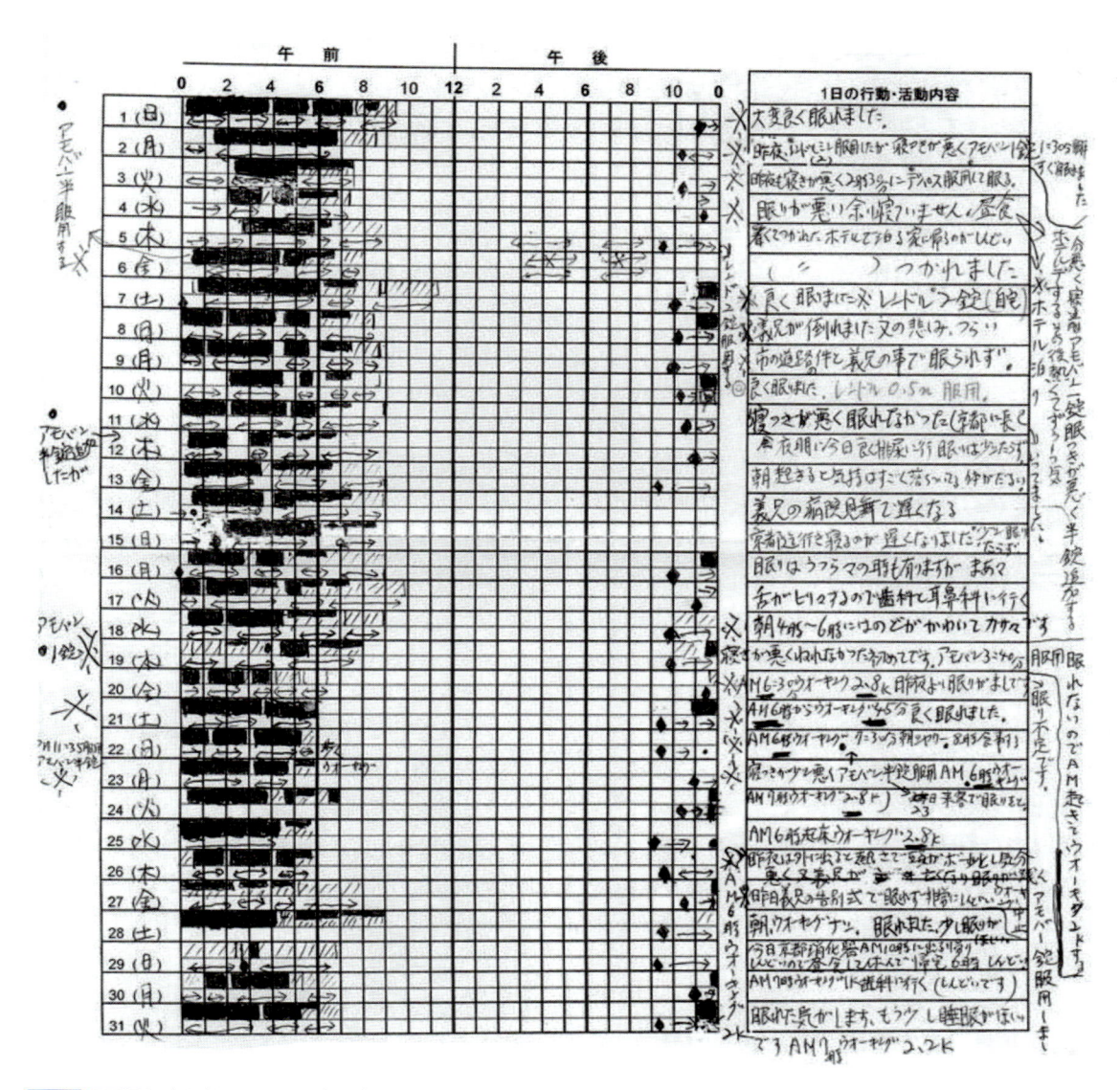

図1 不眠を主訴とした70歳男性の初診より4か月経過した時点でのSWL

❷ 私のpivotal case

【症例】70歳　男性
【主訴】睡眠薬をずっとのんでいるが増加傾向があるので何とかしたい
【現病歴】66歳時に商談の途中で気分が悪くなり，救急車で近くのA病院へ搬送，血圧が高くなっているということで降圧剤処方された．血圧は下がったがふらつき感があり，食事も十分取れなくなり，A病院消化器内科に2週間入院．診断がつかず，気分不良のため退院してからもインターネットで調べていたら，食事時に熱いものがこみあげてくる感覚があり，「逆流性食道炎」と症状が似ていると思い，この病気の専門医を探し，X医大付属病院を受診．新幹線で1時間半かかる場所にあり，通院が難しいことから入院して諸検査受けるも「逆流性食道炎」は否定された．その後，Y大学医学部附属病院も受診したが，「X医大以上のことはできない」と言われ，最終的にZ医大心療内科に入院するも結論は出ず．これらの一

連の入退院の中で睡眠薬が処方されるようになり，退院時にも処方が続行されていたので飲むものだと思ってずっと服用しており，転院しても前医からの引き継ぎで処方が続いた．睡眠薬をのんだからといってよく眠れるものではなく，かといって全くのまないでいると余計に眠れないように思われ，その次の日の気分の悪さがさらにひどくなる．

　初診時，患者の語る内容の中心はこのとらえどころのない「気分の悪さ」であり，現在の睡眠の問題に話がつながらない．過去の入院時にいかにひどい目にあったかが延々と続き，初診の時点ですでに「睡眠」のみの問題ではなく，種々の不調を睡眠に帰してとらえるという認知の歪みがあることは見て取れたが，この時点でそれを指摘することも困難である．そこで苦し紛れに「あなたのお話からは過去に起こったことの中に睡眠を悪くする原因がたくさん含まれているようです．しかし，それを今ここで解決できる夢のような治療法を私は持ち合わせておりません．そのあたりについては今後の通院の中で少しずつお聞きしますので，本日は今お困りのことをまとめてみる宿題をあげますので，それをやってきていただけませんか？」と話を折ってSWL記入を導入した．

　1か月後，まじめにSWLを記入してやってこられるが，隙間なくぎっちりとコメントが書かれ，自分の睡眠状態について強迫的に拘泥していることがうかがえた．記入内容の細かさ，筆跡，筆圧といったものからも，相当なエネルギーがある方であることが汲み取れ，この時点で投薬内容を細かく指示して減薬することはおそらく無理であるとあきらめた．しかし，「睡眠」のみを解決することで「気分の悪さ」が解決するわけではないという洞察を促すような精神療法も筆者の実力では無理であり，神経内科の範疇でできない治療に手は出せない．よほど他へ行ってもらいたいと言いたくなったが，すでに「心療内科」に入院までしているので，ご本人としては納得がいかないところであろう．しかたなく，SWL内で目立った中途覚醒をすべて細かく記載していることを指摘し，「ここまで書くのは大変でしょう．」と指摘すると，正確に記入しようということで枕元にSWLを置いておいて，起きるたびに時計を見て書いていたことを認められたので，最低，それはやめてもらうよう指示した．薬については，これまで服用したもので感触が良いと感じているものを残し，主としてレンドルミン®（ブロチゾラム）0.25 mg 1錠を服用してよいが，入眠に長くかかるときや，中途覚醒後再入眠できないときはアモバン®（ゾピクロン）7.5 mg 1錠もしくは半錠を追加してもよいという原則のみ守ってもらうことにした．

　図1はその初診後4か月目に持参されたSWLである．全体の記載量については，初診後最初にもってこられたものとほとんど変わりはなく，ぎっしりと書き込まれている．一番右端の「1日の行動・活動内容」については，初診時に「いつもと違ったことをしたときや何かの行事があったときだけ書いて下さい．ふだんの生活を詳しく書く必要はありません．」と指示しているのだが，それは無視して睡眠についての感想が書かれており，「ウォーキング」の記載が多いのは，2か月目より徐々にスリープヘルスの話をしていって，「朝から午前中にかけて戸外で散歩をして下さい．光に当たることが大切です．」という指示に対して，それが達成できたことを伝えたい心情の現れと思われた．しかし，薬を飲みながらであっても「よく眠れました」と認識している日が混じり，義兄の病気と死去という事件のために眠れない状態が起こりうることに自ら気づかれたことは大きな進歩であった．投げ出したくなった不眠患者でも操作可能なレベルまでもってくることができると初めて経験でき，この後のSWL利用の可能性を大きく広げた症例であった．

❸ SWL利用のすすめ

　この症例から学んだのは，SWLを積極的に利用することにより，睡眠診察の構造化が図れることである．睡眠診療においては，不眠や眠気といった訴えに多くの要素がからみあっていることが

多々あり，それらを解きほぐしていくためにはその患者の睡眠のみならず，毎日の生活がどのようなものであるか，その毎日の生活を患者はどのように睡眠と関係づけて過ごしているかといったことを聞きだす必要がある．また，それを可視化することで，診察場面での言語表現のみではわからない治療のヒントが生まれることがある．さらに，治療者のみならず，患者自身の気づきを促し，回答にたどりつく場合も多く，専門的に認知行動療法を学んだ者でなくとも治療に役立てられるという利点がある．したがって，症例ごとに工夫することでSWLの使用方法は無限にあると思う．

文献

1) Board of Registered Polysomnographic Technologists＜http://www.brpt.org＞（2015/3/2 アクセス）
2) Littner M, Hirshkowitz M, Kramer et al. Practice parameters for using polysomnography to evaluate insomnia: an update. Sleep 26, 754-60, 2003.

8 睡眠・覚醒リズム表の見方・考え方③

大阪大学大学院連合小児発達学研究科
谷池雅子

1 症例

3歳4か月の男児．「出生時より寝付きが悪く，夜間何度も起きる」ことを主訴として受診．

1）睡眠・覚醒リズム表の解釈

就園前児のリズム表（図1）である．非常に細かく記載されており，添い寝をしているなど，記載者である母が睡眠の状況を綿密に観察できる状況にあること，また睡眠の問題が母の大きな心配であることがうかがえる．

入眠時刻が通常0時前後，遅ければ1時前後と遅く，それに対応して，起床時刻も12～13時と遅くなっている（睡眠相が後退している）．平均総睡眠時間は10時間（短い中途覚醒を含む）だが，非常にばらつきが大きい．母は連日の中途覚醒に気づいており，5分程度の短いものから，3時間程度と長いものまで一夜に4～5回はある．長い中途覚醒を考慮に入れると，入眠困難が疑われる．昼寝は16時前後に1時間半程度のことが多く，22時前に就寝した場合には必ず午前3時前後から3時間程度覚醒する．昼寝をしない日もある．

深夜0時頃に入眠して11時～正午に覚醒（場合によっては午睡を1回）するのが，本人にとってのよいペースのようである．平日と週末（黒線）を比較しても未就園のためかあまり傾向は変わらない．しかしながら，春休み（――で示す）に入ってから，よりいっそう入眠時刻が遅くなって，総睡眠時間も短くなっており，家族的な要因が疑われる．

2）症例

父母と姉2人（小学生）の5人で生活をしている．夜型の家族であり，長姉は小学校5年まで入眠困難＋睡眠相後退を認めた．次姉は幼稚園入園までは入眠困難があった．本人は，保健センターにて境界期の発達としてフォローされており，母を叩いたり，物を投げたりすることがしばしばある．20時に夕食，その後すぐに入浴し，テレビを視聴したりおもちゃで遊んだりして入床までの時間を過ごす．就寝時刻になるとテンションがあがる傾向がある．手や脚をこすったりすることがあり，一度だけ「脚がむずむずする」と訴えたことがある．入床は0時半頃，夜間は1時間～2時間半ごとに覚醒して，そのたび母親があやして母乳をのませて入眠させている．8時頃に起こしてもなかなか起きることができない．自分で昼過ぎに起きてくる．

レストレス・レッグズ症候群（RLS）の家族歴は認めない．血液検査では鉄欠乏性貧血（Hb11.8 g/dL，Ht37.7%）を認め，血清鉄47 μg/dL，血清フェリチン10 ng/mLであった．

3）暫定診断

- 睡眠相後退症候群：遺伝性が疑われる．
- 睡眠衛生の不良：深夜にテレビを視聴している．
- レストレス・レッグズ症候群（RLS）：就寝前に脚をこする，「ムズムズするという訴え」
- 行動性不眠：中途覚醒時に母乳を与えている

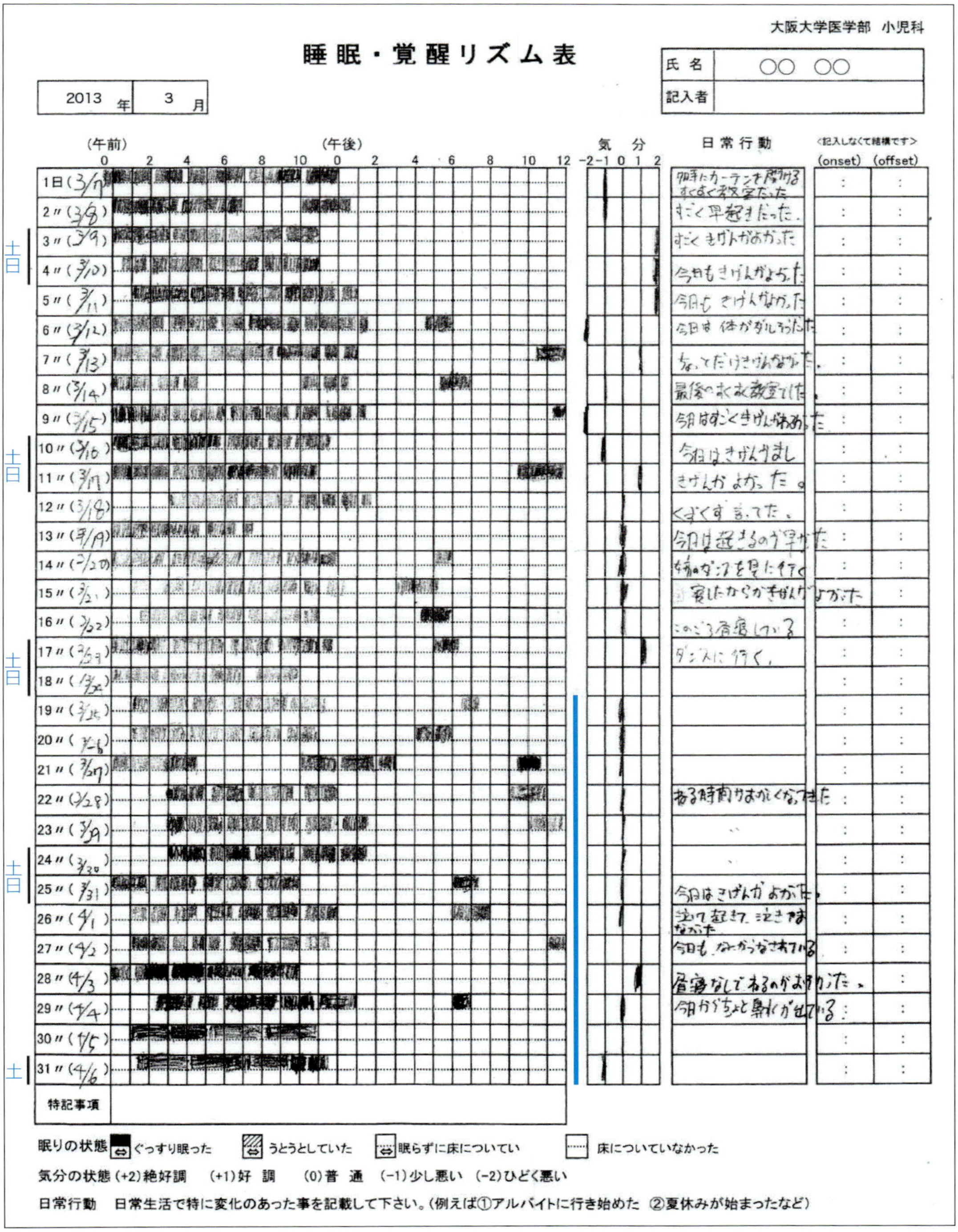

図1 この症例の睡眠・覚醒リズム表

4) 経過

養育者のストレスが大きく，段階的に診断と治療を行うことが難しかったために，夜間のテレビ視聴の制限を含めて睡眠衛生の指導をし，午前中にカーテンを開けて陽光を入れるなどの概日リズム障害に対する指導をしたうえで初診時に，ラメルテオン（ロゼレム®）を 0.3 錠（2.4 mg）処方した．「睡眠・覚醒リズム表」はこの時期の記録であり，初日にのみ「カーテンを開いて」の記載があるが，睡眠衛生の改善等の環境調整は十分にできていないことが疑われる．入眠時刻の前進や中途覚醒回数の減少については明らかな効果がみられなかった．RLS の可能性に対して鉄剤を投与開始し，当初は中途覚醒回数が減ったが，再び睡眠が分断されるようになり，就寝時刻も 0 時を超えるため，クロニジン（カタプレス®）0.5 錠（37.5 μg）の処方を開始，1 時間以内に入眠するが中途覚醒は変わらない．中途覚醒時に親が母乳をあげたり，あやしたりしていたため，これを段階的に中止するように指導．クロニジンを 0.8 錠に増やした時から就寝時刻が 23 時，起床時刻が 7 時，3 日に 1 回は午睡をするということで睡眠覚醒リズムは安定．幼稚園の年中時には中途覚醒も 1 回程度になった．朝もすっきり起きることができるようになり，現在，集団生活にも問題はない．

まとめ

複合要因により初診時の状況が作り上げられていたと考えられた症例である．家族全体が夜型であり，睡眠覚醒リズム障害についての環境調整がなかなか難しく，投薬治療を早めざるを得なかったが，後方視的にみてクロニジンが入眠困難に有効であった．現状では発達障害の診断には当てはまらず，発達の問題は睡眠障害による二次的なものではないかと考えられる．

PSG と簡易モニター

大阪大学医学部附属病院睡眠医療センター　中内　緑

はじめに

終夜睡眠ポリグラフィ（polysomnography：PSG）とは，生体の多現象（poly-）を睡眠中（-somno-）に記録する（-graphy）ものである．本来，PSGには臨床に役立つ多くの情報が含まれており，睡眠に関する様々な客観的指標を得ることができる睡眠検査のゴールドスタンダードであるが，閉塞性睡眠時無呼吸症候群（obstructive sleep apnea hypopnea syndrome：OSAS）が認知されてくるにつれ，無呼吸低呼吸指数（apnea hypopnea index：AHI）を算出するための検査と誤解されている．

本項では，主にPSGについて，睡眠関連疾患に対する臨床検査としての特色を臨床検査技師の立場から簡潔に述べたい．また，PSGから派生した簡易モニターについて，その評価・解釈の一助となることを期待する．本項では判定基準や技術の詳細について述べないため，引用文献を参照されたい．

1　PSGとは

PSGが臨床検査として特異な点は，検査方法や結果の評価を理解するためにその歴史を学ばなければならないところであろう．歴史的背景を理解していなければ，検査方法や判定基準について意味不明な点も多く，不適切な結果・評価につながることも少なくない．また，最新の方法が最良とは限らず，PSGの記録・判定基準は未だ変遷を続けている．医師やコメディカルがPSGについて系統的に学ぶ機会はまだまだ少ないため，誤解も多い．

2　PSGの成り立ち

PSGは，電気生理学的に睡眠段階の判定を行うための記録技術と判定基準の標準化を目指して，RechtschaffenとKalesによって1968年に発表された，通称R&K原法[1]による睡眠段階判定が長らく用いられてきた．脳波1誘導，眼電図2誘導，顎筋筋電図1誘導の合計4本の波形で判定を行う方法であり，当時の脳波計の記録誘導数の限界と，主たる目的が健常被験者の研究であったことなどから考えだされた必要最小限の構成であったと考えられる．後に記録機器の性能の向上とともにOSASをはじめ睡眠呼吸障害の研究と臨床にもPSGが用いられるようになり，睡眠中の呼吸状態の評価のために各種呼吸・循環のセンサーが追加されるようになった．そのため，現在でも無呼吸や低呼吸など呼吸イベントの定義の多くは睡眠段階や覚醒反応の定義を内包しており[2]，睡眠中の呼吸状態の評価方法は，睡眠段階の評価と合わせて行うことを前提に発展してきた．脳波・眼電図・筋電図なしには呼吸イベントの正確な判定ができないと言われているのはこのためである．このようにPSGは時代とともに，脳波・眼電図・顎筋筋電図の基本誘導に呼吸をみる温度センサー・鼻圧センサー，呼吸努力をみる胸腹のピエゾセンサーやインダクタンスプレチスモグラフ，心電図，血中の酸素飽和度をみるパルスオキシメトリ，体位センサー，前頸骨筋筋電図，ビデオ映像や音声記録などを追加していく形（図1）で，睡眠呼吸障害だけでなく種々の睡眠関連疾患の確定・除外診断に用いられる睡眠検査のゴールドスタンダードとして発展してきたが，記録技術の向上や最新のエビデンスに基づき，現在でも判定基準の変更が頻繁に行われている（表1）．

3　簡易モニターとは

前述のとおり，睡眠段階と覚醒反応の評価があることを前提に発展してきた各種呼吸イベントの評価方法であるが，近年呼吸・循環のセンサーの

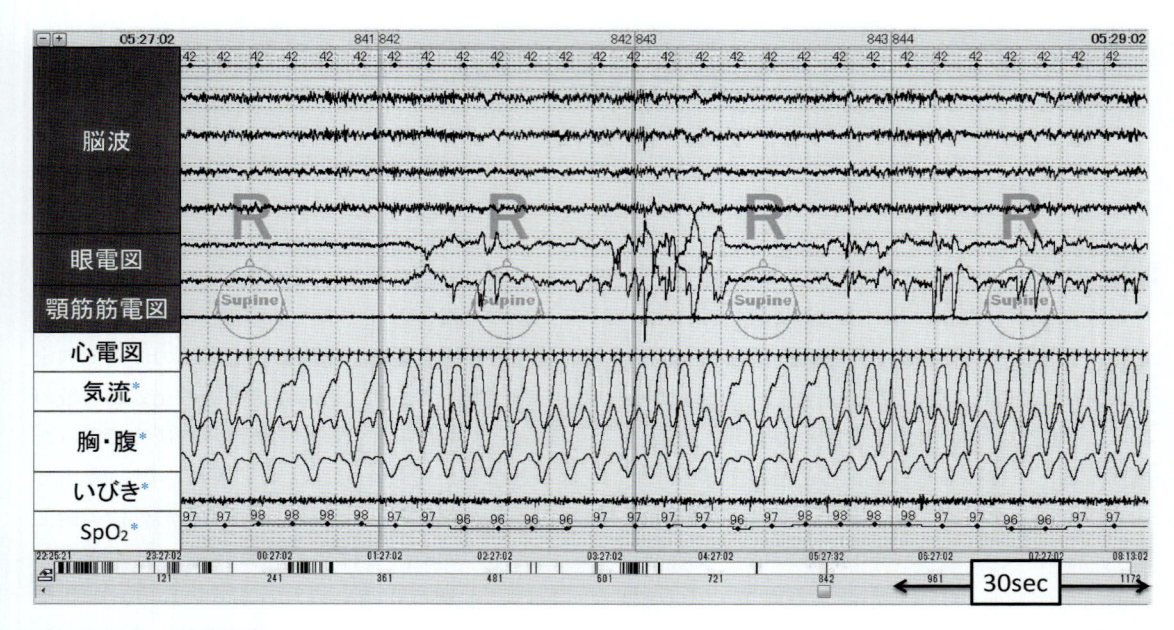

図1　PSG 波形（2 分）
レム睡眠中に呼吸数が激しく増減する様子をとらえた画面．若年健常者のレム睡眠中によく観察される生理的な現象である．
＊：簡易モニターで一般的に用いられるセンサー（組み合わせは機種により異なる）．(p 34，図 7 参照)

み記録し睡眠呼吸障害の評価を行う目的で簡易モニター（portable monitoring：PM）が多く用いられるようになった．簡易モニターについては，Medicare/Medicaid（米国の公的医療保険）と American Academy of Sleep Medicine：AASM（米国睡眠医学会）は近年 out-of-center sleep testing：OCST を用語として使用している．米国では OCST を用いて算出した呼吸イベントは respiratory event index：REI とし，AHI と区別されるようになった[3]が，日本では現在でも記録方法に関わらず AHI と記載されることが多い．簡易モニターに用いられるセンサーとその組み合わせは機種によって様々であるが，それぞれ特性が違うため，呼吸イベントの検出感度は異なる．また，睡眠に関する情報がないため，PSG の判定基準をそのまま用いようとすると矛盾が生じる．指数を算出する際は，分母である総睡眠時間が正確にわからないことも当然数値に影響を与える．簡易モニターはセンサーの装着が「簡易」なのであって，判定と結果の解釈は「簡易」にできない．PSG から必要な情報が削られているため，判定と結果の解釈はむしろ熟練した PSG の経験を要することが少なくない[4]．

4　小児の PSG

小児は「小さな大人」ではなく，成人とは違った睡眠時の脳波・呼吸・循環の特徴があり，判定基準が成人と異なる[2,5]ため，判定には成人に対するのとは別の知識と技術が必要である．また，記録をとることそのものの難しさ，安全管理の点，記録中の観察から得られる数値化されない情報が重要な情報になることから，PSG については必ず専門技師による常時監視で施行する必要があると考えられるが，日本では小児の PSG を行える施設そのものが非常に少ない[5]．

おわりに

簡易モニターについては，得られる情報が限定的かつ不安定であることを十分理解した上で選択し，解釈することが重要であり，有用な情報を見極めるためには PSG を理解することが近道である．しかし，PSG の判定基準は変遷を続けてお

Column　PSGと簡易モニター　213

表1 PSG判定基準の変遷

年	米国	邦訳・引用
1968	RechitshaffenとKalesによって，睡眠段階判定基準がつくられる[1]	睡眠脳波アトラス-標準用語・手技・判定法〔Rechitshaffen A, Kales A（編）．清野茂（訳）．2010〕
1992	ASDA（のちのAASM）によって，覚醒反応判定基準がつくられる	臨床睡眠検査室マニュアル〔日本睡眠学会（編）．2006〕
1999	AASMによって，睡眠呼吸障害の分類と，呼吸イベント判定基準がつくられる	睡眠医学を学ぶために〔立花直子（編）．2006〕
2007	AASMによって，睡眠段階と各種イベントの判定基準を包括した形で出版される	AASMによる睡眠および随伴イベントの判定マニュアル〔米国睡眠医学会（著）．日本睡眠学会（監訳）．2010〕
2012	AASMによって2007年に出版されたAASM Manualが改訂され，VERSION 2.0が出版される（睡眠段階判定の定義の追加・変更，低呼吸の定義の一本化，チェーンストークス呼吸の定義の変更など）	
2014	AASMによってAASM manualが改訂され，VERSION 2.1が出版される[2]（睡眠段階判定の定義の追加・変更，低呼吸の定義が推奨と代替の2種になるなど）	AASMによる睡眠および随伴イベントの判定マニュアル　ルール，用語，技術的仕様の詳細 VERSION 2.1（米国睡眠医学会（著），日本睡眠学会（監訳）．2014〕

最新の判定基準は2014年に出版されているが，日本では統一されておらず，旧基準を用いている施設も多い．

り，判定基準をもとに算出される数値については，ときに歴史の文脈から解釈していくことが求められる．一方で，杓子定規ではなく睡眠中の現象そのものをみつめることは昔も今も変わらず重要である．

文献

1) Rechtschaffen A, Kales YA（Eds）: A manual of standardized terminology, techniques and scoring system for sleep stages of human subjects. U.S.Department of Health, Education and Welfare, Public Health Service, 1968（［日本語版］ Rechtschaffen A, Kales A（編），清野　茂（訳）：睡眠脳波アトラス-標準用語・手技・判定法．医歯薬出版，2010）
2) Berry RB, et al: The AASM manual for the scoring of sleep and associated events: rules, terminology and technical specifications, Version 2.1, www.aasmnet.org, Darien, Illinois, 2014, American Academy of Sleep Medicine.（［日本語版］米国睡眠医学会（著），日本睡眠学会（監訳）：AASMによる睡眠および随伴イベントの判定マニュアル　ルール，用語，技術的仕様の詳細 VERSION 2.1.）
3) Berry RB, et al: Indications for Polysomnography, Portable Monitoring, and Actigraphy. In: Berry RB（Eds）: Sleep Medicine Pearls（Third Edition），pp 124-130, 2015
4) 中野　博：睡眠医療 5: 189-193, 2011.
5) 加藤久美，他：睡眠医療 6: 88-93, 2012.

1 睡眠教育 今昔～明治から平成へ～

小児神経学クリニック（旧 瀬川小児神経学クリニック）
星野恭子

　2014年12月14日，日本の睡眠研究・教育の先駆けでいらした瀬川小児神経学クリニック院長瀬川昌也先生が御逝去されました．瀬川先生は，国内外での小児の睡眠研究の第一人者であり，真摯な臨床研究から私たちに多くをご御教授下さり，日本の睡眠啓発活動の道を開いて下さいました．いつも優しく時には厳しく常に情熱を持って接してくださいました．瀬川先生の研究を引き継ぐ小児科医，小児神経科医として，ここに謹んで哀悼の意を捧げます．

1 睡眠研究　今昔

1）明治の時代　瀬川昌耆先生

a. 明治の育児書・教科書

　瀬川家の始祖は高槻藩医で，瀬川昌也先生が第9代目となる．曽祖父（第6代目）瀬川昌耆先生は，日本で初めて小児科の医学書を書かれた．私の手元に，明治19年第二版の小児病各論（弘文館）[1]，明治39年初版「實驗 上の育兒」上下巻[2]がある．貴重な著書を開いてみた（図1）．

　『小児病各論　後篇　機能的神経疾患』の中に『夜間驚起パーウオル，ノクトゥルヌス』を上げていた．現在の夜驚症で，原因に鼻炎や消化不良，扁桃腺をあげ，療法（治療）に「神経過敏なる小児は教育に注意し課業を厳にすべからず」と記載してあった．

　日本最初の育児書『實驗 上の育兒　下巻（新橋堂書）』にはさらに興味深い記載を見つけた．この書は，大きく初生児時代，哺乳児時代，幼稚児時代，小学校時代に分かれている．『上巻　哺乳児時代　第二十五　睡眠』の小項目『充分安眠せしめよ』の中にこうある．『睡眠は発育上最も大切なことで，安眠の出来ぬ様では虚弱であるか，病気があるか，何か健康を害しているに相違ない，故に哺乳児は夜分充分安眠し得る以上は昼間幾ら眠っても悪いことはない．眠る分には澤山寝かして置く方が良いのです』．すなわち，夜の入眠に影響がなければ昼寝は長くても良い，という意味である．

　また小項目『睡眠と健不健』では，『處（ところ）で哺乳児の眠り方があるのです．どういう眠り方なら健康な児か又不健康な児か，其（その）見分けを付けられるのです．すなわち睡眠は全て深く穏やかに，眠っている間の顔を見ると左も心地よげに愛らしい面色をしているのはこれ健康なる哺乳児のねむりかたである．（中略）能（よ）く眠ったと思ふと俄に覚めたり，斯の如き調子で誠に眠りの穏やかならぬは，身體（からだ）に故障ある睡眠なりと思ひ決して油断してになりませぬ』．曾孫　瀬川昌也先生の睡眠研究に通じる洞察である．

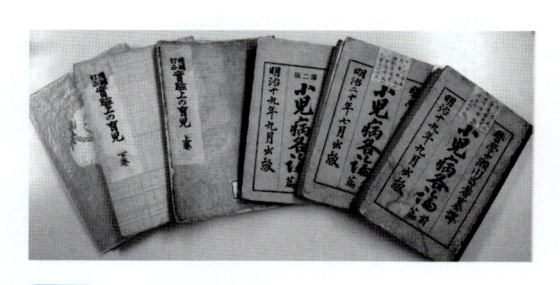

図1　瀬川昌耆先生　著書

b.「寄席，芝居の害」(図2)

『下巻 幼稚児時代 第八十八 脳の養生法』小項目『寄席，芝居の害』という極めて目を引く項目があった．そこにはなんと『夜更かしをさせて日が暮れても容易に寝せないのは脳の養生法に背いて居ります．一体此の時代の小児には最も睡眠が必要で，眠る間に脳が休養するのであります．しかるに，小児を夜分寄席へ連れて往って大切なる睡眠の時間を徒に過ごせさるのは何んたる心得違ひでありませう．寄席斗りでない劇場へ迄連れて往き「何うだ，面白いだろう温順(おとな)しくして観てお出でよ」などなど，親自身が面白く感じるものだから，矢張り小児も自分と同じように面白からう，之を観て精神を慰めるであらうと思はうが，夫れは至って宜しくない大変な考へ違ひであります』．まさに今の保護者の乳幼児に夜更かしさせテレビを見させ，外出し，自分達の生活に合わせる態度が如何に問題であるか，すでにこの時代に指摘している．

次の小項目には『郊外の運動』とあり，『精神の養生には（中略）郊外の散歩などは至極良いのです．天気の良き日，野邊に出て小児の思ふ儘(まま)に運動させる事は，窮屈な芝居や寄席の悪い空気を吸って長い時間座って要(く)るのに較べたら，精神及び身體の為に何れ程有益でありませう』．

昼間しっかり遊ばせて，夜は寝かせる，は，時代を超えた子育ての基本であり原点である．瀬川昌耆先生が，現代の子育てを見たら，どれ程嘆くだろうか．

2）昭和の時代　瀬川昌也先生

瀬川昌也先生は，昭和45年(1970)瀬川病(著名な日内変動を呈する遺伝性進行性ジストニア)の第1例目に出会い，昭和46年(1971)に「L-DOPAが著効を呈した小児基底核疾患—著明なる変動を伴った遺伝性進行性基底核疾患—」として発表[3]，昭和47年全身に筋電図を装着する終夜脳波を施行し，昭和48年(1973)Hereditary Progressive Basal Ganglia Disease[4]，昭和51年(1976)"Hereditary progressive dystonia with marked diurnal fluctuation (HPD)"として発表した[5]．

昭和48年(1973)，HPDの終夜脳波より睡眠中の体動を研究し，逆説睡眠期とドパミン代謝の関係を述べた[6]．すなわち，①HPD重症例では入眠期に体動がなく，紡錘波期に，レム睡眠に次ぐピークが認める異常パターンを示す　②L-DOPA使用後に正常パターンに近づく　③レム断眠ではHPDの症状改善は不十分　を示した．睡眠中体動とDA（ドパミン）神経系活性・カテコールアミン代謝の関係を示唆した．昭和50年(1975)「小児の中枢神経疾患における睡眠リズムと体動」にて，乳幼児の発達におけるセロトニン系・カテコールアミン系神経活性の重要性を論じた[7]．昭和54年(1979)，33名の自閉症児の睡眠覚醒リズム障害（入眠期不整，昼寝が夜間入眠時間に影響する）を指摘し[8]，自閉症児の①日内リズムの発達障害　②入眠期ノンレム睡眠，特に深睡眠発現機序の障害　③視交叉上核—松果体系の感受性の低下を推測した．瀬川先生は，神経障害診断治療支援システム（睡眠姿勢情報録画装置）を開発し（図3），基底核疾患・発達障害（自閉症児・精神遅滞児等）・てんかん等の症例に対して終夜脳波を施行，脳の機能的発達・分化との関連性の研究をさらにすすめ，睡眠覚醒リズム調査支援システムを

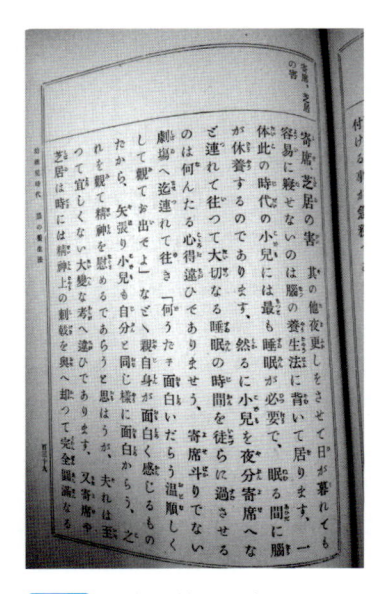

図2　寄席，芝居の害

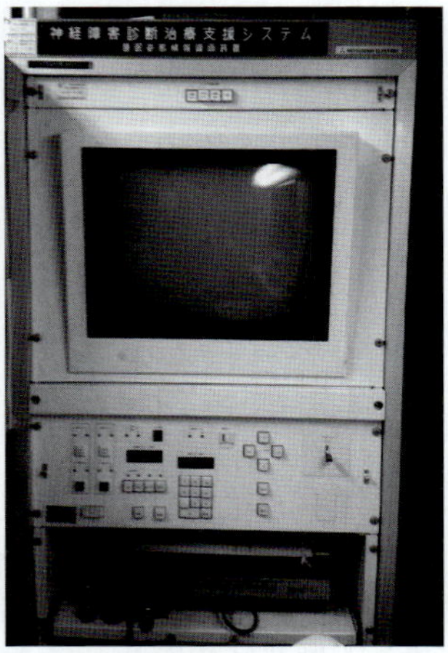

図3 神経障害診断治療支援システム

開発し，睡眠・覚醒リズムの客観評価を行った．

治療としては，早期に明暗サイクルをつけ，昼間に覚醒刺激を与え，睡眠・覚醒リズムの発達同調に必要な環境におくようにまず強く指導をした．保護者が睡眠表を記載する指導が中心であり，薬物療法は病態に沿った少量 L-ドパ療法やメラトニン治療を中心に行った．さらに瀬川先生は，新聞や雑誌などに啓発活動をされ，まさに曽祖父昌耆先生の言葉を神経学的に証明しその意志を継いだ．

3) 平成の時代 ～早起きサイトから文科省へ～

私は，東邦大学大森病院小児科研修後，瀬川小児神経学クリニックに勤務したのは平成12年からである．瀬川昌也先生が，すべての患者に「日中大活躍ばたんきゅう」「野原を歩いて丘を走って」「綺麗なフォームで歩くこと」と指導し，睡眠表を記載する治療をされていることに愕然とした．さら初診から1か月後，睡眠リズムを必死に改善した患者の神経症状が劇的に改善する驚愕の真実を知った．さらに，睡眠脳波の頤筋筋電図でatonic ノンレムを評価しセロトニン神経活性を推測，膨大な睡眠表と終夜脳波記録，睡眠・覚醒リズム解析機による解析を目の当たりにすれば，睡眠・覚醒リズムの重要性は納得せざるを得なかった．

しかしこの指導は瀬川クリニックの中だけで行われており，日本の乳幼児の睡眠は受難の時代を迎えていた．すなわち平成12年，夜10時以降に眠る乳幼児の割合は6割に達していた．平成13年秋，神山 潤先生，鈴木みゆき先生と"子どもの早起きをすすめる会"(http://www.hayaoki.jp)を発足，メディアに注目され，平成17年文部科学省が「早寝早起き朝ごはん国民運動」を展開した後は飛躍的に全国に拡散．平成25年，早起きサイトは，文部科学大臣表彰を受賞させて頂いた．

明治の時代「寄席芝居の害」の中に書かれた大人は少数派だっただろう．しかし平成の時代，社会は著しく変わり，多数派となってしまった．大人も子ども共，心も身体も変化はしていない．医師だからこそ，今，強く睡眠の教育と啓発をしなければいけないと感じている．

❷ 実際の啓発活動について

1) 外来での啓発
　～先生方，外来で指導していますか？～

小児科医であれば，睡眠覚醒リズムが，神経系の発達のみならず，血圧・体温・ホルモン等自律神経系の発達に重要であることは十分に理解されていると思う．時計遺伝子は，肥満や癌の発生にも関連し，「早寝早起き」はすべての小児疾患の治療上必要不可欠であることは言うまでもない．しかし，外来で，規則正しい生活を啓発すること，乳幼児・学童児を早く寝かせることは本当に難しく，おそらく先生方もあまり指導されていないのではないか．その理由は社会的背景にある．日本人の睡眠不足，長時間労働，課外活動の多様化（習い事・塾など），知識不足（睡眠と発達・メディアの害の関係）が関連する．どんなに社会が変わっても，子どもを社会に合わせてはいけない．医師は，凛とした態度で「小児の心身を守るために早く（できれば9時目標）寝かせる，寝る」と伝えなければならない．また，「寝かせる」は，保護者（周囲の大人）の子どもへの深く暖かい関わりが必要で，子どもが愛されている実感があると早く治

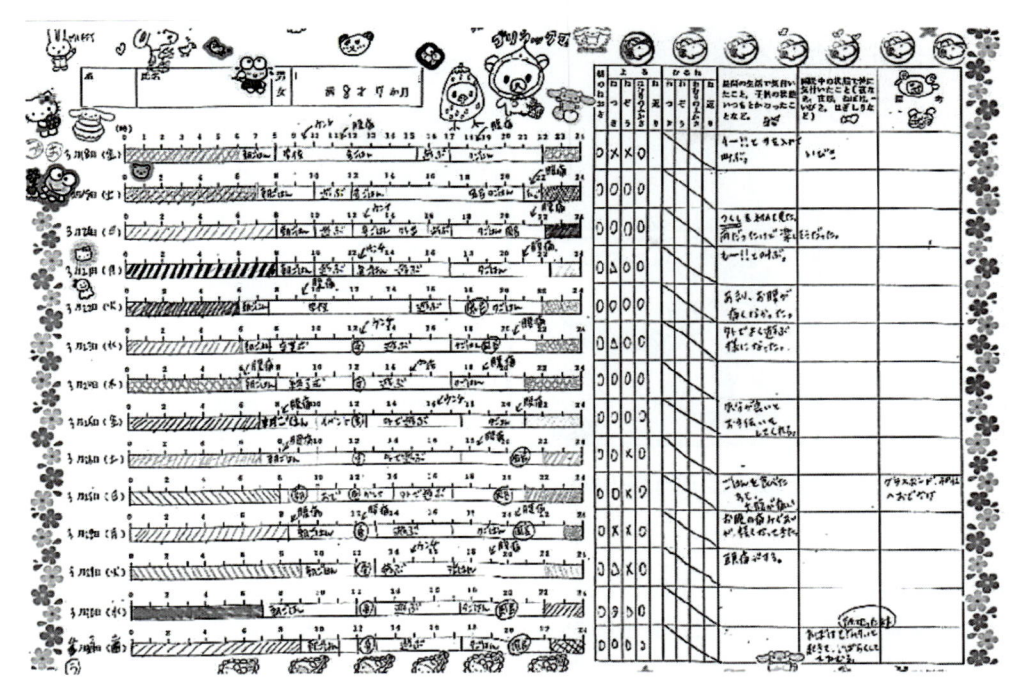

図4 睡眠・覚醒リズム表

外来での治療は，睡眠・覚醒リズム表（図4）が良い資材になる．医学的な事実を手短に述べてから睡眠表をつけさせ2週間後の再診をすすめる．睡眠表は行動療法的な効果がかなり強く，記載するだけでリズムが改善することが多い．

最終的には，規則正しい睡眠・覚醒リズムを目指すが，その過程は焦らない方がよい．保護者の背景も考慮しながら，子どもの心身の健康・症状の回復が最終目的とする．難しい症例は，保護者の精神的安定，保護者と子どもの深い関わりを最優先するとよい．保護者も精神が安定すると子どもを早く寝かせることができ，学童児も素直に寝ようとする[10]．

表1 講演のポイント

① できない人，興味のない人は講演には来ない．
② 子どもより，われわれ大人の生活の問題がより深刻と伝える．
③ 子どもたちが心地よく眠れるのは，保護者と触れあい，語り合い，優しい気持ちを感じたとき．ぜひ楽しい子育てを．

表2 啓発講演の内容（例）

① 小児内科学　自律神経系（体温・血圧・肥満・内分泌系）との関係
② 小児神経学　セロトニン・ドパミン神経，メラトニン，発達障害との関係
③ 分子生物学　時計遺伝子研究
④ 臨床データ　疫学データ・症例の提示
⑤ メディアコントロール
⑥ 現代社会の問題点
⑦ どうするか　睡眠表の使い方　子どもへの接し方
※ビデオやパワーポイントの資料はふんだんに使う．

2）講演・社会活動・啓発活動

睡眠教育のポイントと内容を表に上げるが（表1，2），中途半端な気持ちで臨まない方がよい．現実はかなり厳しい．ただ繰り返し伝えれば必ず浸透する．講演だけでなく，ポスター，パンフレット，地域の保健所・子育て支援の草の根活動等を利用すると良い．

a．保護者・一般大人向け

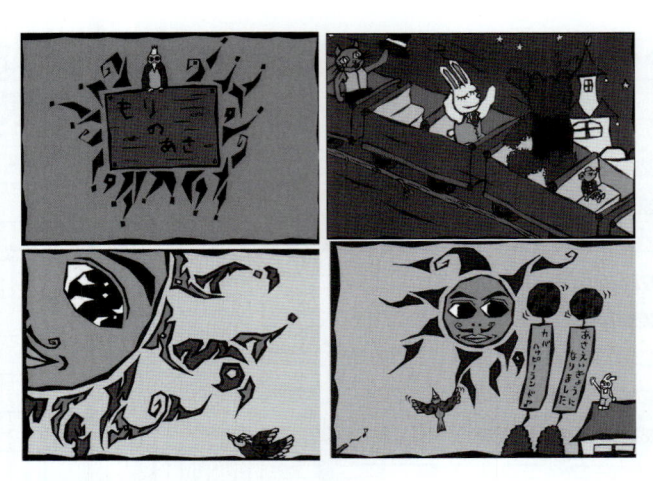

図5 紙芝居「森の朝(一部)」

「伝えたい人は講演会に来ない」を知っておいた方がよい．講演会はできている人が参加している傾向が強い．私は，冒頭に，日本人の短時間睡眠，長時間労働等の問題が深刻と述べる．すなわち，「保護者の責任だけではない．子どもに関わる大人たちが皆で考える必要がある」と始める．「大変なのはわかっていますが医学的事実を理解して考えてください」と伝える．またゲーム等についての知識が乏しいので必ずメディア教育を入れ，最終的には保護者と子どもの暖かい深い関わりが必要，と強調する．

乳幼児期の保護者は，寝かせる事ばかりに気にして，昼間の活動を増やすことに気が回らない，もっと遊ぶように，遊び方の工夫も伝える．

保護者の行動変容を要求することになるのでなかなか現実は厳しいが，深い愛情，親子の暖かい絆が大切であることをぜひ強調し，楽しく子育てができるような講演・啓発をして頂きたい．

b．養護教諭・保育士・教育関係者

正しい医学知識の後ろ盾が要求されるので，医学的事実，寝不足による健康被害，を中心とし，資料は最終的に配布して各々が現場で使えるようにして欲しい．啓発に関連する先生方は，真に今の子どもの現状に憂い，保護者の力不足を知りつつ何とかしようとしているが，時に保護者を責め，あるいは大きなストレスを抱える先生方もいらっしゃる．是非，精神面のサポートもお願いしたい．

資材もポスターや雑誌の切り抜き，子どもたちの感想文などを使って，地道に根気強く伝えるしかないことを強調する．

また，保育園・幼稚園は，周囲の企業（保護者が勤務している）と，小学校の養護教諭は，校長先生や教科の先生との協力が必要と伝える．教育委員会は役場内の他課や市長にも動いてもらい，自治体レベルで簡単なパンフレット作るなど，予算確保に繋がると効果は上がる．是非，その土地の特徴を生かした啓発運動を推進してもらいたい．医師の先生方には，それぞれの資料の『監修』として協力をして頂きたい．

3）教科書掲載へ向けて
～小学生・中学生への啓発～

子どもたちは「夜ふかししてもすぐに死なない」を知っており，結構「夜ふかし自慢」をしている．が，決して良いとは思っていない．睡眠がなぜ大切なのか，慢性の寝不足はどうなるのか，という具体的な提示をしっかり伝える必要がある．私は小中とも全校生徒一斉に話すことが多く，工夫をすれば小学校1年生でも理解できる．適切な時期としては，自制が働く小学校3～4年生頃が良いのではないかと思う．ただ，知識の植え付けだけ

では，聞けない子＝できない子＝拒否　となる．すべての子どもたちが楽しめるような，気を引く工夫が必要である．私は，紙芝居(図5)，歌やビデオを盛り込んでいる．

最終的には，今の自分がどのように日々過ごすと良いのか「今日何をして何をしないか」を選ぶ力，「どのように時間配分するか」と判断する力を身につけさせたい．そして，将来大人になった時どうしたら良いのか，リテラシーを考える力が身につくことを願っている．

近い将来，保健体育か，理科・生物の教科書に掲載されることを希望している．

おわりに

瀬川昌也先生は研究を通して国を動かしたいと願っていた．しかし早起きサイトにより結果的に文部科学省が動いたことを知り「国は，きちんとした研究よりも星野さんたちのお祭り騒ぎで動いた」と苦笑されていた．また「決して世の中に迎合してはいけない（臨床から真実を見なさいという意味）」と厳しく指導をされた．

私たち小児科医，小児神経科医は，日々の臨床と医学的な研究を重ね今後も啓発・教育活動をしていかなければならない．社会に迎合するのではなく，臨床から社会に真理を訴えていきたい．

引用文献

1) 瀬川昌耆：小児病各論　前篇後編　第二版．弘文館，明治19年
2) 瀬川昌耆：實驗上の育兒　上下巻．新橋堂書，明治39年
3) 瀬川昌也，ほか：L-DOPAが著効を呈した小児基底核疾患―著明なる変動を伴った遺伝性進行性基底核疾患―．診療 1971;24(5月臨時増刊):667-672．
4) Segawa M, et al: Neurology India-proceeding Third Asian and Oceanian Congress of Neurology XX supple, IV. 619-623, 1973.
5) Segawa M, et al: Adv Neurol 1976;14:215-233.
6) 瀬川昌也，ほか：臨床脳波 1973;15(12):727-736．
7) 瀬川昌也：神経研究の進歩 1975;19(4):743-750．
8) 瀬川昌也：神経精神薬理 1979;1(2):189-200．
9) 星野恭子：ゲーム・ネット中毒小児内科 2013;45:1174-1176．
10) 星野恭子：「睡眠障害をいかに治療するか～小児科外来の現場より～」小児科臨床 2013;66:10．

参考文献

・子どもの早起きをすすめる会学問の扉
  http://www.hayaoki.jp/gakumon/gakumon.cfm
・文部科学省　早寝早起き朝ごはん　全国協議会
  http://www.hayanehayaoki.jp/
・東京都教育委員会　子どもの生活習慣確立プロジェクト
・滋賀県教育委員会　におねっと
  http://www.nionet.jp/
・北海道教育委員会
  http://www.dokyoi.pref.hokkaido.lg.jp/
・和歌山県教育委員会
  http://www.pref.wakayama.lg.jp/prefg/500100/

第6章 一般外来での治療

2 薬物療法

大阪大学大学院連合小児発達学研究科
谷池雅子

はじめに

国際睡眠関連疾患分類第3版(International Classification of Sleep Disorders, 3rd Edition：ICSD-3)では，睡眠関連疾患を不眠症，睡眠呼吸障害(閉塞性睡眠時無呼吸症候群：OSASを含む)，中枢起源の過眠症(ナルコレプシーを含む)，概日リズム睡眠疾患，パラソムニア，睡眠関連運動異常症(レストレス・レッグズ症候群；RLSを含む)，その他の7つのカテゴリーに分けているが，この中で，小児科臨床上重要であり，服薬治療の選択肢がある不眠症を中心に，RLS，パラソムニア，OSASについて概説する．

子どもの睡眠に関する訴えがあったときに，まずは，睡眠時間が十分であるかを含めて，睡眠衛生の指導を行う．指導のみでかなりの改善がみられる子どもが存在する．アメリカ食品医薬品局(Food and Drug Administration：FDA)が小児の睡眠障害に使用を承認している不眠治療薬はなく，長期的な使用についての安全性が確認されていないので，睡眠衛生の指導なしに，安易に投薬を行うべきではない．

❶ 各 論

1) 不眠症

a. 疾患の概略と診断のプロセス

アメリカの多職種睡眠専門家からなるタスクフォースは，(12歳未満の)子どもの不眠を，入眠，または睡眠の持続の困難さがあって，子ども自身または養育者によって問題とされている状態と定義している．小児期における不眠は，感情のコントロールの困難やパフォーマンスの低下につながり，さらに後年の認知機能の発達障害，さらに多動，肥満につながるとの報告がある．不眠への介入は，重症度やその持続・頻度とともに，子どもと家族の昼間の機能の障害によって決定されるべきであろう．

診断については，問診と，睡眠覚醒リズム表(別項を参考)やアクチグラフを用いた就寝・入眠・起床時刻の確認，他の睡眠関連疾患の除外によって行う．

b. 治療の流れ

(1) まず，睡眠衛生の指導を行う
(2) 心理教育的アプローチ

乳児期の行動性不眠に対しては，まず行動療法的アプローチを行う．具体的には不眠に関連していると思われる行動上の要因を消去し(たとえば，中途覚醒時に母乳を与えないと再入眠しないなど)，良眠につながる行動を強化する．

思春期以降の不眠については，成人不眠に対して行われている認知行動療法を行うことが望ましい．認知行動療法は，刺激コントロールや，睡眠制限(眠くなったときのみ寝具に入る，眠れなくなったときには寝具から出るなど，睡眠と寝室との関連付けを強化する)，リラクゼーション，認知再構成(睡眠に対するネガティブな態度や考えを発見して変化させる)など，複数のテクニックを使用し，欧米では睡眠導入剤と同等かよりすぐれた治療効果があるとされている．

(3) 薬物療法(表1)[1]
【乳幼児の不眠の場合】

使用する際には，効果出現時間や半減期を考慮する．たとえば，入眠困難が主たる問題の場合には，作用出現が早く，半減期の短い薬物を選択し，中途覚醒が主たる問題の場合には，半減期の長い薬物を選択するが，この場合，翌日に眠気を持ち越しやすい．

合衆国で用いられる不眠治療薬としては，抗ヒスタミン薬とα2ブロッカーが多いが，抗ヒスタミン薬はけいれんを誘発することがあるので，てんかん患者などけいれんのリスクが高い子どもには使用を控える．一方で，日本では，検査時に鎮静のために頻用される抱水クロラール系（トリクロリール®など）を睡眠導入のためにも使用しがちであるが，これらの薬剤は基本的には短時間作用型なので，入眠困難には有効でも中途覚醒には無効であること，筋活動を抑制するためOSAS併存すれば増悪させること，呼吸抑制があること，海外では重症の肝障害の可能性のため睡眠導入薬として推奨しないとされていることを銘記すべきである．

自閉症，スミス・マジェニス症候群やアンジェルマン症候群における不眠にはメラトニンが有効であると報告されているが，日本では処方薬ではなく，入手するには個人輸入が必要であるという欠点がある．最近，メラトニン作動薬であるラメルテオン（ロゼレム®）が認可され，小児にも処方が増えているようである．特に睡眠相が後退している場合には，予定入眠時刻よりも4～5時間前（たとえば午後6時）に服用させるとより有効である印象があり，通常の睡眠導入薬における就寝30

表1 子どもの不眠に使用することがある薬剤

種類	薬品名 一般名	薬品名 商品名	作用開始時間（分）	半減期（時間）	成人用量（mg/日）	睡眠構築への作用	副作用
α-受容体阻害薬	クロニジン	カタプレス	60>	6～24	0.025～0.5（最大0.8），0.05ずつ増量	睡眠潜時の短縮	口渇，頻脈，低血圧，中止時のリバウンド高血圧
抗ヒスタミン薬	ジフェンヒドラミン	レスタミン	急速に吸収し作用開始ピークは120～240	4～6	25～50	睡眠潜時の短縮	昼間の眠気，消化器症状，逆説的な興奮
抗ヒスタミン薬	クロルフェニラミン	ポララミン		4～6	4	睡眠構築を障害する可能性	
抗ヒスタミン薬	塩酸ヒドロキシジン	アタラックス		6～24	0.6 mg/kg		
抱水クロラール		トリクロリール エスクレ坐薬	30	10（乳幼児では長い）	30～50 mg/kg	睡眠潜時の短縮	呼吸抑制，消化器症状，眠気/めまい
メラトニン			30～60	30～50分	2.5～5	概日リズムを調節する作用が主，睡眠潜時の短縮	性腺機能に及ぼす影響あり？
メラトニン作動薬	ラメルテオン	ロゼレム	30	1（代謝物は2）	8	睡眠潜時の短縮，徐波睡眠増加	プロラクチン上昇，めまい，頭痛
向精神薬	プロペリシアジン	ニューレプチル	?	?	10～60		眠気，低血圧，錐体外路症状，口渇，振戦，便秘
向精神薬	リスペリドン	リスパダール	60>	4	2～6（小児では0.1 mgの少量から）		眠気，錐体外路症状等
ベンゾジアゼピン	クロナゼパム	リボトリール	20～60	19～60	0.5～2.0	入眠潜時短縮	鎮静作用の持ち越し
ベンゾジアゼピン	ブロチゾラム	レンドルミン	90	7	0.25	入眠潜時短縮，夜間の覚醒頻度の減少	中止時のリバウンド不眠
ベンゾジアゼピン	クアゼパム	ドラール	20～45	48～120	7.5～30	夜間の覚醒頻度の減少	精神運動/認知障害
ベンゾジアゼピンω1受容体作動薬	ゾルピデム	マイスリー	30～60	2～4	5～10	入眠潜時の短縮，睡眠構築への影響は少ない	頭痛，逆行性健忘，軽度の眠気の持ち越し

〔Owens JA, et al: J Clin Sleep Med 2005;1:49-59.引用一部改変〕

分前の服薬時間と異なるので注意が必要である．
　また自閉症児の薬剤抵抗性の不眠に少量の向精神薬（プロペリシアジン，リスペリドンなど）が奏効することがある．向精神薬は長期投与により，遅発性ジスキネジア等の重篤な副作用を現すことがあるので，その使用には慎重であるべきだが，就寝時刻になるとテンションが上がる子どもや，パニックが頻発する子どもには有効であることがあるので，メラトニン（または作動薬），クロニジンなどが無効の場合には使用を考慮する．その場合にでも，たとえば，リスペリドン就寝前 0.1 mg など極少量でも効果があることがあるので，使用量を最小に抑えるように留意する．

【思春期以降の不眠の場合】
　基礎に不安障害がある場合には，抗不安作用がある薬の投与が選択されるが，これについては不安障害の専門書に譲る．
　思春期では成人の不眠に準じての投薬治療となり，ベンゾジアゼピン系か，非ベンゾジアゼピン系（ベンゾジアゼピン ω1 受容体作動性）睡眠導入薬，またはメラトニン作動薬が選択肢に上がる．入眠困難，中途覚醒のどちらが問題かを確認して，短時間作用性，もしくは長時間作用性の薬剤を選択する．一般にベンゾジアゼピン系は筋活動や呼吸を抑制するために，重症心身障害児や神経筋疾患児では使用しづらい．クアゼパムは，筋抑制は少ないとされるが，長時間作用型なので，翌日に眠気を持ち越すことがある．
　これらのベンゾジアゼピン系の問題から，最近では，非ベンゾジアゼピン系，短時間作用性で筋抑制作用の少ないゾルピデムが処方されることが多い．呼吸抑制や一過性健忘が副作用として報告されている．
　睡眠相後退を伴う場合には，メラトニンやメラトニン作動薬をまず選択する．

2）レストレス・レッグズ症候群（RLS）

a．疾患の概要（詳細は p 36）
　本態としてドパミン神経機能異常があり，ドパミン合成系のチロシン水酸化酵素に必要である鉄の脳内量の低下が発症に関連するといわれている．

b．治療の流れ
（1）小児 RLS に対して国際的に認められた治療のガイドラインはない．したがって，症状の頻度・重症度が，子どもの睡眠，昼間の機能，家族機能に与えている影響を総合的に判断して治療戦略を立てることとなる．睡眠習慣のチェックと指導をまず行う．
（2）薬物治療
【薬物治療のエビデンス】
　成人での第一選択は，ドパミン作動薬とされているが薬物治療を受けているのは 1.5% にとどまるといわれている．子どもの薬物治療に関する報告はまだ限られており，十分なエビデンスはないが，われわれは，小児 RLS において，鉄剤の投与が有効であることを報告している[2]．
【実際の投与方法】
　血清フェリチン値が 50 ng/mL を下回る場合には，鉄価として 3 mg/kg/日の経口鉄剤の投与を行う．自験例でもほとんどの子どもに効果があり，中止後も寛解を保っている症例が多い[2]．小児でも鉄欠乏性貧血で処方されることが多く重篤な副作用は考えにくいので，疑い例でも投与することは可と考える．
　鉄剤投与により，血清フェリチン値が 50 ng/mL 以上に上昇しても症状の改善がなく，睡眠・昼間の機能に深刻な障害が残存するときには，セカンドラインの治療薬として，成人の RLS に対して保険適応があるドパミン作動薬であるプラミペキソール（ビーシフロール®）・経皮吸収型ロチゴチン（ニューロ®パッチ），ガバペンチン（ガバペン®または，徐放剤レグナイト®）や，クロナゼパム（リボトリール®）等が選択肢にあがる．入眠困難が最大の問題であるときにはクロナゼパムが使用しやすい．成人の RLS 治療薬は小児には適応が取れていないために，使用前には終夜睡眠ポリグラフィを行ったうえでその他の睡眠関連疾患を否定し，PLMS 指数（p 37 参照）を得て確定診断をすることが望ましい．

3) ノンレムパラソムニア

a. 疾患の概要と確定診断の方法（詳細はp 22）

錯乱的覚醒（Confusional Arousal），睡眠時遊行症（Sleep Walking），夜驚症（Night Terror）の3つのタイプのノンレムパラソムニアに共通する特徴は，
・ノンレム睡眠，とりわけ深睡眠からの覚醒時に起こるので，深睡眠が大きな割合を占める睡眠の前3分の1に起こりやすいこと
・睡眠不足や発熱，他の睡眠関連疾患の合併等が発症リスクとなること，である．

b. 治療戦略

自然に消失していく病態であることを，親に伝えて安心させることが何よりも重要である．睡眠不足にならないように睡眠衛生の指導を行う．

危険なものを寝室におかない，柵を設けて出て行くことができないようにする等の安全対策を徹底させる．

決まった時間に頻回に発作が起きる場合には，予測される時間の15〜30分前に計画的に覚醒させる方法（Scheduled Awakening）が有効である．

エピソードが高頻度に起こり，自傷他傷の危険性が高い場合，家族機能をはなはだしく障害している場合には，少量のベンゾジアゼピン（たとえばクロナゼパム 0.125〜0.5 mg）を眠前に投与する．ベンゾジアゼピンは睡眠前半部の深睡眠を抑制することが知られており，下行性GABA系線維の抑制がパラソムニアと関連することが示唆されていることからも，合理的な治療といえる．

4) 閉塞性睡眠時無呼吸症候群（OSAS）

a. 疾患の概略（詳細はp 29）

上気道に解剖学的，機能的な狭窄部位が生じるために，睡眠中に気流の途絶や減少，呼吸努力の増加，覚醒につながる症候群である．

b. 治療の流れ

子どものOSASは多くが看過されていると考えられ，リスク因子をもつ子ども，口呼吸をしている子どもにおいて睡眠中のイビキや喘ぎ呼吸，呼吸停止のエピソードについて十分な問診を行うことが重要である．

OSASと診断され，扁桃腺またはアデノイドの腫大があれば耳鼻科に紹介する．

扁桃アデノイド肥大が認められないが重症のOSASの子どもに対しては持続陽圧呼吸療法（CPAP）が選択肢になるが，聞き分けのない子ども，また感覚過敏性のある子どもでは容易ではない．重症の循環器系合併症がある場合，成長障害が極度の場合には，気管切開が唯一の選択肢になることもある．

c. 薬物療法

最近の報告では，子どものOSASにおけるアデノイド扁桃摘出術の成功率は約30％と以前に比して低く，その有効性に疑問が呈されている．また摘出術によって改善はしても完治には至らない症例が多いことも知られている．そこで，Gozalらは，リンパ性組織の増殖に注目し，OSASは全身性の炎症疾患であると主唱して，抗炎症治療を治療の選択肢としてあげている[3]．具体的には，特に軽症のOSASに対して，ロイコトリエン受容体拮抗薬やステロイドの点鼻投与を選択肢とするフローチャートを提唱している．まだexpert opinionの段階で，定説には至っていないが，少なくともアトピー体質があるOSAS児においては，治療を十分に行うことにより，OSAS症状を軽減することが期待できるであろう．

文献

1) Owens JA, et al: J Clin Sleep Med 2005;1:49-59.
2) Mohri I, et al: Sleep Med 2012;13:429-432.
3) Kheirandish-Gozal L, et al: Expert Opin Investig Drugs 2013;22:71-85.

Column 不眠に対するCBT（認知行動療法）： これからの不眠症治療〜"CBT-I"の広まり〜

大阪大学大学院連合小児発達学研究科　吉崎亜里香

近年日本でも，不眠症の成人を対象に，認知行動療法（CBT）による治療が始まり，効果を挙げています．CBTとは，Cognitive Behavioral Therapyの略で，名前の通り，その人の考えや捉え方（認知），行動，感情，周囲の環境の相互作用の中で，うまくいっていないところをアセスメントし，考え方や行動の癖（パターン）を修正しながら適応を目指す心理療法です．CBTは1960年代にアメリカの精神科医アーロン・ベックによって開発され，近年わが国でも，医療・教育・司法など，様々な領域で急速に広まっています．

その中でも，不眠に対するCBTは，"CBT-I（CBT for Insomnia）"と呼ばれ，健康的な睡眠のための教育や，睡眠に関連する考えや行動の修正技法を含み，睡眠の治療に特化した内容になっています．医師や心理士などの介入者が行う場合，6〜8回のセッションでパッケージ化されていることが多いですが，不眠症者本人や眠りの問題を抱えた子どもの親が，冊子を読んで試すようなセルフヘルプの形でも有効と言われています．短期の介入でも薬物と同じくらい効果がありながら，薬物よりも安全で，長期的に見ると薬物療法よりも優れている，という報告もあります．

海外の研究では，CBT-Iは不眠症者の70〜80%に効果が見られるという結果が得られており，これはかなり強力なエビデンスと言えます．特記すべきは，慢性不眠症のほか，不眠症がプライマリーな疾患でない場合（身体疾患や精神疾患の合併がある場合など，不眠症が二次的に生じていると思われる場合）や，高齢者の不眠など，様々な不眠に有効性が確認されていることです．また，長期に睡眠薬を服用している慢性不眠症者が減薬を目指す際，CBT-Iを並行実施した方が減薬に成功しやすく，また再発予防にもよいと明らかになっています．うつや不安の症状も一緒に改善したという報告もあります．

なぜ，CBT-Iはこんなに効果が高いのでしょうか？　おそらく，不眠という問題は，その人の考え方や行動の仕方と，かなり関連が深いからなのでしょう．実際に，"不眠症者に特有の考え方や構え方"があると云われており，それを測るための心理尺度が開発されています（例：「よく眠ることができなければ，次の日の活動は台無しになってしまう」など）．個人が，眠りに関連して，どのような考え方や行動のパターンを有しているか，最初によく知ることが非常に大切です．

「私は"CBT-I"をやっています！」と名乗っていなくても，日本の睡眠外来や精神科外来には，必要に応じてCBT-Iの理論や介入技法を日常の診療に取り入れながら，患者に助言を行っている医師もいます．日常の診療に，CBT-Iのエッセンスに取り入れていただくことは，可能な場面も多いのではないかと思います．

CBT-Iは，子どもにも行われています．まだ海外での実施報告が多いですが，大人同様，よい効果が報告されています．このコラムでは，子どもにCBT-Iを行う際のエッセンスをご紹介します．

最初に，その子どもの睡眠の状態や，睡眠に関する考え・行動，生活全般の状態を知るため，ていねいにアセスメントを行います．本書で紹介している「子どもの眠りの質問票」（p 237〜240）や，睡眠日誌などを用いることが多いですが，寝起きした時間だけでなく，日中の活動や，夕方〜夜の時間帯（特に就床前）に何をしているか，眠れない時に何を考えたりどんな行動を取っているか（親御さんがどう接しているか）などもよく知ることが大切です．海外には，前述の睡眠についての考え方の測定尺度の子ども版もあり，日本語でも出版準備中です．

子ども自身が治療に来てくれた場合は，まずは

Column　不眠に対するCBT（認知行動療法）：これからの不眠症治療〜"CBT-I"の広まり〜　225

来談してくれたことを褒めながら，自分の眠りがどんな状態になるといいなと思っているのか，また，「よく眠れるようになったらどうなると思っているのか，どんなことがしたいか」を，ぜひ本人に訊いてみましょう．この質問によって，本人の治療意欲を確認することができますし，モチベーションの底上げにつながることも多いです．答えてくれた内容には，基本的に褒めて認めることを心がけます．「そんなのよくわかんないよ」という子どもには，「そうか，よくわかんないと思っているのに，わざわざ来てくれたんだよね」など，ねぎらう形で応答するのもよいかもしれません．

睡眠健康教育（スリープヘルス・エデュケーション）

健康な眠りのためにどんなことをするとよいか，あるいはどんなことをさけるべきか，教えます．子どもにも興味がわきやすく，かつわかりやすくなるように，本人の好むキャラクターつきのワークブック（イラストや写真が入った資料）を作るとよいですね．「これとこれは良くないから，やめなさい」と説得的な伝え方よりも，「こんなリストがあるみたいだけど，○○ちゃんは，どう？どれかあてはまるかな？」という風に，自分で気づいてもらうほうがよいようです．

食生活に応じて，カフェインの摂取と分解について学ぶことも大事です．子どもが飲むコーラやウーロン茶にもカフェインは含まれています．夕方以降避けるべき飲物と同時に，飲んでOKなものを伝えます．飲物に限らず，何かやめてほしいことがある時は，代わりの行動や工夫を一緒に考えることが重要です．

夜間の外出や，興奮する活動・集中力が必要な活動（宿題や楽器の練習など）は○時より前に終える，就床○時間前にはメディア視聴を終える，など，生活リズムに関する工夫を共有します．

ケースに応じて，ホメオスタシス（眠気がおとずれる仕組み）やサーカディアンリズム（体内時計のはたらき），それらが乱れるとどんなことになるかについても，イラストや図を見せて伝えます．（子どもたちは，TVの健康番組を見て，意外によく知っていて驚かされることもあります）．

寝室環境を確認し，温度や明るさ・寝具など，快適な就寝環境になるよう相談します．養育者の協力が必要なことも多々あります．「寝室は静かだけど，リビングから面白そうなTVの音が聞こえる」という状況では，子どもはなかなか寝付けませんね．また，日本では同室就寝の文化があるため，誰とどんな風に寝ているかを尋ねることは非常に大切です．親に甘えられる時間が寝る前だけなので起きていたい，という動機付けがありそうなら，夕方〜夜の早い時間帯にゆっくりコミュニケーションする時間を設けて，寝る前はあっさりおやすみするように，生活や関わり方を工夫してもらうとよいこともあります．

眠りの改善のために，夜の工夫だけでなく，日中の活動を工夫することも非常に重要です．活動量を増やす（体を動かす），朝日や日光を浴びるようにする（単に朝日を浴びるのではなく，網膜に光が入るよう指導します．光を浴びる時間はケースバイケースです），などです．

不眠やリズムの問題を抱えた子どもの中に，そもそも眠ることのメリットがよくわからない子どももいます．「早寝早起きやよく眠ることのメリットってなんだろう？」ということを，一緒に考えたり，時には提案したりしながら，子ども自身が「よく眠ると，自分にとっていいことがある！」と実感できることが大切です．「朝ごはんがおいしく食べられる」「怪我が早く治る・怪我しにくくなる」「野球でボールがヒットしやすくなる」「勉強がわかりやすくなる」「朝顔が見られて嬉しい」など，モチベーションは子どもそれぞれです．ワークブックなどを一緒に見ながら，その子どもに響くものを探索する作業も楽しいものです．

布団に入るのは，眠たくなってから!!：睡眠スケジュール法

「ぜんぜん眠くないけど，もう23時だし，明日は6時には起きなきゃだし…とにかく布団に入らなきゃ」というのは，実はスリープヘルス上はよろしくないといわれています．

布団に入っているのになかなか眠れない……ということが続くと，布団を見ただけで「ああ，またどうせ眠れない」といった否定的な考えが浮かんだり，なんとなく嫌な気分がわくようになることがあります．実際のところ，夜や寝室そのものは，子どもに何も悪いことはしていないのですが，不眠が続くうちに，「寝室（あるいは布団）」自体と，「そこで経験した苦痛や不快感」がセットで学習されてしまい，布団を見ると嫌な気分がわくようになるのです．（日本人は，真っ赤な梅干しを見ていると唾液が出るという反応が起こりやすいようですが，梅干しを見たことがない外国の人にとっては，ただの赤い漬け物ですね）．夜が嫌い（夜になると不機嫌）になったり，寝室嫌いの子どもになることもあります．

このような非機能的な学習を生じさせないために，あるいはいったん生じてしまった学習を消すために，「布団に入っているのに，眠っていない時間」を減らすことが大切です．就床して一定時間（およそ20〜30分）寝られなかったら，いったん布団からでて，穏やかな活動をしながら，眠気が訪れたら再び布団に入るように伝えます．養育者には，「眠れなくても，○時にはとりあえず布団に入っておきなさい」という接し方をしている家庭がかなりあるようです．子どもと養育者両方に上記の連鎖について説明し，眠くない子どもをベッドへせかすことをやめてもらうことが必要です．養育者たちは意外に，この提案を素直に実行してくれることが多いです．養育者の方も，「早く寝なさい」と急かすことに疲れているということなのかもしれません．

また，「寝るのが遅かったから，朝ゆっくり寝て補おう」という考えと行動は，やめてもらい，起きる時間をおおよそ一定にします．遅く起きたら，その分夜の眠気が訪れるのも遅くなりがちで，結局また寝るのがさらに遅くなる…という悪循環が起こりがちです．（不眠症の方の中には，こうした悪循環を持っている方も多いようです）．

また同様に，夜の不眠の分を昼寝で補おうとすることは極力やめてもらいます．特に，夕方以降の昼寝はよろしくありません．昼寝が癖になってどうしても寝てしまう，という場合は，その時間帯に散歩に出るなど，代わりの行動を見つけられないか考えてみましょう．

寝る前のお小言・親子喧嘩は，寝つきを妨げる

不眠の子どもは，「眠れないことによって，親に叱られる・せっつかれる・喧嘩になる」という体験をしがちです．しかし，寝る前に誰かとけんかしたりお小言を言われたりすると，興奮したり，否定的な感情が起こり，"リラックスして，寝る準備"という流れとは逆の状態（過覚醒・不機嫌・イライラムード）となります．これはスリープヘルスの危機とも言える事態です．

どうしても避けられないお小言・お説教がある場合は，遅くとも20時までに済ませる方がよいでしょう．（これは，不眠でない子どもに対しても言えることかもしれません）．

就床前のポジティブ・ルーティンの構築
"そろそろ…"のルーティンを作ろう！

人は，緊張や不安が起こるような状況の前に，普段行っているのと同じルーティンを行うと，考えや身体の覚醒状態がやわらぎ，気分が安定しやすいそうです．不眠症の方は，夜になると"眠れないかもしれない"と自然とプレッシャーがかかることも多い様子です．就床前に行う，健全なルーティンを親子で作るとよいですね．薬やサプリメントを飲む→ドライヤー→歯磨き→カーテンを閉める→トイレ…といった，日常的なささいな行動を，決めた順番で粛々と行います．子どもなら，お気に入りのぬいぐるみや同居の家族に「おやすみ」を言いにまわる，"おやすみツアー"をするのもいいですね．具体的な就寝の準備をすることで，少しずつ，「ああ，そろそろ寝るんだな…」という心の準備をし，日中の覚醒状態から，体と気持ちを切り替えて，やすらかにしていきます．

リラックスするのが苦手なお子さんは，リラクゼーションを一緒にするのもお勧めです．

小さいお子さんの場合は，決まった（おっとり

Column　不眠に対するCBT（認知行動療法）：これからの不眠症治療〜"CBT-I"の広まり〜

した）歌を歌う，落ち着いた絵本を読む…など，親御さんが一緒に行うといいですね．体をやさしくなでるなど，スキンシップを取り入れることも，リラックスに効果的なことが多いです．

ベッドに入ってからの，健康的な習慣①　ベッドで悩まない！

眠りの問題を抱えた子どもたちの中には，寝室に入った後や，あるいは布団やベッドに入った後に，心配・不安なことについてぐるぐると考えたり，今日あるいは以前に起こったつらいこと・いやだったことを思い出して反すうする癖がある子は，かなり多いように思われます．（大人でも，「明日はあの仕事しなきゃ，ああいやだなあ」など，布団の中で思いつくことに身に覚えのある方は多いのではないでしょうか？）しかし，「ベッドで悩む癖」「寝る前に，不安なこと・つらいことを考える癖」は，寝付きの悪さを促進し，眠りの質を悪くするとも言われており，スリープヘルス上，本当にお勧めできません．

そこでおすすめなのは，寝る前に，ごく短時間で「今日のよかったこと探し」をする習慣を作ることです．「でっかいバッタを見つけた」「給食のカレーおいしかった」など，ごくささいなことでよいのです．子どもが興奮しすぎたり没頭しすぎたりしないよう，あっさり褒めて切り上げましょう．子どもが自分で思いつかなければ，あまり悩ませず，「夕ご飯のあとお皿片付けてくれたよね」など養育者の方から伝えるか，ヒントを出してあげるとよいですね．（不眠の子どもは自信が低下していることが多いので，特に最初のうちは，こうした形で対応してあげる必要があるかもしれません）．

お子さんがいつか自立したとき，「寝る前に，今日のささいなよかったことを反すうする習慣」がついていたら，きっと将来のお子さんのスリープヘルスのみならず，メンタルヘルスにも貢献することでしょう．

ベッドに入ってからの，健康的な習慣②　ベッドで遊ばない！

寝る前に，ベッドや布団で携帯電話（スマホ）やゲーム機をいじる習慣のある子どもはかなりいますが，これは前述した「布団に入っているのに，眠っていない時間」にあたります．子どものうちに，「ベッドでするのは，寝ることだけ！」の習慣づくりをしていきましょう．

CBT-Iのエッセンスを導入する前に

子どもの不眠を治療する際，一つ注意が必要なのは，「子どもに眠りの問題があらわれているとき，そこには，子ども本人や，あるいは家族全体の抱えている課題や困難がひそんでいる可能性がある」ということです．

たとえば，お父さんの帰りが遅い家庭で，かつ子どもが「どうしても，パパの顔を見て，遊んでから寝たい」と強く望んでいる場合，どんなに就床前のよいルーティンや就床環境を工夫するよう養育者に助言して，お母さんが頑張って実行したとしても，ルーティンが終わったころ帰宅するパパとはしゃいで遊ぶ…という流れになってしまうと，その興奮を鎮めるのにはかなりの時間がかかることでしょう．

あるいは，昼間学校でいじめにあっていて，それを誰にも伝えられないでいる子どもが，夜に布団で思い出してつらくなって眠れないのは，当然のことと思います．こんな状況の子どもに，「寝室環境は整えてあげたのだから，後はよいことを思い出して早く寝なさい」というのはあまりに残酷です．おそらく効果は出にくいでしょうし，子どもの孤独感が増すだけかもしれません．

前者のケースでは，「パパとレンジャーごっこで遊べるのは，早起きした朝と，週末！」など約束をして，平日の帰宅後はあっさり対応したり，興奮しないでできるようなごく簡単なルーティンに参加してもらう（短い絵本を読むなど）ことにとどめるのがよいかもしれません．「夜遅くに遊ばないで寝たほうが，翌朝パパに褒めてもらえる・

あとで遊んで貰える」という風にならないか，工夫してみるといかがでしょうか．

後者では，早い時間帯にお子さんの気持ちをゆっくり聞いてあげ，必要であれば具体的に対応を進めるとともに，寝る前につらいことを思い出したときは「つらかったね，また明日の〇〇の時間に必ず聞くわね」など，共感しつつさっぱりと応答し，夜遅くにその話に長いこと付き合わずにそっと切り上げる方が，スリープヘルス上はよいと言われています．夜思いついた悩み事は，「しんぱいボックス」へしまっておくのです．

このように，不眠の背景に，昼間の問題が隠れているケースはもしかしたらかなり多く，眠れないということがその子どもなりの精一杯の「誰か助けて！」というサインになっているのかもしれません．医療者はそこをキャッチできるよう，センサーを磨いておきたいものです．その意味でも，子どもの眠りの問題を扱うとき，「眠れないときどんなことを考えているか，そういうとき何をしているか」を，子ども本人によく話を聞いてみることが大切です．そこに潜む機能や相互作用をよくアセスメントすることが，助言の前に必ず必要です．

また，子どもが喜ぶようなかわいらしいワークブックを用意することや（市販のワークブックもありますので，必要な部分を取り出して使うのもよいですね），ケースによっては「眠れるようになると，自分にとってこんないいことがあるんだ」という個々のモチベーション作りからスタートすること（助言や変化を焦らないこと）が，子どもへのCBT-I導入の鍵といえるでしょう．

参考文献

- 大川匡子，他：不眠の医療と心理援助　認知行動療法の理論と実践．金剛出版．
- ドーン・ヒュープナー（上田勢子　訳）：だいじょうぶ　自分でできる　眠れない夜とさよならする方法　ワークブック．明石書店．
- Morin CM（宗澤岳史，他訳）：睡眠医療 2009;3(3): 396-403.

日本の子どもの睡眠の現状について
―早寝早起き運動が教えてくれたもの

公益財団法人地域医療振興協会東京ベイ・浦安市川医療センター

神山 潤

1 「子どもの早起きをすすめる会」結成まで

筆者は米国から1998年1月に帰国，日本での小児の睡眠時無呼吸の頻度調査を思い立った．保健センターで保健師をなさっていた同僚の奥様の大変なご協力も得て，調査票の体裁が整い，東京・練馬区の健診で650名近くの方から調査票を回収できた．睡眠時無呼吸症候群の可能性が高い患者さんは予想通り1％ほどいたが，それより驚いたのは，就床時刻午前3時，起床時刻午後1時，自由記載欄には「子どもの眠りについては何も心配することがありません」とある調査票だった．就床時刻が0時以降の子どもたちは14名（2.2％）おり，就床時刻が午後10時以降の子どもたちは約43％いた．乳幼児は午後9時頃までには寝るであろう，と漠然と考えていた筆者にとっては思いもしない結果だった．ただ考えてみると思い当たる節はあった．当時の筆者はお茶の水の駅前の病院を午後9時半頃に出て，東京駅で乗り換えて帰宅していたが，帰宅時に病院前の横断歩道が小学生で溢れるのだ．有名な進学教室が近くにあるためとわかったが，何これ，と思いながら東京駅に着くと，今度は京葉線からバギーにお子さんをのせたご両親が，テーマパークの袋をたくさん抱えてやってくる．毎日それを見せられているうちに，何でこんな遅くまで子どもを連れて外出するんだ，と腹が立った．無論その怒りが，理不尽なことはよくわかっている．何も皆連日テーマパークに出かけているわけではない．しかし毎日見せられるうちに怒りが溜まってきていた．

そんなときに現在は小児神経学クリニック，当時は瀬川小児神経学クリニックの星野恭子医師の呼びかけがあった．この呼びかけが「子どもの早起きをすすめる会」の原点だ．当時聖徳大学短大部保育科の鈴木みゆき氏（現在和洋女子大学教授）と神山に招集がかかり3人がはじめて顔を合わせたのは2001年秋．待ち合わせは駿河台のヒルトップホテルの中華料理レストラン．仲人の星野氏は大幅遅刻．初対面の神山と鈴木がはじめこそはぎこちなかったものの，ほどなく意気投合，盛り上がっているところに星野氏が登場した．最初の行動は2001年11月の日本小児保健協会学術集会（会頭青木継稔東邦大学医学部小児科教授）での，結成呼びかけのパンフレット配布．思いがけず多数の先生方から賛同のご連絡をお寄せいただき，私たちの問題意識が的外れなものではないことを確信，ホームページを立ち上げることとした．ホームページ立ち上げのお知らせには「最新の神経科学の進歩でわかってきたのは，発育期における睡眠の大切さであり，健康維持における生体リズムを整えることの大切さであり，生体リズムに対する，光，社会環境の影響です．ヒトはなにも特別な生き物ではありません．ヒトも周期24時間の地球で生活する生物であることをあらためて思い知らされたわけです」としたためた．ホームページ立ち上げには今もお世話になっている広告代理店のスタッフの方々の献身的なサポートがあった．彼らにはいくらお礼を申し上げてもいい過ぎにはならない．

❷ 「子どもの早起きをすすめる会」を結成して

　ホームページ開始は 2002 年 4 月．2002 年秋のこどもの健康週間には，日本小児科学会東京都地方会の事業として「生体リズムチェック」を実施（詳細は文献 1）参照），2003 年 5 月にはサイト開設 1 周年シンポジウム，2003 年 7 月には「子どもの睡眠」という一般啓発書の発行，2004 年 5 月にはマタニティコンサート，6 月には記念イベント「キレる子どもとセロトニン」を開催，12 月には子どもの早起きをすすめる会編の「早起き脳が子どもを伸ばす」も発行した．そして 2005 年 12 月のある晩，午前 2 時に文部科学省から神山にメールが届いた．「早寝，早起き，朝ごはん全国協議会」への誘いだった．うれしいお誘いではあったものの，一方で真意をご理解いただいているのかどうか，メール配信時刻のこともあり一抹の不安も感じた．しかしとにもかくにも 2006 年 4 月 24 日には 130 を超える関係団体からなる「早寝早起き朝ごはん」全国協議会が発足，同年 12 月には「子どもの生活習慣確立東京都協議会」も設立，全国で子どもの夜ふかしの問題が語られるようになった．

　文部科学省，東京都，さらには全国の自治体から講演依頼が入るようになり，その過程で多くの高名な方々との出会いもあり，2006 年以降の数年間は発起人 3 人は大忙しとなった．そのような日々の中，いろいろと考えさせられることも多くなった．まずは，ある主張を公言すると必ずや賞賛とともに，それ以上の批判も受ける，ということだ．「子どもの早起きをすすめる」には生物学的根拠があるので，非難を受けるとは思っておらず，当初は戸惑った．その批判とは，「医者が価値観を押し付けるなどとんでもない」であり，拙著「眠りを奪われた子どもたち」（岩波ブックレット）のタイトルは「親を追い詰めるとんでもないタイトル」というものであった．また「寝ないと頭も身体もうまく働かない」「寝ることで仕事の能率が上がる」との発言に対しては「眠りを生産性と結びつけるのは農奴制度の名残，政治的だ」「早寝早起きは軍隊を管理するためのスローガン」と反論され，「早起き」という一定の価値観を押し付けている，と非難された．しかしヒトという動物は，「生体時計に支配され，寝ないと生きていけない」という「業」をもつ存在だ．筆者はその「業」を伝えているつもりであった．価値観を押し付ける意図はなかったにもかかわらず，そのような捉えられ方をされてしまう場合もあることを学んだ．

　またこのころから目的と手段の取り違えが起きているのではないか，と気になりだした．早起き早寝は子どもたちを元気にするための手段であったのに，世の中ではいつの間にか早起きが目的になっていたのだ．当時作ったスライドの文面を紹介しよう．「『早起き早寝朝ごはん』は学力向上のため !? 冗談じゃない !! もしあなたが，学力をアップするために今日から『早起き早寝朝ごはん』を考えているなら，そんなあなたに『早起き早寝朝ごはん』の実行はできないでしょう．確実に失敗します．『早起き早寝朝ごはん』はヒトという動物が生きるための基本．生きていくには学力も必要ですが，あくまで派生的なものです．『早起き早寝朝ごはん』は生きていくための様々な智恵を育む源です」．さらにその後には「朝活」という言葉が大はやりとなり，環境省も"朝チャレ"などといい出す始末だ．確かに生体時計の性質を考えると大部分の方は朝型のほうがパフォーマンスが高まる可能性が大だが，どうしても朝型になれない方もいる．個人の特性を無視した右向け右式の昨今の風潮はいかがなものかと感じている．そこで筆者の焦点は「考える」ことと「快」へとシフトしてきた．

　まず「考える」だが，メタボリックシンドローム健診では男性の場合腹囲 85 cm が目安にされ，84.9 は○で，85.1 は×だ．違和感はないだろうか？ベストな腹囲は各自違う．エビデンスと称して統計結果があたかも真実かのように語られるが，統計では個人の特性は反映されない．朝型でも成績の悪い方もいれば，夜型でも成績のいい方も当然いる．さらにこの目安でまずいのは，国民から自

分のベストな腹囲を考える機会を奪ってしまったという点だ．国は言ったのだ，「あなたにベストな腹囲は国がわかっている．皆さんは考えることはない．御上の言う通り85 cmを信じなさい」．これをとんでもないことと，多くの方は考えないのだろうか？ 日本人は決めてもらうのが好きだ．御上が好きだ．決めてもらえば考えずに済み，楽だ．しかしそれではこれからの時代まずい．しっかりと自分の身体のことは自分自身で考えねばなるまい．

次に「快」だが，ヒトは寝て食べて出してはじめて脳と身体が充実した活動が可能となる昼行性の動物，と筆者は繰り返し述べている．そして寝ること，食べること，出すこと，活動することは動物の基本的生理現象であるがために，これらには快が伴うのであろう．しかし今や多くの日本人が快を感じることができなくなっている．いや人間という存在は動物とは異なる存在だ，人間を動物などと貶めてはいけない，快を求める人間などとんでもない，という考え方もあるのかもしれない．しかしこのような考え方は自然に対する思い上がり，奢り以外の何者でもなかろう．ヒトは周期24時間の地球で生かされている動物に過ぎない．四快（快眠快食快便快動）を求めたい．快の追求はおそらくはその動物の生存に有利な行動をもたらす．しっかりと考え，快を追求し，義務ではなく，心地よく，眠り，食，排泄，活動を楽しみたい．

現代人は理屈で身体を支配しようとしている．ビタミンAやビタミンCの量を考えて食べるトマトがおいしいのだろうか．食べて快は得られるのだろうか．塾に行く途中電車内で栄養補助食品をかじる小学生は快を感じているのだろうか．筆者は真っ赤なトマトを見てうまそう，と思えばそれが今の自分に必要と思い，むしゃぶりついてうまいと快を感じたい．生体時計をリセットしないといけないから早起きをするのではなく，朝日を浴びると気持ちがいいので早起きをしたい．夜間の光がヒトに悪影響を与えるから夜ふかしをしないのではなく，夜眠ると気持ちいいから眠りたい．

小学校1年生の息子が学校で友だちとうまく関われないと悩んだお母さんが，その原因が息子の寝不足にあると考え，息子を夜8時に寝かせることとした．夜8時になると布団に息子を寝かせ，お母さんもその隣に横になり，真っ暗にして，息子が寝入るのを息をひそめて待つのだそうだ．これでは息子にとって眠ることが苦行になってしまう，と申し上げた．「お母さん，眠りが楽しいもの，と息子さんが思えるようにしてあげませんか？ 今日はどんな夢をみるのだろう？ 明日の朝気持ちよく目覚めたら，きっと明日は元気に過ごせるに違いない．そんなことを息子さんが感じられるような工夫をしてあげて下さい」．眠りは快．義務ではないのだ．

❸ 睡眠蔑視社会日本

今の日本では寝る間を惜しんで仕事する，をよしとする社会的同意が浸透している．以下はある官僚の方から伺った話だ．「特に国会会期中の残業ですが，これには議員の方の質問に対する対応が相当部分関係します．議員の方はあらかじめ国会質問を提出するのですが，中には質問の前の夜遅くになってからの質問提出もあるんです．官僚はそれから徹夜で答弁書を作成します」．以下は筆者の感想だ．「優秀な官僚の方に失礼かもしれませんが，日本の国会で読み上げられている答弁書は，冷静な理性あるいは明晰な頭脳というよりは，どちらかというと気合いと根性で作成されているわけです．そして徹夜の作業を官僚の方はやりがいのある仕事と意気に感じてもいらっしゃる．多くの官僚の方は骨の髄まで『残業が美徳』という前時代的な発想に染まりきっているのです．議員の方々，官僚の方々の意識改革が喫緊の課題です」．

小中学生向けのドリンク剤に「疲れてもがんばれ！」との文言が印刷されていることをかつて筆者は日本小児科学会学術集会の教育講演で指摘したが，どなたも追随して批判はせず，同じ文言は今も子どもたちの目に触れている．巷の広告には「頑張りたい朝に〜，負けられない昼に〜，乗り

切りたい夜に〜」とカフェイン入りドリンクのコピーがあり，大手自動車メーカーは「負けるもんか，…寝る時間食う時間を惜しんで，何度でもやる」と発破を掛ける睡眠蔑視社会日本．過剰なメディア接触を戒めようにも，いたるところでゲームの宣伝．人気アイドルグループが「眠気なんてふっとばせ」と叫んだせいかどうかは知らないが，人気歌手は「眠気をとるため」に覚せい剤を使用，と発言している．この状況を異常と感じない大人の感覚麻痺は如何ともしがたい．憂うるというより，恐怖を感じる．

かつて子どもたちに見せたくない番組として毎年上位にランクしていた番組でも，土曜日の夜9時前のエンディングには加藤茶さんが「歯磨いて，早く寝ろよ」と子どもたちに語りかけていた．あれは「土曜は9時まで起きていてもいいけど，平日は8時には寝なさい」というメッセージだ．しかし今ではメディアは子どもたちに「寝なさい」とは呼びかけない．子どもたちこそが商業主義のよきターゲット，お得意様だ．メディア業界は子どもたちに寝てもらっては困るのだ．２〇時間テレビは今や日本の夏の恒例行事だ．しかしこの企画は，気合と根性のみを喧伝し，地球資源を無駄遣いし，寝ないことの奨励，すなわち睡眠蔑視社会を持ち上げる企画だ．

睡眠蔑視社会では重視されがちな気合いと根性だが，気合いと根性がなくては成し遂げられないことも多い．しかし気合いと根性を発揮するにしてもヒトは「寝て食べて出してはじめて脳と身体が充実した活動が可能となる昼行性の動物」という事実から逃れることはできない．寝ない，を尊んできた睡眠蔑視社会からは急ぎ撤退し，睡眠重視社会への脱皮を早急に図らないと，日本の社会は立ちいかなくなること必至と筆者は感じている．

ところで日本社会の睡眠蔑視の起源だが，筆者は養生訓を考えている．著者の貝原益軒は繰り返し「ねぶりをすくなくせよ」（横になるな，寝るな）と説く．巻二第51項では「私欲を減らし，心配事をしないようにし，身体を動かして働き，眠りを少なくするという4項は，養生の基本」ととめてまでいる．確かに眠りすぎには問題があるが，養生思想のルーツとされている黄帝内経では寝るなとは説いていない．黄帝内経では「春夏はやや遅寝早起き，秋は早寝早起き，冬はやや早寝やや遅起き」，が推奨され，また「必待日光」（起床と就寝の時間は，日の出と日の入りを基準とするがよい）との文言もみられ，睡眠蔑視とはいえない．また養生訓以来日本が眠るな，を声高に叫んでいたかといえばそうでもない．昭和14年5月刊行の「快食，快眠，快便」（諸岡存）から抜粋する．「普通，私共は睡眠によって，体内にできる疲労素を除き去るのですから，活動する人は睡眠は絶対必要であります．殊に頭脳を過労させる人は十分の睡眠を要する事を忘れてはなりません」，「睡眠時間の少い事を自慢する人をよくみるが，そんな人に限つて醒めて居る間も，尚ほ，頭脳の鮮明を欠いていて，対座し乍らよく居眠りして居る事が多い．こんな人は得て自動車等に轢かれるものでありす」．今でも十分に通用する痛快な文言だ．

❹ 身体はもっとも身近な自然

統計数理研究所の調査結果によると，1968年には日本人の34%が「人間が幸福になるためには自然を征服しなければならない」と考えていたが，この考え方はその後漸減，2008年には5%にまで低下した．一方1968年にはわずか19%の支持であった「人間が幸福になるためには自然に従わなければならない」という考え方を2008年には51%の日本人が支持していた．そこにあの2011年の大震災．ヒトとは自然の前ではなんとちっぽけな存在であるのか，自然に対する畏敬の念をあらためて感じたのは筆者だけではなかろう．ヒトは自然に対し傲慢になりがちだが，もっと自然に対して謙虚であるべきであろう．

ところでご自身の身体をいちばん身近な自然，と感じている方はどれほどおいでであろう．「いつ休むのかって？ 地球が止まったらね」とはある大手新聞社の広告に登場する記者の言葉だが，ご自身の身体を含む自然に対する謙虚さが微塵も

感じられない傲慢な言葉だ．この方は深夜1時に寝て早朝5時に起床することで情報収集に怠りがないことを自慢しているが，当直明けで睡眠不足の外科医に手術を委ねたくないのと同様に，睡眠不足で新聞記事を書かないでいただきたい．もっとも身近な自然である自分自身の身体を大切に労わっていただきたい．

早寝早起き運動が教えてくれたものは自然に対し謙虚であることの重要性と感じている．

文献
1) 神山　潤：小児科臨床2005;58:1611-1618.

付　録

★ 睡眠・覚醒リズム表（p236）

★ 幼児版　子どもの眠りの質問票（p237～238）

★ 小学生版　子どもの眠りの質問票（p239～240）

睡眠・覚醒リズム表

大阪大学医学部 小児科

氏名：
記入者：

年　月

（午前）0　2　4　6　8　10　（午後）0　2　4　6　8　10　12　｜　気分 -2 -1 0 1 2　｜　日常行動　｜　〈記入しなくて結構です〉(onset)　(offset)

日	睡眠記録	気分	日常行動	onset	offset
1日（ ）				:	:
2〃（ ）				:	:
3〃（ ）				:	:
4〃（ ）				:	:
5〃（ ）				:	:
6〃（ ）				:	:
7〃（ ）				:	:
8〃（ ）				:	:
9〃（ ）				:	:
10〃（ ）				:	:
11〃（ ）				:	:
12〃（ ）				:	:
13〃（ ）				:	:
14〃（ ）				:	:
15〃（ ）				:	:
16〃（ ）				:	:
17〃（ ）				:	:
18〃（ ）				:	:
19〃（ ）				:	:
20〃（ ）				:	:
21〃（ ）				:	:
22〃（ ）				:	:
23〃（ ）				:	:
24〃（ ）				:	:
25〃（ ）				:	:
26〃（ ）				:	:
27〃（ ）				:	:
28〃（ ）				:	:
29〃（ ）				:	:
30〃（ ）				:	:
31〃（ ）				:	:
特記事項					

眠りの状態　■ぐっすり眠った　▨うとうとしていた　▨眠らずに床についてい　□床についていなかった

気分の状態　(+2)絶好調　(+1)好調　(0)普通　(-1)少し悪い　(-2)ひどく悪い

日常行動　日常生活で特に変化のあった事を記載して下さい．（例えば①アルバイトに行き始めた　②夏休みが始まったなど）

幼児版 子どもの眠りの質問票

――― お子様のことについてお伺いします　最もあてはまるものについて〇で囲んでください ―――

【1】　性別　　　男　・　女　　　【2】　年齢　　　　歳　　　ヶ月

【3】　通園・通学：　通っていない　・　保育園　・　幼稚園　・　その他（　　　　　　　　　）

【4】　主として誰と同室で眠りますか：　ひとり　・　母　・　父　・　祖父母　・　きょうだい　・　その他（　　　　）

【5】　以下について最もあてはまると思う数字にひとつだけ〇をつけてください．

		非常に あてはまる	あてはまる	どちらかと いえば あてはまる	どちらかと いえば あてはまら ない	あてはまら ない	まったく あてはまら ない
①	歯ぎしりをする	6	5	4	3	2	1
②	毎日のようにおねしょをする	6	5	4	3	2	1
③	テレビやビデオ，DVDを見ながら寝かしつける	6	5	4	3	2	1
④	夜8時以降，コンビニ等へ外出することがある	6	5	4	3	2	1

【6】　テレビ，ビデオ，DVD，テレビゲーム（携帯型ゲームも含む）についてお伺いします．

① お子様が遊ぶ（見る）時間を制限していますか：

・制限していない
・時間で制限している　　→　　平日1日　　　時間　　　分
・時刻で制限している　　→　　（午前・午後　　時　　分）〜（午前・午後　　時　　分）まで
・その他（　　　　　　　　　　　　　　　　　　　　　　　　　　　　　　　　　　　　）

② 1日の平均的な時間を教えてください：

　　1日にテレビ・ビデオを見る時間　　：　　　　　　時間　　　分
　　1日にテレビゲームをする時間　　　：　　　　　　時間　　　分

【7】　以下の質問項目について，お子さんの平均的な時間をお教えください．
　　　正確な時間がわからない場合はだいたいの時間で結構です．

① 朝起きる時間　　　　　　　：　午前　・　午後　　　時　　　分
② 夕食を開始する時間　　　　：　午前　・　午後　　　時　　　分
③ お風呂に入る時間　　　　　：　午前　・　午後　　　時　　　分
④ 夜眠る時間　　　　　　　　：　午前　・　午後　　　時　　　分
⑤ ふとんに入ってから眠るまでの時間　：
　　10分以内　・　20分以内　・　30分以内　・　1時間以内　・　1時間以上　・　わからない

――― 回答者様ご自身のことについてお伺いします　最もあてはまるものについて〇で囲んでください ―――

【1】　年齢　　　歳　　　【2】　お子さんとの続柄：　母　・　父　・　祖父母　・　その他（　　　　）
【3】　夜眠る時間　　　時　　分頃　　　【4】　朝起きる時間　　　時　　分頃

A. 睡眠について総合的な評価をしてください．最近1週間の平均的な状況について回答してください

	非常に そう思う	そう思う	どちらかといえ ばそう思う	どちらかといえば そう思わない	そう 思わない	まったく そう思わない
1　全体としてお子さんの睡眠は良いと思いますか	6	5	4	3	2	1
2　全体としてあなた自身の睡眠は良いと思いますか	6	5	4	3	2	1

B. お子さんの様子についてお伺いします．最近1週間の平均的な状況について回答してください

		非常に あてはまる	あてはまる	どちらかといえば あてはまる	どちらかといえば あてはまらない	あてはまらない	まったく あてはまらない
1	朝，起きた時機嫌が悪い	6	5	4	3	2	1
2	朝，ちゃんと目が覚めるのに時間がかかる	6	5	4	3	2	1
3	朝，なかなか布団（ふとん）から出られない	6	5	4	3	2	1
4	寝坊して保育所，幼稚園等に遅刻する	6	5	4	3	2	1
5	昼寝を1日2回以上する	6	5	4	3	2	1
6	居眠りをする	6	5	4	3	2	1
7	昼間，落ち着きがない	6	5	4	3	2	1
8	昼間，集中力がない	6	5	4	3	2	1
9	昼間，眠そうにしている	6	5	4	3	2	1
10	昼間，疲れているように見える	6	5	4	3	2	1
11	寝返りなどの体の動きが多い	6	5	4	3	2	1
12	保育所，幼稚園等で居眠りを指摘される	6	5	4	3	2	1
13	夜10時より遅くに眠る	6	5	4	3	2	1
14	夜になると足が気持ち悪いと言う	6	5	4	3	2	1
15	夜になると足が熱いと言う	6	5	4	3	2	1
16	夜になると足が変な感じがすると言う	6	5	4	3	2	1
17	夜になると足をさする	6	5	4	3	2	1
18	夜になると足を触る	6	5	4	3	2	1
19	夜になると興奮する	6	5	4	3	2	1
20	夜になると不機嫌になる	6	5	4	3	2	1
21	誰かが寝かしつけなくても眠る	6	5	4	3	2	1
22	あまりに寝ないので車などで外に連れ出す	6	5	4	3	2	1
23	寝かしつけるのに苦労する	6	5	4	3	2	1
24	自分ひとりで布団（ふとん）に入って眠る	6	5	4	3	2	1
25	夜泣きをする	6	5	4	3	2	1
26	目覚めて叫び，あやしてもおさまらない	6	5	4	3	2	1
27	怖い夢で目覚めてしまうことがある	6	5	4	3	2	1
28	ちょっとした物音で目を覚ます	6	5	4	3	2	1
29	歯ぎしりをする	6	5	4	3	2	1
30	口を開けて眠る	6	5	4	3	2	1
31	首を反らして眠る	6	5	4	3	2	1
32	大きないびきをかく	6	5	4	3	2	1
33	息が止まる	6	5	4	3	2	1
34	鼻息が荒かったり，あえいだりする	6	5	4	3	2	1
35	休日前は平日より1時間以上夜ふかしする	6	5	4	3	2	1
36	休日は平日より1時間以上長く眠る	6	5	4	3	2	1
37	夜，寝ている間に2回以上起きる	6	5	4	3	2	1
38	寝る時間，起きる時間がバラバラである	6	5	4	3	2	1
39	昼と夜が逆転する	6	5	4	3	2	1

〔大阪大学大学院連合小児発達学研究科〕

小学生版 子どもの眠りの質問票

お子様のことについてお伺いします　最もあてはまるものについて〇で囲んでください

【1】性別　男・女　　【2】年齢　　　歳

【3】　　　　　　小学校　　　年生

【4】主として誰と同室で眠りますか：　ひとり・母・父・祖父母・きょうだい・その他（　　　　）

【5】以下について最もあてはまると思う数字にひとつだけ〇をつけてください．

	非常にあてはまる	あてはまる	どちらかといえばあてはまる	どちらかといえばあてはまらない	あてはまらない	まったくあてはまらない
① 眠っている時，歯ぎしりをする	6	5	4	3	2	1
② 夜尿がよくある	6	5	4	3	2	1
③ テレビやビデオ，DVDを見ながら寝ている	6	5	4	3	2	1
④ 夜8時以降，塾以外でコンビニ等へ外出することがある	6	5	4	3	2	1
⑤ 毎日朝食を食べている	6	5	4	3	2	1
⑥ 1日に携帯電話でメールやインターネットを1時間以上している	6	5	4	3	2	1
⑦ 夜7時以降にカフェイン入り飲料を飲んでいる	6	5	4	3	2	1

※カフェイン入り飲料とはコーヒー，紅茶，お茶，コーラ等です

【6】**テレビ，ビデオ，DVD，テレビゲーム（携帯型ゲームも含む）についてお伺いします．**
① お子様が遊ぶ（見る）時間を制限していますか：当てはまるところに〇をつけてお答えください．

　　（　　）制限していない
　　（　　）時間で制限している　　→　平日1日　　　時間　　　分
　　（　　）時刻で制限している　　→　（午前・午後　　時　　分）〜（午前・午後　　時　　分）まで
　　・その他（　　　　　　　　　　　　　　　　　　　　　　　　　　　　　　　　　　　　　　　）

② 1日の平均的な時間を教えてください：
　　1日にテレビ・ビデオを見る時間　　：　　　　　　時間　　　分
　　1日にテレビゲームをする時間　　　：　　　　　　時間　　　分

【7】以下の質問項目について，お子さんの平均的な時間をお教えください．
　正確な時間がわからない場合はだいたいの時間で結構です．

　　① 朝起きる時間　　　　　　：　午前・午後　　　時　　　分
　　② 夕食を開始する時間　　　：　午前・午後　　　時　　　分
　　③ お風呂に入る時間　　　　：　午前・午後　　　時　　　分
　　④ 夜眠る時間　　　　　　　：　午前・午後　　　時　　　分
　　⑤ ふとんに入ってから眠るまでの時間　：
　　　　10分以内・20分以内・30分以内・1時間以内・1時間以上・わからない

【8】お子様の睡眠について教えてください．

	非常にそう思う	そう思う	どちらかといえばそう思う	どちらかといえばそう思わない	そう思わない	全くそう思わない
全体としてお子様の睡眠は良いと思いますか	6	5	4	3	2	1

差し支えなければ，回答者様の眠りについて教えてください

【1】お子さんとの続柄：　母・父・祖父母・その他（　　　　）

【2】夜眠る時間　　　時　　　分頃　　【3】朝起きる時間　　　　時　　　分頃

お子さんの様子についてお伺いします．最近1ヶ月間の平均的な状況について回答してください						
	非常に あてはまる	あてはまる	どちらかとい えば あてはまる	どちらかとい えば あてはまらな い	あてはまらない	まったく あてはまらな い
1 朝，起きた時機嫌が悪い	6	5	4	3	2	1
2 朝，ちゃんと目が覚めるのに時間がかかる	6	5	4	3	2	1
3 朝，なかなか布団（ふとん）から出られない	6	5	4	3	2	1
4 寝坊して小学校に遅刻する	6	5	4	3	2	1
5 起きられなくて学校に行けないことがある	6	5	4	3	2	1
6 昼間，落ち着きがないことがある	6	5	4	3	2	1
7 昼間，集中力がないことがある	6	5	4	3	2	1
8 昼間，イライラしていることがある	6	5	4	3	2	1
9 友だちやきょうだいを叩いたり暴言をはいたりすることがある	6	5	4	3	2	1
10 昼間，眠そうにしている	6	5	4	3	2	1
11 昼間，疲れているように見える	6	5	4	3	2	1
12 寝返りなどの体の動きが多い	6	5	4	3	2	1
13 学校や塾などで居眠りを指摘される	6	5	4	3	2	1
14 夜11時より遅くに眠る	6	5	4	3	2	1
15 夜になると足が気持ち悪いと言う	6	5	4	3	2	1
16 夜になると足が熱いと言う	6	5	4	3	2	1
17 夜になると足が変な感じがすると言う	6	5	4	3	2	1
18 夜になると足をさする	6	5	4	3	2	1
19 夜になると足を触る	6	5	4	3	2	1
20 夜になると興奮する	6	5	4	3	2	1
21 夜になると不機嫌になる	6	5	4	3	2	1
22 誰かが寝かしつけなくても眠る	6	5	4	3	2	1
23 自分ひとりでふとんもしくはベッドに入って眠る	6	5	4	3	2	1
24 夜泣きをする	6	5	4	3	2	1
25 目覚めて叫び，あやしてもおさまらない	6	5	4	3	2	1
26 怖い夢で目覚めてしまうことがある	6	5	4	3	2	1
27 ちょっとした物音で目を覚ます	6	5	4	3	2	1
28 口を開けて眠る	6	5	4	3	2	1
29 首を反らして眠る	6	5	4	3	2	1
30 大きないびきをかく	6	5	4	3	2	1
31 睡眠中，息が止まる	6	5	4	3	2	1
32 睡眠中，鼻息が荒かったり，あえいだりする	6	5	4	3	2	1
33 休日前は平日より1時間以上夜ふかしする	6	5	4	3	2	1
34 休日は平日より1時間以上長く眠る	6	5	4	3	2	1
35 夜，寝ている間に2回以上起きる	6	5	4	3	2	1
36 寝る時間，起きる時間がバラバラである	6	5	4	3	2	1
37 昼と夜が逆転する	6	5	4	3	2	1
38 家族といる時，居眠りをすることがある	6	5	4	3	2	1

〔大阪大学大学院連合小児発達学研究科〕

索引

和文

あ

悪夢　92
悪夢障害　25, 85
アセスメントシート　194
アデノイド・口蓋扁桃肥大　29
アトピー性皮膚炎　109
アレルギー疾患　108, 112
アレルギー性鼻炎　109
アンジェルマン症候群　95

い・う

移行対象　93
1型および2型ナルコレプシー　13
居眠り病　72
いびき　161
ウィリアムズ症候群　96
うつ病　141
運動異常症　36

か

概日リズム（サーカディアンリズム）　4, 59
概日リズム睡眠覚醒障害　44, 90
顎関節症　78
覚醒維持帯　65
下肢静止不能症候群　204
家族歴　37
カタプレス®　138
カテコラミン　104
仮眠型睡眠障害　44
簡易モニター　211, 212
感覚過敏　136

き・く・け

気管支喘息　109
強迫症　143
起立性調節障害　53
筋強直性ジストロフィー　116, 117
クロニジン　138
クロノタイプ　60
計画的仮眠　76

こ

恒常性（ホメオスタシス）　59
高照度光治療　47
高振幅徐波　2
交代性脳波　2
後天的　39
行動性不眠　18, 89
行動療法　21
抗ヒスタミン薬　110, 221
抗利尿ホルモン薬　27
国際睡眠関連疾患分類　7
子どもの眠りの質問票　225
子どもの早起きをすすめる会　230
コリック　90
コルネリア・デ・ランゲ症候群　96
混合型　19

さ

再発予防　224
サーカディアンリズム（概日リズム）　4, 59
錯乱性覚醒　22, 23

し

視交叉上核　4, 59
思春期の仮眠　56
思春期の不眠　56
しつけ不足症候群　18
質問票　188
自動症　73
自閉症スペクトラム障害　135
重症心身障害児　118
終夜睡眠ポリグラフィ　7, 30, 33, 211
症状増悪　40
情動脱力発作　72
小児期の閉塞性無呼吸　10
小児の行動性不眠　10
小児慢性疲労症候群　44
診断基準　37
心的外傷後ストレス障害　143
心不全　104

す

睡眠・覚醒スペクトラム　52
睡眠・覚醒リズム表　62, 204
睡眠圧　59
睡眠衛生　20, 40, 92
　──指導　194
睡眠覚醒相前進障害　68
睡眠覚醒リズム障害　44, 53
睡眠関連疾患　189
睡眠関連性喉頭痙縮　87
睡眠関連性律動性運動障害　86
睡眠関連てんかん　24, 92
睡眠禁止帯　65
睡眠経過図　4
睡眠軽視社会日本　231
睡眠効率　61
睡眠呼吸障害　99, 101, 102, 103, 113
睡眠姿勢　185
睡眠時間　61
睡眠時ブラキシズム　78
睡眠時無呼吸症候群　99
睡眠時遊行症　22, 23
睡眠相交代障害　13
睡眠時随伴症　22
睡眠スケジュール法　225
睡眠潜時　61
睡眠相　65
　──後退症候群　44, 202
睡眠日誌　224
睡眠負債　16
睡眠不足　16
　──症候群　44, 58
睡眠麻痺　72
頭蓋縫合早期癒合症　97
スクリーニング　188
頭痛　78
スパイロメトリ　115
スプリント　82
スミス・マジェニス症候群　96
スリープヘルス　16, 206
　──・エデュケーション　225
スリープリテラシー　15

せ・そ

生活リズム　201
生体時計　4
成長ホルモン　101
　──治療　102
先天異常症候群　94
先天性心疾患　103, 105

索 引

先天性中枢性肺胞低換気症候群　131
双極性障害　141

た・ち

体感幻覚　72
体内貯蔵鉄　39
体内時計　42, 44, 65
ダウン症候群　95, 105
多職種連携　120
知的障害　135
中枢性無呼吸　131
長時間睡眠者　61, 67

て・と

適応障害　54
デュシェンヌ型筋ジストロフィー　116
テレビ視聴時間　189
てんかん　128
統合失調症　140
特発性過眠症　13
ドパミン作動薬　40
ドパミン神経機能異常　39
努力呼吸　161

な・に

ナルコレプシー　41, 128
軟骨無形成症　99, 100
二次性徴　60
日中の行動　194
乳歯　80
入眠関連障害　18
入眠困難　36
入眠時幻覚　72
入眠潜時　4, 189
認知機能障害　201
認知行動療法　62, 220, 224

の

脳性麻痺　118
脳脊髄中のオレキシン　75
ノンレム関連睡眠時随伴症　91
ノンレム睡眠　2

は

肺高血圧　104
歯ぎしり　78

発達障害　135
歯の咬耗　80
パラソムニア　22, 84, 129, 191
パルスオキシメトリ　115, 178

ひ

非24時間型睡眠覚醒リズム障害　68
非24時間睡眠覚醒リズム障害　13
ひきこもり　52
ヒスタミン　110
ビデオ記録　81
肥満　100, 101

ふ

不安症　142
フェリチン　40
不機嫌　169
不規則睡眠覚醒相障害　13
不登校　52
不眠　16, 191
プラダー・ウィリー症候群　95

へ・ほ

平均睡眠潜時検査　61
閉塞型睡眠時無呼吸　29, 103, 161
　　──症候群　25, 79, 204, 211
ベックウィズ・ウィーデマン症候群　96
ベンゾジアゼピン系(薬剤)　40, 222
ベンゾジアゼピンω1受容体作動(薬)　222
紡錘波　2
ホームビデオ　40, 184
ポジティブ・ルーティン　226
ホメオスタシス(恒常性)　59

ま・む・め

マウスガード　82
マルファン症候群　97
無呼吸低呼吸指数　211
メラトニン　44, 60, 137, 221

や・ゆ・よ

夜間覚醒　19
夜間平均睡眠時間　189
夜驚症　22, 23

夜尿アラーム療法　27
有病率　37
養育困難　36, 169
養生訓　232
夜泣き　89
夜型生活　201

ら・り

ライフスタイル　188
リスペリドン　138
リズム障害　191
リハビリテーション　120
リラクゼーション　227

る・れ・ろ

ルビンシュタイン・テイビ症候群　97
レストレス・レッグズ症候群→restless legs syndrome　191
レット症候群　97
レム関連睡眠　77
レム睡眠　2
レム睡眠行動異常症　24, 84
ロイコトリエン受容体拮抗薬　223

欧文

AD/HD　135
ADNFLE　129
American Academy of Sleep Medicine　7
American Sleep Disorders Association　7
behavioral insomnia of childhood　10
behaviorally induced insufficient sleep syndrome：BIISS　44
biological clock　42
CBT　224
CBT-I　224
CCFS　44
Chiari　132
childhood chronic fatigue syndrome　44
cognitive behavioral therapy　224
congenital heart disease：CHD　105
delayed sleep-wake phase disorder　13

Extinction 法　93
FDA　220
GABA 誘導体　41
head banging　86
head rocking　86
head rolling　86
HLA-DQB 1＊06:02　76
ICSD-3　8
idiopathic hypersomnia　13
International Classification of Sleep Disorders：ICSD　7
irregular sleep-wake phase disorder　13
Kleine-Levin 症候群　47
L-ドパ　39
micro-arousal　81
MSLT　61, 76
narcolepsy type 1＆2　13
nocturnal panic attacks　25

non-24 hour sleep-wake rhythm disorder　13
obstructive sleep apnea pediatric：OSA　10, 103
obstructive sleep syndrome：OSAS　191, 204, 211
OCST　212
ODI　179
PANDAS　72
PLMD　41
PM　212
polysomnography：PSG　204, 211
Prader-Willi 症候群　101
primary snoring　105
registered polysomnographic technolofist：RPSGT　204
REI　212
restless legs syndrome：RLS→レストレス・レッグズ症候群　204

rhythmic masticatory muscle activity　81
RLS 疑診　38
RLS 準診断　38
REM sleep without atonia：RWA　85
scheduled awakening　223
SCN　59
seil-soothe　93
sleep disordered breathing：SDB　103
sleep-wake log：SWL　204
SOL　165
SOREMP　76
SpO$_2$　178

記号

α2 ブロッカー　221

- JCOPY 〈(社)出版者著作権管理機構 委託出版物〉
  本書の無断複写は著作権法上での例外を除き禁じられています．複写される場合は，そのつど事前に，(社)出版者著作権管理機構（電話 03-3513-6969, FAX 03-3513-6979, e-mail：info@jcopy.or.jp）の許諾を得てください．
- 本書を無断で複製（複写・スキャン・デジタルデータ化を含みます）する行為は，著作権法上での限られた例外（「私的使用のための複製」など）を除き禁じられています．大学・病院・企業などにおいて内部的に業務上使用する目的で上記行為を行うことも，私的使用には該当せず違法です．また，私的使用のためであっても，代行業者等の第三者に依頼して上記行為を行うことは違法です．

日常診療における
子どもの睡眠障害

ISBN 978-4-7878-2169-0

2015年4月30日 初版第1刷発行

編　　　集	谷池雅子	
発 行 者	藤実彰一	
発 行 所	株式会社　診断と治療社	
	〒100-0014　東京都千代田区永田町 2-14-2　山王グランドビル4階	
	TEL：03-3580-2750（編集）　03-3580-2770（営業）	
	FAX：03-3580-2776	
	E-mail：hen@shindan.co.jp（編集）	
	eigyobu@shindan.co.jp（営業）	
	URL：http://www.shindan.co.jp/	
表紙デザイン	株式会社ジェイアイ	
イラスト	藤立育弘	
印刷・製本	株式会社　加藤文明社	

Ⓒ Masako TANIIKE, 2015. Printed in Japan.
乱丁・落丁の場合はお取り替え致します．

［検印省略］